AF905910

Dzeba | Maier | Markey | Quaatz | Zauc

Psychotherapeutische Erstversorgung: Sprechstunde, Akutbehandlung und Gruppengrundversorgung

Mit Kommentar zur Richtlinie und Hinweisen zur praktischen Ausgestaltung

Mit Beiträgen von:
Fabian Drasdo
Iris Orth
Severin Pinilla
Julia Zaudig

Schattauer

Besonderer Hinweis:
Die in diesem Buch beschriebenen Methoden sollen psychotherapeutischen Rat und medizinische Behandlung nicht ersetzen. Die vorgestellten Informationen und Anleitungen sind sorgfältig recherchiert und nach bestem Wissen und Gewissen weitergegeben. Dennoch übernehmen Autor und Verlag keinerlei Haftung für Schäden irgendeiner Art, die direkt oder indirekt aus der Anwendung oder Verwertung der Angaben in diesem Buch entstehen. Die Informationen sind für Interessierte zur Weiterbildung gedacht.

MIX
Papier | Fördert gute Waldnutzung
FSC® C083411

Schattauer
www.schattauer.de
J. G. Cotta'sche Buchhandlung Nachfolger GmbH
Rotebühlstr. 77, 70178 Stuttgart
Fragen zur Produktsicherheit: produktsicherheit@klett-cotta.de

© by J. G. Cotta'sche Buchhandlung Nachfolger GmbH, gegr. 1659, Stuttgart
Alle Rechte inklusive der Nutzung des Werkes für Text und
Data Mining i. S.v. § 44b UrhG vorbehalten
Gestaltungskonzept: Farnschläder & Mahlstedt, Hamburg
Cover: Jutta Herden, Stuttgart
unter Verwendung einer Abbildung von shutterstock/Azer Mess
Gesetzt von Eberl & Koesel Studio, Kempten
Gedruckt und gebunden von CPI – Clausen & Bosse, Leck
Lektorat: Mihrican Özdem
Projektmanagement: Dr. Nadja Urbani
ISBN 978-3-608-40172-1
E-Book ISBN 978-3-608-11987-9
PDF-E-Book ISBN 978-3-608-20657-9

Bibliografische Information der Deutschen Nationalbibliothek
Die Deutsche Nationalbibliothek verzeichnet diese Publikation in der Deutschen Nationalbibliografie; detaillierte bibliografische Daten sind im Internet über http://dnb.d-nb.de abrufbar.

Schattauer

Vorwort

Wie kann eine niederschwellige und zeitnahe ambulante psychotherapeutische Hilfe für Menschen in einer akuten psychischen Belastungssituation aussehen?

Leider gehört es seit vielen Jahren zur Realität unserer Patienten, dass ambulante Psychotherapieplätze nur nach sehr langen Wartezeiten zur Verfügung stehen. Eine Erhebung der Bundespsychotherapeutenkammer im Jahr 2018 ergab eine bundesdurchschnittliche Wartezeit von nahezu 20 Wochen mit großen regionalen Schwankungen. Diese Wartezeiten bergen das Risiko der Fixierung und Chronifizierung einer bestehenden akuten psychischen Symptomatik mit erheblichen Folgekosten für das Gesundheitssystem.

Am 1. April 2017 wurden daher die psychotherapeutische Sprechstunde (PTS) und die psychotherapeutische Akutbehandlung (PTAB) im Sinne einer psychotherapeutischen Erstversorgung als Versorgungsziffern eingeführt. Bei der PTS handelt es sich um eine verpflichtende Maßnahme für niedergelassene psychologische und ärztliche Psychotherapeuten: Diese müssen sich im Rahmen einer PTS an der Feststellung einer psychischen Belastung und Symptomatik mit Krankheitswert und an der Indikationsstellung und Beratung über eine Behandlung beteiligen. Die PTAB ist eine an eine PTS anschließende zeitnahe und unbürokratische Interventionsmöglichkeit bei Vorliegen eines akuten psychischen Ausnahme- und Krisenzustands; sie soll der schnellen Stabilisierung der betroffenen Person dienen.

Das Ziel des vorliegenden Buches war, unsere Erfahrungen mit der psychotherapeutischen Erstversorgung von Betroffenen anschaulich zusammenzufassen und praxisnah zu vermitteln. Das Buch ist in einer interdisziplinären Arbeitsgruppe in unserem psychotherapeutischen und fachärztlichen MVZ (medizinisches Versorgungszentrum) in München mit Gemeinnützigkeitsstatus entstanden. Unser vfkv – MVZ am Goetheplatz gGmbH ist multiprofessionell aufgestellt, bestehend aus Psychologischen Psychotherapeuten, Fachärzten für Psychosomatik/Psychiatrie und Psychotherapie sowie Sozialberatung. Es bietet Dank einer großzügigen Spende seit Anfang 2019 vorwiegend PTAB und diesbezüglich spezifische Sprechstunden an und hat sich der Erprobung dieser Neuerungen in der Versorgungsstruktur verschrieben.

Im Folgenden wird zunächst ein internationaler Vergleich in den Herangehensweisen für eine zeitnahe und niederschwellige ambulante Versorgung von Menschen mit akuter psychischer Belastung gegeben. Anschließend werden die in Deutschland eingeführten Versorgungsziffern PTS und PTAB präzisiert und von einer Kurzzeittherapie im Rahmen der zugelassenen Richtlinientherapien abgegrenzt. Auch die Gruppengrundversorgung wird als neueste Versorgungsziffer (Einführung 2021) im Rahmen einer psychotherapeutischen Erstversorgung vorgestellt. In den anschließenden Kapiteln liegen sodann die Schwerpunkte dieses Buches auf Empfehlungen für die Durchführung der PTS und PTAB.

Ein wichtiges Kriterium unserer damaligen Förderung war darüber hinaus die kontinuierliche wissenschaftliche Evaluation der psychotherapeutischen Erstversorgung in unserem gemeinnützigen MVZ. Dementsprechend finden Sie auch erste empirische Daten zur Charakterisierung des Nutzens dieser neu eingeführten Versorgungsziffern.

Die Entstehung des Buches verdanken wir, die Herausgebenden, der Anregung und Unterstützung des Schattauer-Verlags, hier besonders Frau Dr. Nadja Urbani. Zudem danken wir allen beteiligten Autoren und Autorinnen für ihre Beträge zu diesem Buch.

Wir haben uns entschieden, in diesem Buch soweit wie möglich genderneutrale Begriffe, ansonsten das generische Maskulinum zu nutzen. Die Verwendung der männlichen Form dient lediglich der sprachlichen Vereinfachung und der besseren Lesbarkeit. Alle Personenbezeichnungen gelten selbstverständlich gleichermaßen für alle Geschlechtsidentitäten.

München, im Januar 2025: Dzeba, Markey, Maier, Quaatz, Zaudig

Inhalt

1 Psychotherapeutische Erstversorgung und Akutbehandlung

Inhalt

THERESA DZEBA

1.1 Herausforderungen bis 2017

In diesem Unterkapitel erfahren Sie,

- welche Herausforderungen es in der Versorgung von psychisch kranken und speziell von akut psychisch kranken Menschen in Deutschland bis 2017 gab,
- welche Möglichkeiten Betroffene in einem akuten psychischen Ausnahmezustand durchlaufen,
- wie es zu den neuen Psychotherapie-Richtlinien kam.

1.1.1 Herausforderungen in der Versorgung psychisch Kranker

Die Grundlage einer aktiven Teilhabe an der Gesellschaft ist die psychische Gesundheit des Menschen. Ist diese beeinträchtigt, so leiden sowohl seine Lebensqualität als auch seine soziale und wirtschaftliche Leistungsfähigkeit (Robert Koch-Institut, 2021). Psychische Erkrankungen stellen die Betroffenen in ihrem privaten und beruflichen Arbeitsumfeld vor große Herausforderungen. Sie erweisen sich als eine der häufigsten Ursachen für lange Arbeitsausfälle, des Weiteren bestehen Wechselwirkungen mit chronischen und körperlichen Erkrankungen (Deutsche Psychotherapeuten Vereinigung, 2021).

Bis zur Einführung der Psychotherapie-Richtlinien 2017 war im ambulanten Setting der psychotherapeutischen Versorgung eine deutliche Lücke zu erkennen. Dies galt zum einen hinsichtlich eines niederschwelligen Zugangs zur schnellen Einordnung der Symptomatik und Indikationsstellung (im Sinne einer Sprechstunde) und zum anderen hinsichtlich der Möglichkeit einer schnellen stabilisierenden Anbindung bei akuter Symptomatik mit dringlichem Handlungsbedarf (im Sinne einer akutpsychotherapeutischen Behandlung). Betroffene mussten sich einreihen in die lange Liste aller jener psychisch Erkrankter, die für Monate auf ein Erstgespräch oder eine Psychotherapie warteten.

Vor allem im Fall einer akuten psychischen Symptomatik, in der dringender Handlungsbedarf besteht, stellt eine solche Versorgungslücke ein gesamtgesellschaftliches Risiko dar. Denn unbehandelt können durch akute Belastungen ausgelöste psychische Symptome eine Eigendynamik entwickeln, die zu weiteren psychischen und körperlichen Einschränkungen führt. Gerade akute psychische Symptome erfordern deshalb zeitnahen Zugang zu Fachkräften im Sinne einer Erstversorgung, die durch Sprechstunden dabei helfen, die Symptomatik einzuordnen und eine Indikation für eine passende Behandlungsform stellen. Die Patienten sollten rasch und ohne bürokratische Hürden eine psychotherapeutische Anbindung zur Stabilisierung erhalten. Außerdem ist es wichtig, den Handlungsspielraum der Psychotherapeuten zu erweitern, damit diese weitervermitteln können an bestehende Instanzen wie Fachärzte, Klinken oder Soziotherapeuten.

Die Krankheitsbilder bei akuten psychischen Krisen weisen eine hohe Varianz auf. Entsprechend wird eine fachkundige Indikationsstellung und eine breit gefächerte und gut vernetzte multiprofessionelle Versorgung benötigt, um eine an die Bedürfnisse jedes Einzelnen angepasste Behandlung in der Krise zu ermöglichen.

Im Folgenden werden unterschiedliche Möglichkeiten in der Versorgung bei akuten psychischen Ausnahmezuständen vorgestellt, die Betroffene im Regelfall je nach Bedarf durchlaufen, sowie deren jeweilige Grenzen. Ebenso werden die Missstände im Versorgungssystem hervorgehoben, die durch einen Mangel an zügiger Erstversorgung im ambulanten psychotherapeutischen Setting entstehen.

Laiensystem

Die meisten Menschen versuchen, psychischen Leidensdruck aufgrund schwieriger Lebenssituationen zunächst mit eigenen Bewältigungsstrategien zu überwinden. Dazu zählen Eigenrecherche, Selbstmedikation oder selbst initiierte Verhaltensänderungen. Stoßen sie hierbei an ihre Grenzen, suchen sie nach Unterstützung und Hilfestellung in ihrem sozialen Umfeld. Ein großer Prozentsatz kritischer Lebenslagen oder -ereignisse wird somit ohne professionelle Hilfe gemeistert (Bonanno, 2004).

Zwei Drittel der Betroffenen verlassen das Laiensystem trotz akutem Leidensdruck nicht (Wittchen & Jacobi, 2005) oder nur mit langen, teils jahrelangen Latenzzeiten. Dies mag unterschiedliche Gründe haben. Neben mangelnder Aufklärung stellen psychische Erkrankungen weiterhin ein Tabuthema in unserer Gesellschaft dar, weshalb viele Betroffene aus Scham oder Angst es vermeiden, einen Arzt oder Therapeuten aufzusuchen. Andere erkennen zwar den Nutzen einer Behandlung, sehen sich allerdings aufgrund von mangelnder (niederschwelliger) Erreichbarkeit außerstande, professionelle Hilfe in Anspruch zu nehmen (Jacobi et al., 2016).

Professionelle Hilfe

Entwickelt ein Mensch derartig ausgeprägte psychische Beschwerden, sodass er selbst und auch sein soziales Umfeld diesen zunehmend ohnmächtig gegenüberstehen, wird er zum Patienten. Für ihn wächst die unmittelbare Dringlichkeit und damit der Bedarf fachkundiger externer Hilfe zur Abklärung, Einordnung und Beratung, um die Frage nach dem Vorliegen einer krankheitswertigen psychischen Störung zu klären sowie eine Behandlungsempfehlung zu erhalten. Bereits die schnelle Vergabe einer Diagnose und Indikation durch eine professionelle Instanz zeigt Betroffenen in der Krise auf, dass ihre Symptome adäquat oder Teil einer behandelbaren Erkrankung sind, sie erleben eine Normalisierung ihrer Beschwerden und bereits dadurch eine gewisse Erleichterung.

Es gibt Faktoren, die die Wahrscheinlichkeit, dass Patienten professionelle Hilfe in Anspruch nehmen, begünstigen. Dazu zählen Krankheitseinsicht, gesicherte Finanzierbarkeit und gute Erreichbarkeit einer Arzt- oder Psychotherapeutenpraxis sowie eine positive Erwartungshaltung gegenüber dem Gesundheitssystem (Amboss, 2023). Hier spielt auch die Möglichkeit für Betroffene, Unterstützung bei der Terminsuche zu bekommen, eine wichtige Rolle. Das Versorgungssystem in Deutschland untergliedert sich in den primären, sekundären und tertiären Sektor sowie Beratungsstellen (Struckmann et al., 2021).

Primärversorgung: Hausärzte. In Deutschland wird die primäre medizinische Versorgung von Patienten durch Hausärzte abgedeckt. Damit sind sie erste Anlaufstelle für psychisch erkrankte Menschen, die schnelle Hilfe benötigen. Obwohl dies häufig übersehen wird, haben Hausärzte in der Primärversorgung von Menschen mit psychischen Beschwerden eine wichtige Schlüsselfunktion (Dross, 2001). Hausärzte haben jedoch oft im Rahmen ihres allgemeinärztlichen Versorgungsauftrags und ihrer begrenzten Abrechnungsmöglichkeiten zu wenig Zeit und Ressourcen, um die Hilfesuchenden einer eingehenden Diagnostik und Indikationsstellung im Rahmen der vorgetragenen psychischen oder psychosomatischen Symptomatik zu unterziehen.

Sekundärversorgung: Psychiater, Psychotherapeuten. Niedergelassene Fachärzte in Deutschland bilden den sekundären medizinischen Versorgungssektor. In der Regel überweisen Hausärzte ihre Patienten an diese, sobald eine Indikation dafür gegeben ist. Psychiater, Psychosomatiker und Psychotherapeuten sowie Fachpersonal in Krankenhausambulanzen gehören dem sekundären Gesundheitssektor an, können aber auch ohne Überweisung aufgesucht werden. Die Inanspruchnahme dieser Berufsgruppen für Diagnostik und Therapie psychischer Erkrankungen kann die Hausärzte deutlich entlasten.

Bis 2017 war der Zugang zu ambulanten Fachkräften stark begrenzt. So begaben sich lediglich ein Drittel der psychisch Erkrankten in die psychiatrische oder psychotherapeutische Versorgung – dies galt vor allem für Personen mit einer stärkeren Symptombelastung, während vor allem Menschen mit leichter Symptomatik ausschließlich ihren Hausarzt konsultierten (Böcken et al., 2010). Denn jene, die sich auf den Weg zum Psychotherapeuten begaben, um zeitnahe Hilfe in Form von Diagnostik, Indikationsstellung und Behandlung zu erhalten, erwarteten Hürden. Die psychotherapeutische Versorgung erfüllte lange Zeit nicht die Kriterien eines niederschwelligen Zugangs im Sinne einer zeitnahen ambulanten Erstversorgung. So lagen Wartezeiten für eine Sprechstunde bei einem Psychotherapeuten vor der Richtlinienreform bei durchschnittlich 3 Monaten, knapp ein Drittel der Wartenden musste je nach Versorgungsdichte deutlich länger warten. Hier muss angefügt werden, dass ein Erstkontakt noch keine Anschlusstherapie bedeutet; das Warten auf eine therapeutische Behandlung dauerte im Schnitt insgesamt 23,4 Wochen und bei Kindern und Jugendlichen 20,4 Wochen (Bundespsychotherapeutenkammer, 2011). Diese Versorgungslage war vor allem für Betroffene in einer akuten psychischen Krise unzumutbar und belastete den primären und tertiären Versorgungssektor mit Fehlinanspruchnahmen von Leistungen, die eigentlich durch den zweiten abgedeckt werden sollten.

Tertiärversorgung: Kliniken. Der tertiäre Versorgungssektor ermöglicht Menschen mit schwerer Belastungssymptomatik einen (teil-)stationären Aufenthalt. Psychosomatische und psychiatrische (Tag-)Kliniken werden vor allem bei zunehmendem Verlust der gesellschaftlichen Teilhabe aufgesucht sowie in Fällen mit eigengefährdendem oder fremdgefährdendem Verhalten. Aus Expertensicht scheint die stationäre Betreuung häufig das kompensieren zu müssen, was im ambulanten Sektor aufgrund von Unterbesetzung und damit einhergehender Wartezeiten verpasst wurde. Laut einer Befragung von 451 Chefärzten psychiatrischer und psychosomatischer Kliniken ging die Mehrheit der Befragten davon aus, dass es weniger Klinikeinweisungen gäbe, wenn ambulante Therapie ausreichend verfügbar wäre, zwei Drittel der Ärzte (66 %) sahen unzumutbare Wartezeiten auf einen Therapieplatz als Grund für eine Fehlinanspruchnahme von Notfallstrukturen (Sachverständigenrat zur Begutachtung der Entwicklung im Gesundheitswesen, 2018).

Beratungsstellen. Weitere Unterstützungsangebote für psychisch Erkrankte werden durch Beratungsstellen staatlicher, kirchlicher oder anderweitig karitativer Leistungsträger erbracht. Im Unterschied zu einer Psychotherapie dürfen bei Beratungsangeboten jedoch keine psychischen Störungen mit Krankheitswert behandelt werden, es dürfen nicht einmal Diagnosen gestellt werden (Pro Psychotherapie e. V., o. J.). Psychische Störungen werden nur unterstützend begleitet, beispielsweise in Form von Soziotherapie. Berater arbeiten also grundsätzlich nicht psychotherapeutisch bzw. dürfen sie es auch nicht (Linden, 2016). Sie sind jedoch oft eine niederschwellige Erstanlaufstelle für Menschen mit akuten psychischen Beschwerden oder einer psychischen Krise.

1.1.2 Herausforderungen in der ambulanten Versorgung akut psychisch Kranker

Die im vorigen Abschnitt dargestellte Versorgungslage war vor allem für jene Betroffene unzumutbar, deren Krankheitswert eine hohe Akuität aufweist (Akuität = akuter Verlauf einer Krankheit; akutes Krankheitsbild). Gerade an dieser Zielgruppe zeigte sich besonders deutlich, dass die Notfallversorgung in Deutschland unübersichtlich war, einzusetzende Strukturen und Interventionen im Umgang mit ihrer Symptomatik nicht immer klar voneinander abgrenzbar waren. Verschiedene Berufsgruppen, von Krisenhelfern über Psychiater bis hin zu Psychotherapeuten in unterschiedlichen Settings – ambulant, stationär oder teilstationär – intervenierten; häufig kam es nach Expertenmeinung zu Fehlinanspruchnahme von Notfallstrukturen (Sachverständigenrat zur Begutachtung der Entwicklung im Gesundheitswesen, 2018).

Hier bestand in der psychotherapeutisch-ambulanten Versorgung bis 2017 deutlicher Handlungsbedarf. Um an der ambulanten Erstversorgung psychisch belasteter und erkrankter Menschen in Deutschland mitwirken zu können, forderten Psychotherapeuten die Schaffung neuer Versorgungsstrukturen, die ihnen eine rasche und unbürokratische Diagnostik bzw. Intervention ermöglichen. Gefordert wurden Vorschläge für die therapeutische, aber auch institutionelle Umsetzung.

1.1.3 Die neuen Psychotherapie-Richtlinien

Vor der Einführung der neuen Richtlinien 2017 lag die Jahresprävalenz psychischer Erkrankungen bei ungefähr 27,8 % aller Erwachsenen in Deutschland (Jacobi et al., 2016). Damit hat sich laut Bundespsychotherapeutenkammer (2019) der Bedarf an Psychotherapie in den letzten 20 Jahren beinahe verdoppelt.

Psychotherapie ist bei psychischen Erkrankungen und entsprechender Indikation eine Kassenleistung. Eine Teilnahme an der kassenärztlichen Versorgung bedeutet für die Krankenkasse eine Versorgungsverpflichtung gegenüber ihren Mitgliedern und damit die Aufgabe, hilfesuchenden Betroffenen eine Behandlung in einem zumutbaren Zeitraum anzubieten. Gerade Menschen mit psychischen Beschwerden, vor allem jedoch Menschen in einem akuten psychischen Ausnahmezustand benötigen einen zeitnahen, niedrigschwelligen Zugang zu einer koordinierten medizinisch-psychotherapeutischen Erstversorgung.

Die in Deutschland durch die Krankenkassen bezahlte Psychotherapie soll die Ansprüche der Zweckmäßigkeit, Wirtschaftlichkeit, Notwendigkeit und Angemessenheit gegenüber den Kassen, den Kranken sowie deren Angehörigen erfüllen. Um diesen Erfordernissen gerecht zu werden, beschließt der Gemeinsame Bundesausschuss (G-BA) gemäß § 92 Absatz 6a des Fünften Buches Sozialgesetzbuch (SGB V) Richtlinien zur Sicherung der vom Gesetzgeber vorgelegten Erfordernisse. Die Richtlinien dienen als Grundlage einer adäquaten Durchführung von Psychotherapie im vertragsärztlichen Versorgungssystem (Gemeinsamer Bundesausschuss, 2024). Durch sie wird festgelegt,

- welche psychischen Belastungen in das Spektrum einer behandlungsbedürftigen psychischen Erkrankung fallen,
- welche psychotherapeutischen Verfahren zur Behandlung geeignet sind,
- wie der Prozess der Anzeige-/Antrags- und Gutachterverfahren zwischen den Kassen und den Psychotherapeuten abläuft,
- welchen Umfang die Therapie haben, welcher Art Therapie stattfinden und wie die Therapie durchgeführt werden soll.

Aufgrund der Notlage im medizinischen Versorgungsnetz Deutschlands hat das Bundesministerium für Gesundheit einen Gesetzentwurf zur Stärkung der Versorgung in der gesetzlichen Krankenversicherung eingereicht. Das Gesetz sollte der flächendeckenden Versorgung im ambulanten medizinischen Setting, der leichteren Erreichbarkeit von ärztlichen Leistungen und der Förderung von neuwertigen Versorgungsformen dienen. Schließlich beschloss der Bundestag 2015 das »Gesetz zur Stärkung der Versorgung in der gesetzlichen Krankenversicherung«, kurz GKV-Versorgungsstärkungsgesetz – GKV-VSG. Das Gesetz sah vor, dass die G-BA die Psychotherapie-Richtlinien mit Hilfe einer Flexibilisierung der in ihr enthaltenen Elemente erweitert (Gemeinsamer Bundesausschuss, 2016).

Gefordert wurde die Einrichtung einer zeitnahen psychotherapeutischen Sprechstunde (PTS), in der eine (vorläufige) Diagnose, Indikation zum weiteren Vorgehen und

Beratung über verschiedene Versorgungsangebote stattfinden sollte. Durch das Verkürzen der bisherigen Zeiten, in denen Patienten auf ein erstes Gespräch mit einem Psychotherapeuten warten mussten, sollte gewährleistet werden, dass Betroffene möglichst bald aufgeklärt werden. Weiterhin sollte eine Akutversorgung bei einer psychischen und psychosomatischen Krise und einem Ausnahmezustand psychisch Kranker etabliert werden, in der lange Anamneseverfahren und bürokratische Hürden übersprungen werden und die Behandlung der Betroffenen unmittelbar beginnt. Zudem wurde auf die Förderung von Gruppentherapie hingewiesen, um einer größeren Zahl an Versicherten einen zeitnahen Therapieplatz anbieten zu können. Hierbei sollten Umsetzungshindernisse, die der Gruppentherapie im Wege stehen, aus dem Weg geräumt werden. Schließlich sollte die Rezidivprophylaxe als wesentliches psychotherapeutisches Element gestärkt werden, um dem Wiederauftreten bereits behandelter psychischer Symptome entgegenzuwirken.

Am 12. März 2014 wurde die Arbeitsgruppe »Strukturreform der ambulanten PT« eingerichtet. Vonseiten der Kassenärztlichen Bundesvereinigung (KBV) sowie der KGV-SV wurden von April bis Juni 2016 die Stellungnahmen eingeleitet und durch Vorschläge der Patientenvertretung ergänzt. Schließlich kam es am 16. Juni 2016 zur Beschlussfassung durch den Gemeinsamen Bundesausschuss, seit 1. April 2017 sind die neuen Psychotherapie-Richtlinien mit Einführung der psychotherapeutischen Sprechstunde und psychotherapeutischen Akutbehandlung in Kraft. Wie vorgesehen wurden diese 2021 um die gruppenpsychotherapeutische Grundversorgung (GPTG) erweitert.

In Kapitel 2 dieses Buchs werden diese Maßnahmen im Einzelnen erörtert.

PATRICK MARKEY

1.2 Erstversorgung und Krisenintervention in anderen Ländern

In diesem Unterkapitel erfahren Sie, …

- welche Interventionen es in verschiedenen Ländern gibt,
- über Programme zur akuten Versorgung in einigen Ländern,
- was die Niedrigintensive Kognitive Verhaltenstherapie ist und
- Inhalte über die Wirksamkeit kurzzeitiger Behandlungen.

1.2.1 Vorbemerkungen

Im internationalen Vergleich zeigt sich vor allem, dass es wenig direkt vergleichbare Angebote zu der in Deutschland seit 2017 in der Psychotherapie-Richtlinie festgelegten Akutbehandlung gibt. Zwar gibt es in vielen Ländern Konzepte der Erstversorgung, jedoch wird hier vergleichsweise selten der professionellen ambulanten Betreuung von akuten psychischen Ausnahme- oder Krisenzuständen ein so hoher Stellenwert beigemessen. Behandlungsbedürftige Krisenzustände werden oft eher mit einem psychiatrisch relevanten stationären Setting in Verbindung gebracht.

Es sei darauf hingewiesen, dass hier kein lückenloser Überblick über sämtliche Erstversorgungsangebote bei akuter psychischer Symptomatik in unterschiedlichen Ländern geleistet werden kann. Ein solches Unterfangen würde einerseits vom Umfang her mit Leichte ein komplettes eigenes Buch füllen und wäre andererseits aufgrund sprachlicher Hürden nur schwierig zu bewerkstelligen, da Informationen zu nationalen Versorgungsangeboten oftmals nur in Landessprache vorliegen. Aufgrund dessen beschränkt sich der folgende Überblick vornehmlich auf Angebote aus dem europäischen bzw. angloamerikanischen Sprachraum. Es soll hier ein repräsentativer Einblick in die Erstversorgung bei psychischen Krisen und Akutzuständen gegeben werden, im Lichte dessen sich die in Kapitel 1.1 geschilderte aktuelle Versorgungslage in Deutschland, mitsamt der psychotherapeutischen Sprechstunde (PTS) und der psychotherapeutischen Akutbehandlung (PTAB), eingehender betrachten und in Bezug setzen lässt.

Der Umfang einer durch die gesetzliche Krankenkasse übernommenen Psychotherapie im Rahmen der Erstversorgung variiert in verschiedenen Ländern, ist aber oftmals grob vergleichbar mit den in Deutschland verfügbaren Anfangskontingenten der psychotherapeutischen Akutbehandlung (12 50-minütige Sitzungen) bzw. der Richtlinien-Kurzzeittherapie (2 × 12 50-minütige Sitzungen). In den USA beispielsweise ist Psychotherapie eine Leistung, die von den gesetzlichen Versicherungsprogrammen Medicaid und Medicare übernommen wird, jedoch hängen genauere Bedingungen der Kostenübernahme von dem jeweiligen Bundesstaat, Anbieter und Versicherungsplan ab, den man ausgewählt hat. In der Regel sind 8 Therapie- oder Beratungsstunden pro Jahr abgedeckt bzw. muss ein anteiliger Betrag selbst gezahlt werden, wobei es für die grundsätzliche Anzahl an absolvierten Therapiestunden pro Jahr keine Höchstgrenze gibt – insofern als dass eine klare Indikation dafür vorliegt. Interessanterweise zählt zu den explizit als von den gesetzlichen Versicherungen übernommenen Leistungen auch eine »Psychotherapy for Crisis«, also eine Krisenpsychotherapie. Ziel dieser ist eine Kriseneinschätzung, Stabilisierung, Mobilisierung von Ressourcen und Minimierung von psychischen Traumata in akuten, komplexen oder lebensbedrohlichen Situationen (Centers for Medicare & Medicaid Services, 2024; Medicare Coverage Database, 2020; NC Medicaid, 2021). Der Beschreibung nach mutet diese am ehesten als mit der PTAB vergleichbar an, ist jedoch nicht explizit an einen bestimmten zeitlichen Umfang geknüpft.

In Großbritannien werden verschiedene Arten von Psychotherapie von der gesetzlichen Krankenversicherung (den National Health Services, NHS) übernommen, auch ohne ärztliche Überweisung. Im Vordergrund stehen hierbei oft Ansätze der Kognitiven Verhaltenstherapie mit einem Kontingent von 5 bis 20 Einheiten zu 30 bis 60 Minuten (National Health Service, 2021). Zum Vergleich werden in Australien bis zu 10 Einheiten Psychotherapie pro Kalenderjahr von der gesetzlichen Versicherung übernommen (Australian Government, Services Australia, 2023) und in der Schweiz nach vorheriger Anordnung einer ärztlichen Fachperson jeweils zweimal 15 Stunden, also insgesamt 30 Stunden, oder zuerst 10 Stunden Krisenintervention bzw. Kurztherapie und anschließend noch 20 Stunden reguläre Therapie (Bundesamt für Gesundheit, 2022). Auch hier kann die 10-stündige Krisenintervention als analog zu der PTAB in Deutschland angesehen werden.

Als anschauliches und die internationale Entwicklung prägendes Beispiel für Ansätze in der psychotherapeutischen Erstversorgung sei hier eingangs ein Blick über die Nordsee geworfen, in ein soeben erwähntes Land, das seit einigen Jahren dabei ist, sein Erstversorgungsnetzwerk gründlich umzukrempeln.

1.2.2 Beispiel Großbritannien

National-Health-Service-Reform

In Großbritannien hat der staatliche Gesundheitsdienst, der National Health Service (NHS), im Jahr 2019 ein groß angelegtes Programm ins Leben gerufen, dessen Ziel es ist, die Gesundheitsversorgung in regionalen Fünfjahresplänen umfassend und langfristig neu zu gestalten (National Health Service, 2020). Ein Eckpfeiler dieses Programms widmet sich der psychischen Gesundheit und formuliert das Ziel, ebenjene versorgungstechnisch mit der körperlichen Gesundheit gleichzustellen (für einen umfassenden Überblick siehe Robinson, 2019). Hierbei wird auch auf die Versorgung von akuten Ausnahme- und Krisenzuständen eingegangen, dazu gehören insbesondere folgende Maßnahmen:

- *Einrichten von Home Treatment Teams (HTT):* Hierbei handelt es sich um einen gemeindenahen Dienst bestehend aus mobilen Teams, die Menschen bei der Bewältigung einer schweren psychischen Krise unterstützen, indem sie gemeinsam mit der Familie und dem sozialen Netzwerk der Betroffenen arbeiten. Das Angebot ist prinzipiell rund um die Uhr verfügbar und greift auf Hausbesuche und telefonische Gespräche zurück. Grundsätzlich sind diese Maßnahmen kurzfristig und intensiv. Das heißt, sie werden durchschnittlich über eine Dauer von 2 bis 3 Wochen angeboten und können, je nach Bedarf, bis zu zwei bis drei Besuche täglich umfassen. Ziel hierbei ist es, Patienten, bei denen normalerweise ein stationärer Aufenthalt indiziert wäre, eine alternative Behandlung in ihrem gewohnten räumlichen und sozialen Umfeld zu ermöglichen. Dies ist einerseits für die Patienten schonend und mit einer möglichst geringen Umstellung verbunden, andererseits werden so vor allem die Krankenhäuser entlastet. Hinzu kommt, dass möglichst effizient krankheitsrelevante Faktoren aus dem sozialen Umfeld der Betroffenen direkt adressiert und geändert werden können.
- *Krisenalternativen, Ausbau des niederschwelligen psychosozialen Angebots:* Durch gezielte Förderung werden niederschwellige, oft aus dem Freiwilligensektor stammende Dienste auf- und ausgebaut. Dazu gehören z.B. Krisencafés, Krisenhäuser

und »Safe Havens«. Save Havens stellen einen sicheren Zufluchtsort außerhalb regulärer stationärer Einrichtungen dar, die in den Abend- oder Nachtstunden geöffnet haben und oft von Betroffenen für Betroffene (mit-)gestaltet werden.
- *Schneller, unkomplizierter Zugang zu dringend benötigter Unterstützung:* Im Rahmen dessen wurde eine landesweit gültige, einprägsame Notrufnummer, die 111, eingerichtet bzw. ausgeweitet, die bei akuten psychischen Krisen angerufen werden kann. Analog dazu gibt es eine begleitende Website (https://111.nhs.uk), auf der man zwecks einer ersten Eingrenzung und Indikationsstellung einen Fragebogen zur vorliegenden Symptomatik durcharbeiten kann. Basierend auf den gegebenen Antworten werden Hilfesuchende an eine für diesen Fall geeignete Fachperson weitergeleitet oder die Betroffenen erhalten von dieser einen Rückruf innerhalb von 30 Minuten.

Improving Access to Psychological Therapies bzw. Talking Therapies, for anxiety and depression

Ein weiterer Eckpfeiler in der Versorgung der psychischen Gesundheit in Großbritannien ist das Programm »NHS Talking Therapies, for anxiety and depression«, das sich direkt der ambulanten Psychotherapie widmet und damit am zutreffendsten mit der psychotherapeutischen Akutbehandlung in Deutschland vergleichbar ist. Es handelt sich um ein Programm, das ursprünglich Improving Access to Psychological Therapies (IAPT) hieß und 2008 ins Leben gerufen wurde. Die Initiative dazu basierte auf einem zwei Jahre zuvor veröffentlichten Bericht von der London School of Economics, in dem argumentiert wurde, dass ein weitflächiger Ausbau des Zugangs zu ambulanter psychotherapeutischer Versorgung langfristig kostensparend sei, da diese eine schnelle Reduktion von Arbeitsausfallzeiten bewirke (Layard & CEP Mental Health Policy Group, 2006). Das IAPT zielte darauf ab, im Rahmen der medizinisch-therapeutischen Erstversorgung (einem »Primary Care Setting«) Personen mit affektiven, Angst- oder Zwangsstörungen unkomplizierten Zugang zu evidenzbasierter Psychotherapie zu ermöglichen. 2021/2022 wurden durch dieses Angebot 1,2 Millionen Menschen erreicht, bis Ende 2024 wird angestrebt, jährlich 1,9 Millionen Betroffene anzubinden (National Health Service England, 2023). Grundsätzlich basiert das IAPT auf einem gestuften Versorgungsmodell (Stepped-Care), das Interventionen anhand ihres Grades an Intensität bzw. Intrusivität kategorisiert und immer an einer dem Störungsbild angemessenen, niedrigstmöglichen Intensität ansetzt (siehe hierzu auch die in Kapitel 1.1 erwähnte analoge Einteilung für den deutschsprachigen Raum in primäre, sekundäre und tertiäre medizinische Versorgung). So besitzen angeleitete Selbsthilfegruppen beispielsweise eine niedrige Intensität und akute Klinikeinweisungen eine sehr hohe. Ambulante Psychotherapien (talking therapies) sind in diesem Rahmen relativ weit unten angesiedelt, besitzen also eine verhältnismäßig niedrige Intrusivität und haben daher hier eine untergeordnete Relevanz bei akuten psychischen Ausnahme- oder Krisenzuständen. Sie dienen eher der Prävention und sollen verhindern, dass Patienten an Krankenhäuser, Tageskliniken, andere spezialisierte Einrichtungen oder an Community Mental Health Teams (die Interventionen mit höherer Intensität bieten) verwiesen werden müssen. In einer Überblicksarbeit zum Thema, die 24 verschiedene publizierte Studien mit einbezieht, kommen Martin et al. (2022) zu dem Schluss, dass das IAPT zwar vielversprechend erscheint, jedoch nicht ausreichend ist, um der komplexen Realität und den vorzufindenden Bedürfnissen der Betroffenen gänzlich gerecht zu werden.

Auch wenn im Rahmen eines gestuften Versorgungsmodells im internationalen Vergleich eine ambulante Psychotherapie einerseits meist nicht als direkte Intervention bei einer akuten Krise angesetzt wird und andererseits oft auch eher mittel- bis langfristig verortet wird, gibt es Ausnahmen. Huxley et al. (2019) berichten beispielsweise von zwei verschiedenen in New South Wales, Australien, durchgeführten Studien. Bei diesen wurde bei Personen mit einer Persönlichkeitsstörung, die sich in einer akuten Krise befanden, eine kurze Intervention bestehend aus vier ambulanten Psychotherapie-Einheiten durchgeführt. Bereits diese kurze Maßnahme vermochte es, die Betroffenen ausreichend zu stabilisieren bzw. deren Leiden in signifikantem Ausmaß zu verringern und selbstverletzendes Verhalten und Suizidgedanken deutlich zu reduzieren.

1.2.3 Beispiel Schweiz, Griechenland und angloamerikanischer Raum

Das Konzept der Community Mental Health bzw. Home Treatment Teams (Kap. 1.2.2) ist nicht nur in Großbritannien erprobt, sondern wird in ähnlicher Form in verschiedenen Ländern angewandt. So konstatiert eine im Kanton Aargau in der Schweiz durchgeführte randomisierte kontrollierte Studie mit 707 Patienten, die sich in einer psychischen Krise befanden, dass mit Home-Treatment-Angeboten hier zumindest die Dauer der benötigten Krankenhausaufenthalte im Laufe der folgenden 2 Jahre um gute 30 % reduziert werden konnte. Die gesamte Behandlungsdauer und durchschnittliche Anzahl der Krankenhausaufenthalte reduzierte sich zwar bei Gebrauch von Home Treatment auch leicht, allerdings nicht in statistisch signifikantem Ausmaß (Stulz et al., 2020).

In Griechenland existiert ein vergleichbares Konzept: Ein gemeindenahes Crisis Resolution Team (CRT) kümmert sich ambulant um Menschen, die sich in einer akuten Episode einer schweren psychischen Störung befinden und normalerweise stationär behandelt würden. Das CRT besteht aus professionell geschulten Mitgliedern, nämlich einem Psychiater, einem Psychologen, einem Sozialarbeiter, einem psychiatrischen Krankenpfleger sowie einer freiwilligen Gesundheitsfachkraft. Die Aufgabe dieses Teams ist die Evaluation, Behandlung und Stabilisierung der Kranken in Kooperation mit anderen gemeindenahen Versorgungsangeboten und dem relevanten sozialen Umfeld und damit letztlich das Verhindern einer Krankenhauseinweisung. Unter Einbezug von 225 Patienten, die im Zeitraum von September 2017 bis September

2020 in Athen im Rahmen eines CRT behandelt wurden, zeigte sich im Vergleich zu einer regulären stationären Behandlung eine signifikante Verbesserung im Gesundheitszustand, in der Zufriedenheit und in der Lebensqualität, wenngleich jedoch nicht im allgemeinen Funktionsniveau (Koureta et al., 2022).

Ähnlich gelagert und international weit verbreitet sind auch Konzepte der Assertive Community Treatment (ACT). Dieser ursprünglich auf Stein und Test (1980) zurückgehende Ansatz stellt ein gemeindenahes Vorgehen dar, bei dem sich ein multiprofessionelles Team um Menschen mit einer schweren psychischen Störung kümmert. Es wird ein ganzheitlicher Ansatz verfolgt, bei dem die unmittelbaren Bedürfnisse und persönlichen Ziele der Betroffenen im Vordergrund stehen. Sie bekommen auch Unterstützung bei der Medikamenteneinnahme, der Wohnungssuche, den Finanzen und bei allem anderen, was für eine erfolgreiche Eingliederung in die Gemeinschaft sinnvoll ist (Bond & Drake, 2015). Auch bei der ACT ist eines der primären Ziele die Senkung der Hospitalisierungsrate. Zahlreiche Studien – primär aus dem angloamerikanischen Raum stammend, wo dieser Ansatz am prominentesten vertreten ist – belegen auch, dass teilnehmende Patienten weniger Krankenhausaufenthalte benötigen und die ACT wirksamer und kosteneffizienter ist als herkömmliche Behandlungsansätze (Phillips et al., 2001). Nicht immer konnten solche Ergebnisse jedoch repliziert werden, hier gilt es offenbar genau zu beachten, unter welchen Bedingungen die ACT am wirksamsten ist. Zwar geben Patienten so gut wie immer im Vergleich mit Kontrollgruppen an, in einem solchen gemeindenahen Versorgungssetting zufriedener zu sein (Olfson, 1990), allerdings scheint eine tatsächliche Steigerung des Wohlergehens vor allem bei solchen Patienten vorzuliegen, die eine schwere Symptomatik zeigen und bereits mehrere stationäre Aufenthalte hinter sich haben. Zudem scheint die ACT besonders in solchen Ländern oder Regionen erfolgreich zu sein, in denen das Angebot bzw. Netzwerk der bereits vorhandenen Psychosozialen Dienste eher schwach ausgeprägt ist (Bond & Drake, 2015).

1.2.4 Beispiel Australien

Über das bloße Senken der Hospitalisierungsrate hinausgehend wurde international übergreifend in den letzten beiden Dekaden erkannt, dass es bei psychischen Störungen sinnvoll, wenn nicht sogar notwendig ist, möglichst früh zu intervenieren und möglichst niederschwellige Hilfs- und Orientierungsangebote zu setzen. Ein in diesem Zusammenhang weit verbreitetes Konzept ist das der Mental Health First Aid (MHFA), zu Deutsch in etwa »Erste Hilfe für psychische Gesundheit«. Diese Bezeichnung ist natürlich in Anlehnung an das Konzept der konventionellen Ersten Hilfe gewählt, bei der es darum geht, in medizinischen Notfällen mit Hilfe von Maßnahmen, die von jedem – also auch von Laien – gesetzt werden können, die Zeit bis zum Eintreffen professioneller Hilfe zu überbrücken und so akut drohende Gefahren für die Gesundheit abzuwenden.

Das Mental-Health-First-Aid-Konzept wurde Anfang des Jahrtausends in Australien entwickelt (Kitchener & Jorm, 2002) und hat sich seitdem in mehr als 25 Ländern ausgebreitet, mit über 5 Millionen darin ausgebildeten »Ersthelfenden« (Mental Health Commission of Canada, 2002). Laut der staatlichen Mental Health Commission of Canada richtet sich die MHFA an Personen, die ein psychisches Problem entwickeln, sich in einer psychischen Krise befinden oder deren psychische Gesundheit sich verschlechtert. Die Erste Hilfe soll dann so lange geleistet werden, bis adäquate professionelle Unterstützung gefunden oder die Krise überwunden wurde (Mental Health Commission of Canada, 2021). Bei den MHFA-Kursen handelt es sich in aller Regel um standardisierte Trainingsprogramme, die grob auf fünf Schritten basieren:

1. Risiko für Suizidalität oder Selbstverletzung abschätzen
2. Zuhören, ohne zu bewerten
3. Beruhigen, bestärken und informieren
4. Ermutigen, sich angemessene professionelle Hilfe zu suchen
5. Ermutigen zu Selbsthilfestrategien

Dass solche Programme einen positiven Effekt auf ihre Teilnehmenden haben, wurde in wissenschaftlichen Studien und Metaanalysen wiederholt deutlich belegt, und zwar vornehmlich dadurch, dass sich das Wissen über psychische Gesundheit verbessert, negative Einstellungen gegenüber psychisch kranken Menschen verringert werden und sich die berichtete Hilfsbereitschaft ihnen gegenüber erhöht (Hadlaczky et al., 2014; Kitchener & Jorm, 2006; Liang et al., 2021; Morgan et al., 2018). Ob diese positiven Effekte sich allerdings letztlich auch auf ein höheres Wohlergehen bzw. schnelleres und effizienteres Hilfesuchen der Betroffenen auswirken, ist indes weniger leicht zu untersuchen und bleibt vorerst unbeantwortet. Dennoch hat sich die MHFA durch die gute wissenschaftliche Evidenz und durch die hohe Wiedererkennbarkeit durch konzeptuelle Nähe zur klassischen Ersten Hilfe sehr rasch durchgesetzt und wird in vielen Ländern durch Implementierung von staatlichen Gesundheitsbehörden unterstützt (Jorm et al., 2019; Kitchener & Jorm, 2008).

Es sei darauf verwiesen, dass die MHFA nicht mit der Psychological First Aid (PFA) zu verwechseln ist, einem aus den USA stammenden und unter anderem auch von der WHO verwendeten Ansatz, um von Katastrophen oder Krisen traumatisierten Menschen schnell Unterstützung zu leisten und ihnen zu helfen bzw. ihre Resilienz zu fördern (siehe z. B. Shultz & Forbes, 2014).

Ebenfalls aus Australien stammt das unabhängige, gemeinnützige Beyond-Blue-Programm (BB) das sich sowohl durch Spendengelder als auch durch staatliche Förderung der australischen Regierung finanziert. Herzstück von BB ist die zugehörige Website beyondblue.org.au, auf der man schnell und unkompliziert eine erste Anlaufstelle zum Thema Unterstützung der psychischen Gesundheit findet. Dabei werden mehrere Optionen für Betroffene und deren Angehörige angeboten, die sie, der individuellen Lage und den aktuellen Bedürfnissen entsprechend, nutzen können. Hierunter fallen:

- Online-Peer-Support-Foren, in denen man anonym mit anderen Menschen, die sich in einer vergleichbaren Lage befinden, kommunizieren kann. Hier können in

einem gemeinschaftlichen Miteinander Erfahrungen und Ratschläge ausgetauscht sowie neue Kontakte geknüpft werden.
- Ein Telefongespräch oder ein Online-Chat mit einem professionellen Berater, in dem die eigene Lage aufgefangen und eingeordnet werden und eine erste Weitervermittlung erfolgen kann. Ein solches Gespräch mit einem professionellen Berater ist rund um die Uhr zum Ortstarif möglich und nimmt in der Regel ca. 20 Minuten in Anspruch.
- Die kostenfreie Inanspruchnahme von sechs Therapieeinheiten bei einer Fachperson für psychische Gesundheit – einem Mental Health Coach. Im Rahmen eines speziell hierfür angelegten Programms wird eine strukturierte, evidenzbasierte Behandlung angeboten, eine sogenannte Niedrigintensive Kognitive Verhaltenstherapie (→ Kap. 1.3).
- Eine Auflistung verschiedener professioneller Fachkräfte – also Ärzte, Psychologen und Psychotherapeuten – inklusive einer kurzen Beschreibung der jeweiligen Tätigkeitsfelder und Kontaktmöglichkeiten.
- Kurze Screening-Fragebögen zur psychischen Gesundheit zum Ausfüllen. Hilfesuchende können so die eigene Symptomatik besser einordnen. Ergänzt wird dies durch bündige und anschauliche Psychoedukation in Form von kurzen Texten und Videos.

Ein ähnliches Konzept verfolgt auch das australische Online-Portal Lifeline, das schnelle und unkomplizierte Hilfe bei psychischen Krisen bzw. akuten Ausnahmesituationen bietet. Einerseits gibt es rund um die Uhr drei verschiedene Möglichkeiten der Kontaktaufnahme: telefonisch, per SMS oder direkt online per Chat. Andererseits findet sich auf der Website ein ansprechend gestalteter Selbsthilfebereich, der übersichtlich gestaltet umfassende Informationen zu verschiedenen Störungsbildern liefert, sowie evidenzbasierte Ansätze und Methoden, die Betroffene im Umgang mit ebenjenen Störungsbildern anwenden können, um eine erste Linderung der Symptomatik zu erfahren.

Webbasierte und vor allem telefonische erste Anlaufstellen bei psychischen Krisen sind natürlich nicht nur in Australien zu finden, sondern weltweit. Über das Webportal findahelpline.com lassen sich z. B. in über 130 verschiedenen Ländern themenspezifische Telefonnummern suchen, an die man sich in einem psychischen Ausnahmezustand wenden kann. Die am häufigsten anzufindenden Telefon-Hotlines sind solche für Suizidprävention und für von häuslicher Gewalt Betroffene, jedoch gibt es in vielen Ländern Anlaufstellen für zahlreiche verschiedene Themen, von Angststörungen bis hin zu Substanzabhängigkeit und vieles anderes mehr.

1.2.5 Fazit

Im internationalen Vergleich mit Fokus auf Europa lässt sich feststellen, dass vor allem die großangelegte Umstrukturierung bzw. Reformierung des Gesundheits- und Versorgungssystems in Großbritannien den modernen Zugang zur psychotherapeutischen Erstversorgung und Intervention bei psychischen Krisen entscheidend mitgeprägt hat. Ein wichtiges Element dessen ist das Bereitstellen eines möglichst breitflächigen und niedrigschwelligen Zugangs zum Versorgungssystem für so viele Menschen wie möglich. Gewährleistet wird dies vor allem durch das Einbetten von therapeutischen Angeboten in ein gestuftes Versorgungssystem. Die Eingliederung in dieses System, also welches Angebot wann wahrgenommen wird, richtet sich einerseits nach der Akuität, also der aktuell vorhandenen Dringlichkeit bzw. Präsenz der Symptomatik, und andererseits danach, wie stark ausgeprägt die Symptomatik ist. Erste Anlaufstellen im Versorgungssystem, die sich auf den unteren Stufen befinden, sollen vor allem bei hoher Akuität und leichter bis mittlerer Symptomausprägung aufgesucht werden bzw. eine wirksame Anbindung anbieten. Diese ersten Anlaufstellen sind vor allem dadurch gekennzeichnet, dass das zeitliche Kontingent und die direkte professionelle therapeutische Betreuung vom Umfang her vergleichsweise begrenzt sind. Dies wird kompensiert durch einen größeren Anteil an Elementen der Selbsthilfe und die verstärkte Einbindung von therapeutischen Gruppenangeboten sowie die Nutzung technischer Mittel bzw. Plattformen zur Unterstützung, wie Computerprogramme, umfangreiche Websites oder Gesundheits-Apps. Zudem wird, wo möglich, das Umfeld der Betroffenen mit einbezogen und viele Aspekte der Betreuung innerhalb eines multiprofessionellen Teams verteilt oder an Nicht-Experten delegiert. Zeigt sich, dass eine therapeutische Anbindung innerhalb einer unteren Stufe mit vergleichsweise niedrigintensiver Betreuung nicht oder nicht ausreichend wirksam ist, begibt sich der Patient dann in die nächsthöhere Stufe.

Im Rahmen dieser internationalen Entwicklung hin zu einem gestuften Versorgungsmodell des Gesundheitssystems, die vor allem in Großbritannien und auch Australien begann und inzwischen in vielen Ländern sich durchgesetzt hat (Powell et al., 2024), lässt sich die Strukturreform der Psychotherapie in Deutschland ansiedeln (siehe dazu auch z.B. Abels et al., 2023). Auch wenn die seit 2017 eingeführte Akutbehandlung gemeinsam mit der Sprechstunde mit insgesamt 15 Therapieeinheiten durch professionelle Psychotherapeuten vergleichsweise höherintensiv daherkommt, so bietet sie in ihrer Konzeption eine schnelle, bedarfsgerechte und niederschwellige Anbindung von Patienten. Insbesondere auch, weil die Nationale Versorgungsleitlinie zur Behandlung von Depressionen vor allem bei leichten Depressionen eine eindeutige Empfehlung für niedrigintensive Interventionen ausspricht und letzten Endes schon die psychotherapeutische Sprechstunde als niedrigintensive bzw. niederschwellige Maßnahme angesehen werden kann (Bundesärztekammer, Kassenärztliche Bundesvereinigung und Arbeitsgemeinschaft der Wissenschaftlichen Medizinischen Fachgesellschaften, 2022).

1.3 Niedrigintensive Kognitive Verhaltenstherapie

Das Konzept der in Kapitel 1.2.4 erwähnten Niedrigintensiven Kognitiven Verhaltenstherapie (NI-KVT) soll hier näher erläutert werden, da es konzeptuell Parallelen zu der in Deutschland angebotenen psychotherapeutischen Akutbehandlung aufweist und beide Ansätze das Ziel verfolgen, Menschen mit einer akuten psychischen Störung bedarfsgerecht zu versorgen. Erreicht werden soll dies durch einen zeitnahen, möglichst niedrigschwelligen Zugang zu evidenzbasierten psychologischen Therapiemaßnahmen (Wabnitz et al., 2017). Vom Umfang her ist die NI-KVT auf eine vergleichsweise geringe Sitzungsanzahl beschränkt, die sich meist um 6 Stunden herumbewegt. Shafran et al. (2021) definieren NI-KVT als Verhaltenstherapie, die 6 oder weniger Stunden von jeweils höchstens 30 Minuten beinhaltet, bei der Selbsthilfe-Unterlagen genutzt und die Maßnahmen von ausgebildeten Fachkräften oder Unterstützern durchgeführt werden. In der Regel handelt es sich bei den Fachkräften, die eine NI-KVT durchführen, jedoch nicht um approbierte Therapeuten, sondern um Personen, die spezifisch hierfür ein Training absolviert haben. Neben einer Einzeltherapie in persona bieten sich als besondere Formen der Vermittlung der NI-KVT sowohl die webbasierte Darbietungsform als auch ein Setting in der Gruppe an, da dies beides Maßnahmen sind, die die Patientenbetreuung für die Behandler erleichtern bzw. das zeitliche Ausmaß minimieren.

Da der Ausbildungsumfang für NI-KVT-Therapeuten verhältnismäßig gering ist – er bewegt sich meist irgendwo zwischen einem eintägigen Workshop und einem dreimonatigen Curriculum –, erscheint es realistisch, dass hier ein Therapieangebot zeitlich flexibel und bedarfsgerecht erschaffen bzw. der aktuellen Versorgungslage entsprechend angepasst werden kann. Da die angewandten Interventionen der Kognitiven Verhaltenstherapie entstammen, kann hier auch von einer Evidenzbasierung ausgegangen werden. Aufgrund der geringen Anzahl an vorgesehenen Therapiestunden stellt sich jedoch vor allem die Frage nach der Wirksamkeit. Wie viel kann man in wenigen Therapiestunden erreichen?

Eine erste Beantwortung dieser Frage ergab sich aus einer Evaluation ein Jahr nach der Einführung des IAPT in Großbritannien (Gyani et al., 2013): Niedrigintensive Interventionen der angeleiteten Selbsthilfe führten bei 38,4 % der Personen, die an einer Depression litten, zu einer vollständigen Remission. Bei Personen, die an einer generalisierten Angststörung litten, lag der Anteil derer, die eine komplette Remission erreichten, bei 54,1 %, und bei Personen mit »Angst und depressive Störung gemischt« bei 35,3 %. Diese Werte sind mit denen von hochintensiven kognitiven verhaltenstherapeutischen Maßnahmen vergleichbar. Betont wird hierbei auch die besondere Bedeutung des gestuften Versorgungsmodells, bei denen Betroffene, bei denen eine niedrigintensive Intervention nicht ausreicht, anschließend »hochgestuft« werden und eine reguläre Psychotherapie absolvieren.

Aber auch aktuelle Beantwortungen der oben gestellten Frage finden sich: Eine Metaanalyse aus dem Jahr 2024 widmet sich z. B. spezifisch verschiedenen Formen der NI-KVT für Patienten mit generalisierter Angststörung, darunter Selbsthilfe-Interventionen, angeleitete Selbsthilfe-Interventionen und psychoedukative Gruppen. Sie kommt zu dem Schluss, dass die NI-KVT mit mittleren Effektstärken sowohl zu einer Verbesserung der Ängstlichkeit (g = – 0,63), der depressiven Symptomatik (g = –0,84) und der Sorgen (g = –0,64) beiträgt, die die Kernsymptome der generalisierten Angststörung darstellen (Powell et al., 2024).

1.4 Wirksamkeit kurzzeitiger psychotherapeutischer Behandlungen

Es gibt in der Literatur durchaus kritische Stimmen zur zeitlichen und umfänglichen Limitierung von psychotherapeutischen Angeboten: Das Wissen darum, dass die verfügbare Stundenzahl begrenzt ist, könne per se einen Einfluss auf den therapeutischen Verlauf haben, was bisher großteils unerforscht blieb (Geest & Meganck, 2019). In der Praxis spielen jedoch in vielen Fällen Überlegungen der Effizienz und Wirtschaftlichkeit eine wichtige Rolle, wodurch sich eher die Frage nach der Angemessenheit bestimmter kürzerer Therapiekontingente stellt, nicht zuletzt auch in Hinblick auf die knapp bemessenen Einheiten der psychotherapeutischen Akutbehandlung.

Zwar kann die Wirksamkeit niedrigintensiver kognitiver verhaltenstherapeutischer Interventionen als mehr als nur ein indirekter Hinweis darauf gesehen werden, dass eine verhältnismäßig geringe Anzahl an Psychotherapiestunden bereits eine Wirkung erzielt, jedoch ist damit nicht die Frage nach dem genaueren Verlauf der Wirksamkeit einer Behandlung in Bezug auf die genaue Anzahl stattgefundener Therapiestunden geklärt. Der Erkundung dieser Fragestellung widmet sich denn auch ein ganzer Forschungszweig, die Aufwand-Wirkungs-Forschung. Einen einführenden Überblick hierzu geben Zaunmüller und Lutz (2012): Richtungsweisend war hier eine inzwischen fast vier Jahrzehnte alte prominente Metaanalyse (Howard et al., 1986), die das Aufwand-Wirkungs-Modell postulierte. Jenes empirisch fundierte Modell besagt, dass die Wirksamkeit von Psychotherapie einem negativ beschleunigten loglinearem Verlauf folgt. Das heißt: Je länger der Therapieverlauf voranschreitet, desto weniger nimmt die weitere Wirksamkeit zu. Demzufolge verbesserten sich nach erfolgten 8 Therapiesitzungen bereits ca. 50 % aller Patienten, während sich nach 26 Sitzungen in etwa 75 % aller Patienten verbessert hatten. Letzten Endes blieb unklar, wann genau die Verbesserung geschieht. Es stellt sich also die Frage, ob die Patienten grundsätzlich verschiedene, aufeinander aufbauende Therapiephasen durchlaufen und in unterschiedlichen Phasen mit der Therapie beginnen (Howard et al., 1993; Sembill et al., 2019) oder doch eher die meisten Patienten eigentlich konstant lineare Verbesserungsverläufe zeigen und sich untereinander hauptsächlich in der benötigten Therapiedauer unterscheiden, was zu dem Artefakt führen könnte, dass aggregierte Daten ebenjenen oben beschriebenen negativ beschleunigten loglinearen Verlauf aufweisen (Barkham et al., 1996).

Unabhängig vom genauen Therapieverlauf gibt es jedoch zahlreiche Studien, die die Wirksamkeit von Psychotherapie bei verschiedenen Diagnosen auch nach relativ wenigen Therapieeinheiten bestätigen. So konnte in einer Studie mit 43 Patienten, die an einer Panikstörung litten, kein bedeutender Unterschied hinsichtlich der Wirksamkeit zwischen einer durchschnittlich 12-stündigen, regulären Kognitiven Verhaltenstherapie und einer verkürzten, durchschnittlich 6,5 Einheiten umfassenden Variante mit einem stärkeren Fokus auf angeleitetes Selbststudium gefunden werden. Beide Varianten zeigten hohe Effektstärken und waren deutlich wirksamer als das Aufhalten in einer Wartegruppe. Die erzielten Effekte konnten großteils auch nach 12 Monaten noch beobachtet werden (Clark et al., 1999). Zudem finden sich in einer anderen Studie Hinweise darauf, dass bei Menschen mit Panikstörung eine 15-stündige wöchentliche Kurzzeitpsychotherapie kombiniert mit Medikation (Clomipramin) die Rückfallquote nach 18 Monaten auf 20 % reduziert, im Vergleich zu einer Rückfallquote von 70 % bei reiner Medikationsgabe (Wiborg & Dahl, 1996).

Auch bei Depressionen gibt es eine starke Evidenz dafür, dass Kurzzeit-Psychotherapien, insbesondere Kognitive Verhaltenstherapien, hochwirksam sind und die Wirksamkeit einen negativ beschleunigten Verlauf zeigt, mit schnellerem und stärkerem Verlauf insbesondere dann, wenn von Vornherein feststeht, dass ein zeitlich begrenztes Therapiekontingent zur Verfügung steht (Bloom, 2001). Zwar scheint hier die Rückfallquote recht hoch zu sein, allerdings profitieren Patienten, bei denen eine Kurzzeittherapie nicht ausreicht, von einer längeren Therapie und auch von Folgeterminen zur Rückfallprophylaxe. Zudem ist der beste Prädiktor für einen Erfolg einer Kurzzeittherapie der Schweregrad der Depression. Leichte bis mittelgradige Depressionen begünstigen eine erfolgreiche Kurzzeitpsychotherapie, bei schwereren Depressionen profitieren Patienten auch häufiger von einer längeren Therapiedauer, allerdings nivelliert sich der Unterschied zwischen der Wirksamkeit von Kurzzeit- und Langzeittherapie bei Folgeuntersuchungen nach mehreren Monaten. In einer Metaanalyse aus dem Jahr 2016, bei der 44 randomisierte Studien mit insgesamt 6096 Patienten mit einbezogen wurden, kommt die Forschungsgruppe zu folgendem Schluss: Psychotherapeutische Interventionen, die bei einer akut vorliegenden depressiven Symptomatik erfolgten, zeigten auch nach 6 Monaten eine hohe Wirksamkeit, was sich in einem Quotenverhältnis (einer Odds Ratio) von 1,92 bezüglich eines positiven Therapie-Outcomes im Vergleich zur Kontrollgruppe ohne Psychotherapie widerspiegelte (Karyotaki et al., 2016). Besonders das Anbieten von Booster-Einheiten hat demnach auch einen positiven Einfluss auf das Therapieergebnis. Schließlich kommen Nieuwsma et al. (2012) zu dem Schluss, dass durchschnittlich 6 bis 8 Therapiesitzungen, insbesondere Kognitive Verhaltenstherapie, im Vergleich zu Kontrollgruppen effektiver sind und oftmals völlig ausreichend sein können, um eine Depression zu behandeln.

Sogar Kurzzeit-Psychotherapien, die transdiagnostisch vorgehen, also mehrere Störungsbilder mit ein und demselben Therapieprotokoll behandeln, scheinen hochwirksam zu sein. Corpas et al. (2021b, 2022) untersuchten insgesamt 129 Patienten mit entweder einer Depression, einer generalisierten Angststörung, einer Panikstörung oder einer somatoformen Störung. Es stellte sich heraus, dass sowohl in einem Einzelsetting als auch in einem Gruppensetting mit 10 Teilnehmenden eine Kurzzeit-Psychotherapie im Umfang von 8 wöchentlichen Sitzungen im Vergleich zu einer rein medikamentösen Behandlung mit Anxiolytika und/oder Antidepressiva deutlich überlegen war. Ein ähnliches Ergebnis erbrachte eine größer angelegte Metaanalyse derselben Forschungsgruppe, die insgesamt 33 Studien und 3868 Patienten mit einschloss: Kurzzeittherapien mit 2 bis 10 Einheiten zeigten für Personen, die an einer Angststörung, einer depressiven Symptomatik oder einer anderweitigen, unspezifischen bzw. gemischten psychischen Störung litten, eine höhere Wirksamkeit als eine rein medikamentöse Behandlung, mit einer moderaten Effektstärke von d = 0,37 (Corpas et al., 2021a). Eine ähnliche ältere Metaanalyse, die 34 Studien und 3962 Patienten mit einer Angststörung, einer Depression oder einer anderweitigen, unspezifischen aber gewöhnlichen psychischen Störung einschloss, kommt zu dem Schluss, dass Kurzzeit-Psychotherapien mit 3 bis 10 Sitzungen zwar wirkungsvoll sind, aber im Vergleich zu längeren Therapien nur recht kleine Effektstärken aufweisen. Hierbei zeigten sich Kurzzeit-Psychotherapien vor allem bei den Angststörungen als wirkungsvoll, vergleichsweise weniger bei Depressionen (Cape et al., 2010).

Ein umfassendes Bild von Studien zur Wirksamkeit von Kurzzeit-Psychotherapien zu geben, würde den Rahmen dieses Kapitels sprengen, es sei aber erwähnt, dass sich inzwischen zu verschiedenen Bereichen und Indikationen empirisch belegte Nachweise zur Effizienz von Kurzzeit-Psychotherapien finden, so z.B. bei schädlichem Gebrauch von Alkohol (Miller, 2000) oder von Amphetaminen (Feeney et al., 2006), bei Zwangsstörungen bei Kindern und Jugendlichen (Farrell et al., 2016), bei Depersonalisation und Derealisation im Zusammenhang mit Psychosen (Farrelly et al., 2023) oder als kulturell angepasste Form für depressive Patienten in Pakistan (Naeem et al., 2015), um ein paar wenige Beispiele zu nennen.

Literatur

Abels, C., Diekmann, S., Neusser, S., Schlierenkamp, S., Wasem, J., & Walendzik, A. (2023). Umsetzung der Reform der Psychotherapie-Richtlinie 2017: Ergebnisse aus Fokusgruppen im Rahmen des Innovationsfonds-Projekts EVA PT-RL. Gesundheitswesen, 85(6), 547–553. https://doi.org/10.1055/a-1976-1856

Amboss. (2023). Patientenversorgung und Gesundheitssystem. https://www.amboss.com/de/wissen/Patientenversorgung_und_Gesundheitssystem

Australian Government, Services Australia (2023). Mental health care and Medicare. https://www.servicesaustralia.gov.au/mental-health-care-and-medicare?context=60092

Barkham, M., Rees, A., Stiles, W. B., Shapiro, D. A., Hardy, G. E., & Reynolds, S. (1996). Dose-effect relations in time-limited psychotherapy for depression. Journal of Consulting and Clinical Psychology, 64(5), 927–935. https://doi.org/10.1037/0022-006X.64.5.927

Bloom, B. L. (2001). Planned short-term psychotherapy for depression: Recent controlled outcome studies. Brief Treatment and Crisis Intervention, 1(2), 169–189. https://doi.org/10.1093/brief-treatment/1.2.169

Böcken, J., Braun, B., & Landemann, J. (2010). Gesundheitsmonitor 2009. Gesundheitsversorgung und Gestaltungsoptionen aus der Perspektive der Bevölkerung. Bertelsmann Stiftung. https://www.bertelsmann-stiftung.de/de/publikationen/publikation/did/gesundheitsmonitor-2009-1

Bonanno, G. (2004). Loss, trauma, and human resilience: Have we underestimated the human capacity to thrive after extremely aversive events? The American Psychologist, 59, 20–28. https://doi.org/10.1037/0003-066X.59.1.20

Bond, G. R., & Drake, R. E. (2015). The critical ingredients of assertive community treatment. World Psychiatry, 14(2), 240–242. https://doi.org/10.1002/wps.20234

Bundesamt für Gesundheit. (2022). Neuregelung der psychologischen Psychotherapie ab 1. Juli 2022. https://www.bag.admin.ch/bag/de/home/versicherungen/krankenversicherung/krankenversicherung-leistungen-tarife/Nicht-aerztliche-Leistungen/neuregelung-der-psychologischen-psychotherapie-ab-1-juli-2022.html

Bundesärztekammer, Kassenärztliche Bundesvereinigung und Arbeitsgemeinschaft der Wissenschaftlichen Medizinischen Fachgesellschaften. (2022). NVL Unipolare Depressionen. Leitlinien.de. https://www.leitlinien.de/themen/depression/version-3

Bundespsychotherapeutenkammer. (2011). BPtK-Studie zu Wartezeiten in der ambulanten psychotherapeutischen Versorgung. Umfrage der Landespsychotherapeutenkammern und der BPtK. https://www.bptk.de/wp-content/uploads/2019/01/20110622_BPtK-Studie_Langfassung_Wartezeiten-in-der-Psychotherapie.pdf

Bundespsychotherapeutenkammer. (2019). Krankenkassen blockieren sachgerechte Reform der Bedarfsplanung. BPtK: Ländliche Regionen weiterhin massiv benachteiligt. https://www.bptk.de/wp-content/uploads/2019/05/20190516_pm_bptk_bedarfsplanung.pdf

Cape, J., Whittington, C., Buszewicz, M., Wallace, P., & Underwood, L. (2010). Brief psychological therapies for anxiety and depression in primary care: Meta-analysis and meta-regression. BMC Medicine, 8(1), 38. https://doi.org/10.1186/1741-7015-8-38

Centers for Medicare & Medicaid Services. (2024). Psychotherapy for crisis. https://www.cms.gov/medicare/payment/fee-schedules/physician-fee-schedule/psychotherapy-crisis

Clark, D. M., Salkovskis, P. M., Hackmann, A., Wells, A., Ludgate, J., & Gelder, M. (1999). Brief cognitive therapy for panic disorder: A randomized controlled trial. Journal of Consulting and Clinical Psychology, 67(4), 583–589. https://doi.org/10.1037/0022-006X.67.4.583

Corpas, J., Moriana, J. A., Venceslá, J. F., & Gálvez-Lara, M. (2021a). Brief psychological therapies for emotional disorders in primary care: A systematic review and meta-analysis. Clinical Psychology: Science and Practice, 28(4), 363–376. https://doi.org/10.1037/cps0000009

Corpas, J., Moriana, J. A., Venceslá, J. F., & Gálvez-Lara, M. (2021b). Brief psychological treatments for emotional disorders in Primary and Specialized Care: A randomized controlled trial. International Journal of Clinical and Health Psychology, 21(1), 100203. https://doi.org/10.1016/j.ijchp.2020.11.002

Corpas, J., Moriana, J. A., Venceslá, J. F., & Gálvez-Lara, M. (2022). Effectiveness of brief group transdiagnostic therapy for emotional disorders in primary care: A randomized controlled trial identifying predictors of outcome. Psychotherapy Research, 32(4), 456–469. https://doi.org/10.1080/10503307.2021.1952331

Deutsche Psychotherapeuten Vereinigung. (2021). Report Psychotherapie 2021. https://www.dptv.de/fileadmin/Redaktion/Bilder_und_Dokumente/Wissensdatenbank_oeffentlich/Report_Psychotherapie/DPtV_Report_Psychotherapie_2021.pdf

Dross, M. (2001). Krisenintervention. Hogrefe. https://www.hogrefe.com/de/shop/krisenintervention-64805.html

Farrell, L. J., Oar, E. L., Waters, A. M., McConnell, H., Tiralongo, E., Garbharran, V., & Ollendick, T. (2016). Brief intensive CBT for pediatric OCD with E-therapy maintenance. Journal of Anxiety Disorders, 42, 85–94. https://doi.org/10.1016/j.janxdis.2016.06.005

Farrelly, S., Peters, E., Azis, M., David, A. S., & Hunter, E. C. M. (2023). A brief CBT intervention for depersonalisation-derealisation disorder in psychosis: Results from a feasibility randomised

controlled trial. Journal of Behavior Therapy and Experimental Psychiatry, 101911. https://doi.org/10.1016/j.jbtep.2023.101911
Feeney, G. F. X., Connor, J. P., Young, R. McD., Tucker, J., & McPherson, A. (2006). Improvement in measures of psychological distress amongst amphetamine misusers treated with brief cognitive-behavioural therapy (CBT). Addictive Behaviors, 31(10), 1833–1843. https://doi.org/10.1016/j.addbeh.2005.12.026
Geest, R. M. D., & Meganck, R. (2019). How do time limits affect our psychotherapies? A literature review (1). 59(1), Article 1. https://doi.org/10.5334/pb.475
Gemeinsamer Bundesausschuss. (2016). Ambulante Psychotherapie: Strukturreform verbessert Zugangsmöglichkeiten und führt neue Versorgungselemente ein. [Pressemitteilung]. https://www.g-ba.de/downloads/34-215-625/22-2016-06-16_PT-RL_Reform%20amb.%20Versorgung.pdf
Gemeinsamer Bundesausschuss. (2024). Richtlinie des Gemeinsamen Bundesausschusses über die Durchführung der Psychotherapie. (Psychotherapie-Richtlinie). https://www.g-ba.de/richtlinien/20/
Gyani, A., Shafran, R., Layard, R., & Clark, D. M. (2013). Enhancing recovery rates: Lessons from year one of IAPT. Behaviour Research and Therapy, 51(9), 597–606. https://doi.org/10.1016/j.brat.2013.06.004
Hadlaczky, G., Hökby, S., Mkrtchian, A., Carli, V., & Wasserman, D. (2014). Mental health first aid is an effective public health intervention for improving knowledge, attitudes, and behaviour: A meta-analysis. International Review of Psychiatry, 26(4), 467–475. https://doi.org/10.3109/09540261.2014.924910
Howard, K. I., Kopta, S. M., Krause, M. S., & Orlinsky, D. E. (1986). The dose-effect relationship in psychotherapy. American Psychologist, 41(2), 159–164. https://doi.org/10.1037/0003-066X.41.2.159
Howard, K. I., Lueger, R. J., Maling, M. S., & Martinovich, Z. (1993). A phase model of psychotherapy outcome: Causal mediation of change. Journal of Consulting and Clinical Psychology, 61(4), 678–685. https://doi.org/10.1037/0022-006X.61.4.678
Huxley, E., Lewis, K. L., Coates, A. D., Borg, W. M., Miller, C. E., Townsend, M. L., & Grenyer, B. F. S. (2019). Evaluation of a brief intervention within a stepped care whole of service model for personality disorder. BMC Psychiatry, 19(1), 341. https://doi.org/10.1186/s12888-019-2308-z
Jacobi, F., Becker, M., Bretschneider, J., Müllender, S., Thom, J., Hapke, U., & Maier, W. (2016). Ambulante fachärztliche Versorgung psychischer Störungen: Kleine regionale Unterschiede im Bedarf, große regionale Unterschiede in der Versorgungsdichte. Der Nervenarzt, 87(11), 1211–1221. https://doi.org/10.1007/s00115-016-0147-4
Jacobi, F., Höfler, M., Strehle, J., Mack, S., Gerschler, A., Scholl, L., Busch, M. A., Maske, U., Hapke, U., Gaebel, W., Maier, W., Wagner, M., Zielasek, J., & Wittchen, H.-U. (2016). Psychische Störungen in der Allgemeinbevölkerung. Studie zur Gesundheit Erwachsener in Deutschland und ihr Zusatzmodul »Psychische Gesundheit« (DEGS1-MH). Der Nervenarzt, 87(1), 88–90. https://doi.org/10.1007/s00115-015-4458-7
Jorm, A. F., Kitchener, B. A., & Reavley, N. J. (2019). Mental health first aid training: Lessons learned from the global spread of a community education program. World Psychiatry, 18(2), 142–143. https://doi.org/10.1002/wps.20621
Karyotaki, E., Smit, Y., de Beurs, D. P., Henningsen, K. H., Robays, J., Huibers, M. J. H., Weitz, E., & Cuijpers, P. (2016). The long-term efficacy of acute-phase psychotherapy for de pression: A meta-analysis of randomized trials. Depression and Anxiety, 33(5), 370–383. https://doi.org/10.1002/da.22491
Kitchener, B. A., & Jorm, A. F. (2002). Mental health first aid training for the public: Evaluation of effects on knowledge, attitudes and helping behavior. BMC Psychiatry, 2(1), 10. https://doi.org/10.1186/1471-244X-2-10
Kitchener, B. A., & Jorm, A. F. (2006). Mental health first aid training: Review of evaluation stu-

dies. Australian & New Zealand Journal of Psychiatry, 40(1), 6–8. https://doi.org/10.1080/j.1440-1614.2006.01735.x
Kitchener, B. A., & Jorm, A. F. (2008). Mental Health First Aid: An international programme for early intervention. Early Intervention in Psychiatry, 2(1), 55–61. https://doi.org/10.1111/j.1751-7893.2007.00056.x
Koureta, A., Papageorgiou, C., Asimopoulos, C., Bismbiki, E., Grigoriadou, M., Xidia, S., Papazafiri, T., I. Vlachos, I., & Margariti, M. (2022). Effectiveness of a community-based crisis resolution team for patients with severe mental illness in Greece: A prospective observational study. Community Mental Health Journal, 59, 4–24. https://doi.org/10.1007/s10597-022-00983-1
Layard, R., & CEP Mental Health Policy Group (2006). The depression report: A new deal for depression and anxiety disorders (CEPSP15). London School of Economics and Political Science. https://cep.lse.ac.uk/_new/publications/abstract.asp?index=2404
Liang, M., Chen, Q., Guo, J., Mei, Z., Wang, J., Zhang, Y., He, L., & Li, Y. (2021). Mental health first aid improves mental health literacy among college students: A meta-analysis. Journal of American College Health, 0(0), 1–10. https://doi.org/10.1080/07448481.2021.1925286
Linden, M. (2016). Beratung in Abgrenzung zur Psychotherapie: Aufgaben, Beziehungsgestaltung, Methoden, Probleme und Verantwortlichkeiten. Psychotherapeut, 61(4), 279–284. https://doi.org/10.1007/s00278-016-0116-1
Martin, C., Iqbal, Z., Airey, N. D., & Marks, L. (2022). Improving Access to Psychological Therapies (IAPT) has potential but is not sufficient: How can it better meet the range of primary care mental health needs? British Journal of Clinical Psychology, 61(1), 157–174. https://doi.org/10.1111/bjc.12314
Medicare Coverage Database. (2020). LCD – Psychiatric diagnostic evaluation and psychotherapy services (L33252). https://www.cms.gov/medicare-coverage-database/view/lcd.aspx?lcdid=33252
Mental Health Commission of Canada. (2021). Mental health first aid Canada. https://mentalhealthcommission.ca/training/mhfa/
Miller, W. R. (2000). Rediscovering fire: Small interventions, large effects. Psychology of Addictive Behaviors, 14(1), 6–18. https://doi.org/10.1037/0893-164X.14.1.6
Morgan, A. J., Ross, A., & Reavley, N. J. (2018). Systematic review and meta-analysis of mental health first aid training: Effects on knowledge, stigma, and helping behaviour. PLOS ONE, 13(5), e0197102. https://doi.org/10.1371/journal.pone.0197102
Naeem, F., Gul, M., Irfan, M., Munshi, T., Asif, A., Rashid, S., Khan, M. N. S., Ghani, S., Malik, A., Aslam, M., Farooq, S., Husain, N., & Ayub, M. (2015). Brief Culturally adapted CBT (CaCBT) for depression: A randomized controlled trial from Pakistan. Journal of Affective Disorders, 177, 101–107. https://doi.org/10.1016/j.jad.2015.02.012
National Health Service. (2020, Februar 11). NHS Long Term Plan. NHS Long Term Plan. https://www.longtermplan.nhs.uk
NC Medicaid. (2021). Outpatient behavioral health services provided by direct-enrolled providers. Medicaid and health choice clinical coverage policy No. 8C. https://medicaid.ncdhhs.gov/8c/open
National Health Service. (2021, Februar 5). Types of talking therapy. https://www.nhs.uk/mental-health/talking-therapies-medicine-treatments/talking-therapies-and-counselling/types-of-talking-therapies/
National Health Service England. (2023). NHS Talking Therapies, for anxiety and depression. https://www.england.nhs.uk/mental-health/adults/nhs-talking-therapies/
Nieuwsma, J. A., Trivedi, R. B., McDuffie, J., Kronish, I., Benjamin, D., & Williams, J. W. (2012). Brief psychotherapy for depression: A systematic review and meta-analysis. The International Journal of Psychiatry in Medicine, 43(2), 129–151. https://doi.org/10.2190/PM.43.2.c
Olfson, M. (1990). Assertive community treatment: An evaluation of the experimental evidence. Psychiatric Services, 41(6), 634–641. https://doi.org/10.1176/ps.41.6.634

Phillips, S. D., Burns, B. J., Edgar, E. R., Mueser, K. T., Linkins, K. W., Rosenheck, R. A., Drake, R. E., & McDonel Herr, E. C. (2001). Moving assertive community treatment into standard practice. Psychiatric Services, 52(6), 771–779. https://doi.org/10.1176/appi.ps.52.6.771
Powell, C. L. Y. M., Chiu, C. Y., Sun, X., & So, S. H. (2024). A meta-analysis on the efficacy of low-intensity cognitive behavioural therapy for generalised anxiety disorder. BMC Psychiatry, 24(1), 10. https://doi.org/10.1186/s12888-023-05306-6
Pro Psychotherapie e. V. (o. J.). Beratung und Psychotherapie. Abgrenzung psychologische Beratung und Psychotherapie. Abgerufen 23. April 2023, von https://www.therapie.de/psyche/info/fragen/wichtigste-fragen/beratung-vs-psychotherapie/
Robert Koch Institut (2021). Psychische Gesundheit in Deutschland. Erkennen – Bewerten – Handeln. Schwerpunktbericht Teil 1 – Erwachsene. https://www.rki.de/DE/Content/GesundAZ/P/Psychische_Gesundheit/EBH_Bericht_Psyschiche_Gesundheit.pdf?__blob=publicationFile
Robinson, K. (Hrsg.). (2019, Juli 23). NHS Mental Health Implementation Plan 2019/20 – 2023/24. NHS England. https://www.longtermplan.nhs.uk/publication/nhs-mental-health-implementation-plan-2019-20-2023-24/
Sachverständigenrat zur Begutachtung der Entwicklung im Gesundheitswesen. (2018). Bedarfsgerechte Steuerung der Gesundheitsversorgung. Gutachten 2018. https://www.svr-gesundheit.de/fileadmin/Gutachten/Gutachten_2018/Gutachten_2018.pdf
Sembill, A., Vocks, S., Kosfelder, J., & Schöttke, H. (2019). The phase model of psychotherapy outcome: Domain-specific trajectories of change in outpatient treatment. Psychotherapy Research, 29(4), 541–552. https://doi.org/10.1080/10503307.2017.1405170
Shafran, R., Myles-Hooton, P., Bennett, S., & Öst, L.-G. (2021). The concept and definition of low intensity cognitive behaviour therapy. Behaviour Research and Therapy, 138, 103803. https://doi.org/10.1016/j.brat.2021.103803
Shultz, J. M., & Forbes, D. (2014). Psychological first aid. Disaster Health, 2(1), 3–12. https://doi.org/10.4161/dish.26006
Stein, L. I., & Test, M. A. (1980). Alternative to mental hospital treatment: I. Conceptual model, treatment program, and clinical evaluation. Archives of General Psychiatry, 37(4), 392–397. https://doi.org/10.1001/archpsyc.1980.01780170034003
Struckmann, V., Winkelmann, J., & Busse, R. (2021). Versorgungsprozesse und das Zusammenspiel der Sektoren im internationalen Vergleich. In J. Klauber, J. Wasem, A. Beivers & C. Mostert (Hrsg.), Krankenhaus-Report 2021 (S. 3–24). Springer. https://doi.org/10.1007/978-3-662-62708-2_1
Stulz, N., Wyder, L., Maeck, L., Hilpert, M., Lerzer, H., Zander, E., Kawohl, W., Holtforth, M. grosse, Schnyder, U., & Hepp, U. (2020). Home treatment for acute mental healthcare: Randomised controlled trial. The British Journal of Psychiatry, 216(6), 323–330. https://doi.org/10.1192/bjp.2019.31
Wabnitz, P., Löhr, M., Nienaber, A., Hemkendreis, B., Kronmüller, K. T., & Schulz, M. (2017). Low-Intensity Cognitive Behavioral Therapy (LI-CBT) – Eine Einführung in Konzepte und Rahmenbedingungen. PPmP, Psychotherapie – Psychosomatik – Medizinische Psychologie, 67(8), 362–368. https://doi.org/10.1055/s-0043-105481
Wiborg, I. M., & Dahl, A. A. (1996). Does brief dynamic psychotherapy reduce the relapse rate of panic disorder? Archives of General Psychiatry, 53(8), 689–694. https://doi.org/10.1001/archpsyc.1996.01830080041008
Wittchen, H.-U., & Jacobi, F. (2005). Size and burden of mental disorders in Europe – A critical review and appraisal of 27 studies. European Neuropsychopharmacology, 15(4), 357–376. https://doi.org/10.1016/j.euroneuro.2005.04.012
Zaunmüller, L., & Lutz, W. (2012). Wer braucht wie viel Therapie? PiD, Psychotherapie im Dialog, 13(3), 12–17. https://doi.org/10.1055/s-0032-1305125

SARAH M. QUAATZ UND MICHAEL ZAUDIG

2 Einführung neuer Versorgungsziffern

Inhalt

In diesem Kapitel erfahren Sie, ...

- was die Psychotherapie-Richtlinie unter den neu eingeführten drei Versorgungsziffern psychotherapeutische Sprechstunde (PTS), psychotherapeutische Akutbehandlung (PTAB) und gruppenpsychotherapeutische Akutbehandlung (GPGV) konkret versteht,
- was das für den Behandler in der Praxis bedeutet und
- welche Effekte seit Einführung dieser neuen Abrechnungsziffern bereits beobachtet werden können.

Zum 1. April 2017 ist die vom Gemeinsamen Bundesausschuss (G-BA) beschlossene Reform der ambulanten Vertragspsychotherapie in Kraft getreten. In dieser umfassenden Strukturreform wurde die Psychotherapie-Richtlinie grundlegend geändert (Gemeinsamer Bundesausschuss, 2017). Mit der Einführung der psychotherapeutischen Sprechstunde, der Akutbehandlung und Möglichkeiten der Rezidivprophylaxe sollte eine Flexibilisierung der Therapieangebote erreicht, außerdem das Antrags- und Gutachterverfahren vereinfacht und Gruppentherapien gefördert werden (Multmeier, 2017):

> Während die psychotherapeutische Sprechstunde (PTS) die Diagnostik und Indikationsstellung zum Ziel hat, gilt die psychotherapeutische Akutbehand-

lung (PTAB) als eine möglichst zeitnahe psychotherapeutische Intervention im Anschluss an eine Sprechstunde. Sie dient insbesondere der Besserung akuter psychischer Krisen- und Ausnahmezustände bzw. der vorbereitenden Stabilisierung vor Durchführung anderer Behandlungen oder Maßnahmen (Gemeinsamer Bundesausschuss, 2024).

Im Februar 2021 trat eine weitere Änderung der Psychotherapie-Richtlinie in Kraft. Neben der Verwendung von Digitalen Gesundheitsanwendungen (DIGA) und Vereinfachungen im Gutachterverfahren hatte sie eine weitere Förderung der Gruppentherapie zum Ziel (Gemeinsamer Bundesausschuss, 2020). Die deshalb neu eingeführte gruppenpsychotherapeutische Grundversorgung (GPGV) stellt ein neues Angebot für Patienten in der Gruppe dar. Sie dient der strukturierten Vermittlung und weiteren Vertiefung von grundlegenden Inhalten der ambulanten Psychotherapie (Gemeinsamer Bundesausschuss, 2024).

In diesem Kapitel werden diese drei neuen Versorgungsziffern (PTS: 35151, PTAB: 35152 und GPGV: 35173) auf Grundlage der Psychotherapie-Richtlinie zunächst vorgestellt, zentrale Inhalte zusammengefasst und mit Querverweisen zu anderen Abschnitten der Richtlinie versehen sowie kommentiert. Anschließend soll ein Überblick über den Gesamtablauf der psychotherapeutischen Erstversorgung gegeben werden sowie ein erster Einblick darüber, welche Effekte seit Einführung der Strukturreform zu beobachten sind.

2.1 Psychotherapeutische Sprechstunde 2017

Die psychotherapeutische Sprechstunde (PTS) dient der Diagnostik und Indikationsstellung. Sie ist eine wesentliche Voraussetzung auf dem Weg zu einer zielgerichteten und indikationsgemäßen Psychotherapie. Man kann also sagen: Ohne Sprechstunde keine Psychotherapie!

Der Ablauf der PTS wird in den Psychotherapie-Richtlinien (Gemeinsamer Bundesausschuss, 2024) im Paragraphen 11 ausführlich beschrieben:

> **»§ 11 Psychotherapeutische Sprechstunde**
> (1) [1]Patientinnen und Patienten haben einen Anspruch auf eine psychotherapeutische Sprechstunde (Sprechstunde) als zeitnahen niedrigschwelligen Zugang zur ambulanten psychotherapeutischen Versorgung. [2]Die Sprechstunde dient der Abklärung, ob ein Verdacht auf eine krankheitswertige Störung vorliegt und weitere fachspezifische Hilfen im System der Gesetzlichen Krankenversicherung notwendig sind. [3]Vor einer Behandlung gemäß den §§ 12, 13 und 15 haben Patientinnen und Patienten eine psychotherapeutische Sprechstunde in Anspruch zu nehmen; dies gilt nicht in den in Absatz 7 bestimmten Fällen.

> [4]Übergangsweise werden die Regelungen in Satz 3 sowie in Absatz 7 bis zum 31. März 2018 ausgesetzt.« (Gemeinsamer Bundesausschuss, 2024, S. 9)

Kommentar: Jeder versicherte Patient hat einen Anspruch auf maximal drei PTS (jeweils 50 Min.), die immer vor der Behandlung (also vor einer probatorischen Sitzung (§ 12), einer psychotherapeutischen Akutbehandlung (PTAB; § 13) oder einer Behandlung mit einem anerkannten Psychotherapieverfahren (psychoanalytisch begründete Verfahren, Verhaltenstherapie oder Systemische Therapie; § 15) erfolgen soll, zeitnah und ohne große Hürden zugänglich.

Die PTS ist ein Versorgungsangebot zur frühzeitigen diagnostischen Abklärung. Sie kann als eine Art Screeningprozess verstanden werden. Der Psychotherapeut klärt in diesem Erstgespräch ab, ob eine psychische Störung mit entsprechender Indikation zur Psychotherapie vorliegt. Grundsätzlich gibt es zahlreiche Möglichkeiten, die als weiteres Vorgehen empfohlen werden können: eine Präventionsmaßnahme, ambulante Psychotherapie, haus- oder fachärztliche Abklärung (psychiatrisch/psychosomatisch), ambulante PTAB, stationäre Behandlung oder auch eine Maßnahme außerhalb der gesetzlichen Krankenversicherung, wie z. B. eine Eheberatung in einer Eheberatungsstelle. Darüber hinaus ist zu klären, ob eine Diagnose besteht, aber keine Indikation, oder aber keine Diagnose vorliegt und damit keine weiteren Maßnahmen eingeleitet werden müssen. Das empfohlene weitere Vorgehen wird auf dem Befundbericht zur Sprechstunde (Formular PTV 11) vermerkt.

Jeder Behandler, der eine Genehmigung zur Abrechnung von Richtlinienpsychotherapie hat, muss seit April 2018 verpflichtend mindestens zwei Sprechstunden à 50 Minuten anbieten (§ 11 Abs. 13). Dies gilt ebenso für Ärzte mit der Zusatzbezeichnung Psychotherapie, für Ausbildungsinstitute und in bestimmten Fällen auch für ermächtigte Ärzte.

> **§ 11 (2)**
> »[1]Die Therapeutin oder der Therapeut teilen ihr Sprechstundenangebot sowie ihre Erreichbarkeit der zuständigen Kassenärztlichen Vereinigung zur Information der Patientinnen oder Patienten mit. [2]Es gelten die nachfolgenden Anforderungen.« (Gemeinsamer Bundesausschuss, 2024, S. 9)

Kommentar: Erreichbarkeit und Sprechstundenangebot sollen für Patienten deutlich werden.

> **§ 11 (3)**
> »[1]Bei Verdacht auf eine seelische Krankheit findet im Rahmen der Sprechstunde eine ODA und, sofern erforderlich, eine DDA nach § 10 Absatz 2 statt. [2]Dabei soll auch eine Beratung, Information, Klärung des individuellen Behandlungsbedarfs, eine erste Diagnosestellung und dementsprechende Behandlungsempfehlungen sowie, sofern erforderlich, eine kurze psychotherapeutische Intervention erfolgen. [3]Darüber hinaus sollen der Patientin oder

dem Patienten, sofern erforderlich, Hinweise auf andere Hilfemöglichkeiten gegeben werden.« (Gemeinsamer Bundesausschuss, 2024, S. 9)

Kommentar: Es soll eine Orientierende Diagnostische Abklärung (ODA) sowie – sofern erforderlich – eine Differentialdiagnostische Abklärung (DDA) nach § 10 Absatz 2 stattfinden: Beide haben die Diagnostik vor Indikationsstellung für eine psychotherapeutische Maßnahme zum Ziel. Psychotherapie setzt eine ätiologisch orientierte Diagnostik voraus, die die jeweiligen Krankheitserscheinungen erklärt und zuordnet. Voraussetzung für Psychotherapie ist, dass der Krankheitszustand in seiner Komplexität erfasst wird, auch dann, wenn nur die Therapie eines Teilzieles angestrebt werden kann.

In der Regel sind psychometrische Instrumente einzusetzen, die Diagnostik soll im Wesentlichen den Prinzipien des diagnostischen Prozesses unterliegen (Zaudig & Trautmann, 2006), der einen aktuellen psychischen Befund mit Verlaufsbeschreibung, eingebettet in die Krankengeschichte, beinhaltet.

Indikationen sollten orientiert an Leitlinien erstellt werden (Beispiel: Bei der Diagnose einer eindeutigen Zwangsstörung ist die leitliniengemäße Indikation einer Verhaltenstherapie mit Exposition und Reaktionsverhinderung zu berücksichtigen). Diese Abklärung vor Indikationsstellung kann auch andere Maßnahmen als Psychotherapie zur Folge haben.

Die Ergebnisse der Sprechstunde sind in die Beratung der Patienten einzubringen. Weiterführende Informationen hierzu finden sich in Kapitel 3.

§ 11 (4)
»Sprechstunden können entweder als offene Sprechstunde oder als Sprechstunde mit Terminvergabe durchgeführt werden; die Organisation der Sprechstunde bleibt der Therapeutin oder dem Therapeuten überlassen.« (Gemeinsamer Bundesausschuss, 2024, S. 9)

Kommentar: Es gibt theoretisch die Form offener Sprechstunden sowie Sprechstunden mit Terminvergabe, wobei sich in der Praxis aus organisatorischen Gründen insbesondere zweitere Form bewährt hat.

§ 11 (5)
»[1]Die Sprechstunde kann als Einzelbehandlung bei Erwachsenen in Einheiten von mindestens 25 Minuten höchstens sechsmal je Krankheitsfall (insgesamt bis zu 150 Minuten) durchgeführt werden; bei Kindern und Jugendlichen als Einzelbehandlung in Einheiten von mindestens 25 Minuten höchstens zehnmal je Krankheitsfall (insgesamt bis zu 250 Minuten). [2]Der 2. Halbsatz gilt entsprechend für die Behandlung von Menschen mit einer geistigen Behinderung. [3]Voraussetzung für eine weitergehende Behandlung nach den §§ 11a, 12, 13 und 15 ist eine Sprechstunde von mindestens 50 Minuten Dauer.« (Gemeinsamer Bundesausschuss, 2024, S. 9)

Kommentar: Eine Sprechstunde von mindestens 50 Minuten ist Voraussetzung für eine Behandlung, bei Erwachsenen können bis zu 150 Minuten je Krankheitsfall in Anspruch genommen werden. Ein Krankheitsfall umfasst die Behandlung derselben Erkrankung innerhalb eines Jahres (definiert nach Bundesmantelvertrag-Ärzte [BMV-Ä] § 21 Absatz 1; Kassenärztliche Bundesvereinigung & Spitzenverband Bund der Krankenkassen, 2023).

> **§ 11 (6)**
> »[1]Sprechstunden finden im persönlichen Kontakt der Patientin oder des Patienten mit den Therapeutinnen und Therapeuten statt. [2]Bei Kindern und Jugendlichen kann die Sprechstunde bis zu 100 Minuten auch mit relevanten Bezugspersonen ohne Anwesenheit des Kindes oder Jugendlichen stattfinden. [3]Satz 2 gilt entsprechend für die Behandlung von Menschen mit einer geistigen Behinderung.« (Gemeinsamer Bundesausschuss, 2024, S. 9)

Kommentar: Sprechstunden sollen grundsätzlich im persönlichen Kontakt stattfinden. Laut Psychotherapievereinbarung ist es seit Januar 2025 jedoch möglich, in begründeten Fällen davon abzuweichen, wenn der Patient dies wünscht oder es medizinisch erforderlich ist. Eingangsdiagnostik, Indikationsstellung und Aufklärung erfordern jedoch weiterhin grundsätzlich den unmittelbaren persönlichen Kontakt (Kassenärztliche Bundesvereinigung & Spitzenverband Bund der Krankenkassen, 2025).

> **§ 11 (7)**
> »Sofern ein Therapeutenwechsel nach der Sprechstunde oder im Rahmen einer laufenden Therapie stattgefunden hat oder eine Patientin oder ein Patient aus stationärer Krankenhausbehandlung nach § 39 SGB V oder rehabilitativer Behandlung nach § 40 Absatz 1 oder 2 SGB V aufgrund einer Diagnose nach § 27 entlassen wurde, können die Gruppenpsychotherapeutische Grundversorgung nach § 11a, probatorische Sitzungen nach § 12 und die Akutbehandlung nach § 13 ohne Sprechstunde beginnen.« (Gemeinsamer Bundesausschuss, 2024, S. 9)

Kommentar: Bei Therapeutenwechsel und Entlassung aus dem Krankenhaus oder aus einer Rehaeinrichtung ist keine erneute Sprechstunde notwendig. In der Praxis kommt es sogar gehäuft vor, dass ein Patient bei einem Therapeuten eine Sprechstunde wahrnimmt, anschließend zur Behandlung jedoch an einen weiteren Therapeuten vermittelt werden muss, auch aus Kapazitätsgründen. In diesem Fall ist keine erneute Sprechstunde beim behandelnden Therapeuten notwendig.

> **§ 11 (8)**
> »Konsiliarbericht oder unmittelbar vorausgegangene somatische Abklärung sind nicht obligatorisch zur Inanspruchnahme der Sprechstunde.« (Gemeinsamer Bundesausschuss, 2024, S. 9)

Kommentar: Ein Konsiliarbericht ist anders als bei Einleitung einer Richtlinientherapie also nicht zwingend erforderlich, sollte aber immer bedacht werden, da nicht wenige psychische Störungen mit körperlichen Erkrankungen zusammenhängen.

> **§ 11 (9)**
> »Die Therapeutin oder der Therapeut nach Absatz 13 klärt im Rahmen der Sprechstunden auch, ob eine behandlungsbedürftige Erkrankung gemäß § 27 vorliegt.« (Gemeinsamer Bundesausschuss, 2024, S. 9)

Kommentar: Ziel der Sprechstunde ist, zu klären, ob eine behandlungsbedürftige psychische Erkrankung vorliegt. Nur dann übernimmt die gesetzliche Krankenversicherung (GKV) auch die Kosten für diese (Details finden sich auch im § 1 Absatz 5). § 27 spezifiziert die Indikationen zur Anwendung von Psychotherapie. Psychotherapie als Leistung der GKV wird ausgeschlossen, wenn entweder

- zwar seelisches Leid vorliegt, aber ein Behandlungserfolg nicht erwartet werden kann,
- sie nicht der Heilung oder Besserung einer seelischen Krankheit, sondern allein der sozialen Anpassung oder der beruflichen oder schulischen Förderung dient, oder
- sie allein der Erziehungs-, Ehe-, Lebens- und Sexualberatung sowie der Paar- und Familienberatung dient.

> **§ 11 (10)**
> »[1]Sofern eine Behandlung nach § 15 indiziert ist, informiert die Therapeutin oder der Therapeut über die unterschiedlichen Verfahren und Anwendungsformen gemäß § 15 und den Ablauf einer Psychotherapie, um bei der Entscheidungsfindung zu unterstützen. [2]Falls keine Psychotherapie indiziert ist, wird bei Bedarf über Alternativen informiert.« (Gemeinsamer Bundesausschuss, 2024, S. 9 f.)

Kommentar: Wenn eine Behandlung indiziert ist, informiert der Therapeut über die anerkannten Psychotherapieverfahren im Sinne der Richtlinie. Zu diesen Behandlungsformen gehören die Analytische Psychotherapie, Tiefenpsychologisch fundierte Psychotherapie, Verhaltenstherapie und die Systemische Therapie (§ 15). Die Verfahren sind nicht kombinierbar (§ 19). Als Anwendungsformen kommen Einzeltherapie, Gruppentherapie oder Kombinationen aus beidem in Frage, bei der Systemischen Therapie auch ein Mehrpersonensetting (§ 22).

> **§ 11 (11)**
> »Vor Beginn einer Richtlinientherapie wird von der Therapeutin oder dem Therapeuten eine Abklärung einer somatischen Erkrankung eingeholt.« (Gemeinsamer Bundesausschuss, 2024, S. 10)

Kommentar: Spätestens vor Beginn der Richtlinientherapie wird ein Konsiliarbericht benötigt.

> **§ 11 (12)**
> »Im Falle einer sich anschließenden Behandlung nach den §§ 11a, 12, 13 und 15 ist es nicht erforderlich, dass die Sprechstunde oder die Sprechstunden von der Therapeutin oder dem Therapeuten erbracht wurden, die oder der die Therapie durchführt.« (Gemeinsamer Bundesausschuss, 2024, S. 10)

Kommentar: Sprechstunde und Therapie können von unterschiedlichen Behandlern durchgeführt werden.

> **§ 11 (13)**
> »Therapeutinnen oder Therapeuten haben pro Woche bei einem vollen Versorgungsauftrag in der Regel mindestens 100 Minuten und bei einem hälftigen Versorgungsauftrag in der Regel mindestens 50 Minuten für die Sprechstunde zur Verfügung zu stellen; Abweichungen von dieser Mindestvorgabe können die Kassenärztlichen Vereinigungen in Abhängigkeit von der Versorgungssituation regeln.« (Gemeinsamer Bundesausschuss, 2024, S. 10)

Kommentar: Bei vollem Versorgungsauftrag sind Therapeuten verpflichtet, wöchentlich 100 Minuten für Sprechstunden anzubieten.

> **§ 11 (14)**
> »[1]Die Patientin oder der Patient und, soweit erforderlich, die Sorgeberechtigten erhalten ein allgemeines Informationsblatt zur Richtlinientherapie (›Ambulante Psychotherapie für gesetzlich Krankenversicherte‹) sowie eine schriftliche Rückmeldung in Form eines patientengerechten Befundberichts zum Ergebnis der Sprechstunde mit Empfehlungen zum weiteren Vorgehen (›Individuelle Patienteninformation‹). [2]Das Nähere hierzu regelt die Psychotherapie-Vereinbarung.« (Gemeinsamer Bundesausschuss, 2024, S. 10)

Kommentar: Die Kassenärztliche Bundesvereinigung (KBV) stellt ein allgemeines Informationsblatt zur Richtlinientherapie zur Auslage in der Praxis zur Verfügung, das sogenannte PTV 10 (→Abb. 2-1). Die Erfahrung zeigt jedoch, dass die Patienten diese Informationen selten detailliert lesen oder im Selbststudium ausreichend verstehen können. Bei Fragen ist es daher sehr wichtig, dass die Therapeuten eine verständliche Interpretation des PTV 10 geben können.

PTV 10

Information für Patient*innen und Patient*en

Ambulante Psychotherapie in der Gesetzlichen Krankenversicherung

Versicherte der Gesetzlichen Krankenversicherung haben Anspruch auf psychotherapeutische Behandlung.

Was ist Psychotherapie?

Psychotherapie ist eine Behandlung von psychischen („seelischen") Erkrankungen mithilfe von wissenschaftlich anerkannten Verfahren, Methoden und Techniken. Psychische Erkrankungen können das Erleben, das Verhalten sowie das geistige und körperliche Wohlbefinden stark beeinträchtigen und mit Leid, Angst, Verunsicherung und Einschränkungen der Lebensqualität einhergehen. Eine Psychotherapie ist dann ratsam, wenn psychische Probleme zu Krankheitserscheinungen führen und die alltäglichen Anforderungen des Lebens nicht mehr bewältigt werden können.

Vor Beginn einer Psychotherapie ist eine Abklärung durch eine Ärztin oder einen Arzt zur Frage notwendig, ob körperliche Ursachen für die psychische Erkrankung verantwortlich oder mitverantwortlich sein können.

Wie funktioniert eine Psychotherapie?

Alle psychotherapeutischen Behandlungen haben gemeinsam, dass sie über das persönliche Gespräch erfolgen, das durch spezielle Methoden und Techniken (z. B. freie Mitteilung von Gedanken und Einfällen, konkrete Aufgaben um z. B. Ängste zu bewältigen oder spielerisches Handeln in der Therapie von Kindern) ergänzt werden kann. Die Behandlung kann mit der Therapeutin oder dem Therapeuten allein oder im Rahmen einer Gruppentherapie erfolgen. Einzelbehandlungen haben in der Regel eine Dauer von 50 Minuten, Gruppentherapien eine Dauer von 100 Minuten. Insbesondere bei der Behandlung von Kindern und Jugendlichen kann es hilfreich und notwendig sein, Bezugspersonen aus dem familiären und sozialen Umfeld mit einzubeziehen.

Eine wesentliche Bedingung für das Gelingen jeder Psychotherapie ist eine vertrauensvolle Beziehung zwischen Patientin oder Patient und Therapeutin oder Therapeut sowie eine Klärung, ob das geplante Psychotherapieverfahren den Erwartungen der Patientin oder des Patienten entgegenkommt. Auf dieser Grundlage bietet Psychotherapie die Möglichkeit, in einem geschützten Rahmen das eigene Erleben und Verhalten sowie Beziehungserfahrungen zu besprechen, zu erleben und zu überdenken und infolge dessen Veränderungen auszuprobieren und herbeizuführen.

MUSTER

Wer übernimmt die Kosten für eine Psychotherapie?

Die Gesetzliche Krankenversicherung übernimmt die Kosten für eine Psychotherapie, wenn diese zur Behandlung einer psychischen Erkrankung notwendig ist. Ambulante Psychotherapie ist eine zuzahlungsfreie Leistung. Eine Überweisung ist nicht erforderlich, die Vorlage der elektronischen Gesundheitskarte ist ausreichend. Einen Wechsel der Krankenversicherung muss die Patientin oder der Patient der Therapeutin oder dem Therapeuten zeitnah mitteilen. In der Psychotherapeutischen Sprechstunde klärt die Patientin oder der Patient mit der Therapeutin oder dem Therapeuten, ob eine Psychotherapie oder eine andere Maßnahme für die individuelle Problemlage geeignet ist. Eine reine Erziehungs-, Paar-, Lebens- oder Sexualberatung ist keine Psychotherapie und wird von der Gesetzlichen Krankenversicherung nicht übernommen. Diese Maßnahmen werden von entsprechenden Beratungsstellen, in der Regel kostenfrei, angeboten.

Wie beantrage ich eine Psychotherapie?

Vor Beginn einer Psychotherapie finden Probegespräche, sogenannte probatorische Sitzungen, statt. Hierbei prüfen Patientin oder Patient und Therapeutin oder Therapeut, ob die „Chemie" zwischen ihnen stimmt und eine vertrauensvolle Beziehung aufgebaut werden kann. Die Therapeutin oder der Therapeut erklärt die Vorgehensweise. Therapieziele, Behandlungsplan und voraussichtliche Therapiedauer werden gemeinsam besprochen und festgelegt. Entscheiden sich Patientin oder Patient und Therapeutin oder Therapeut für eine Psychotherapie, stellt die Patientin oder der Patient bei ihrer oder seiner Krankenkasse einen Antrag auf Übernahme der Kosten. Nach Eingang des Antrags prüft die Krankenkasse, ob eine Kostenzusage erfolgen kann und teilt dies der Versicherten oder dem Versicherten mit.

Wer führt psychotherapeutische Behandlungen durch?

Psychotherapeutische Behandlungen dürfen im Rahmen der Gesetzlichen Krankenversicherung nur von Psychologischen Psychotherapeutinnen und Psychotherapeuten, Kinder- und Jugendlichenpsychotherapeutinnen und -psychotherapeuten und psychotherapeutisch tätigen Ärztinnen und Ärzten durchgeführt werden, wenn diese über eine Kassenzulassung verfügen. Neben der psychotherapeutischen Behandlung von psychischen Erkrankungen kann zusätzlich eine medikamentöse Behandlung sinnvoll sein, die jedoch nur von Ärztinnen und Ärzten durchgeführt werden darf.

Formblatt PTV 10
Seite 1 von 2

Muster PTV 10 (7.2020)

Abb. 2-1: Informationsblatt zur Richtlinientherapie: PTV-10 (Kassenärztliche Bundesvereinigung, 2023).

Welche psychotherapeutischen Behandlungsmöglichkeiten gibt es?

Psychotherapeutische Sprechstunde

Die Psychotherapeutische Sprechstunde dient der Abklärung, ob ein Verdacht auf eine krankheitswertige Störung vorliegt und weitere fachspezifische Hilfen im System der Gesetzlichen Krankenversicherung notwendig sind.
Bei Verdacht auf eine seelische Krankheit findet im Rahmen der Sprechstunde eine Orientierende Diagnostische Abklärung statt; bei Patientinnen und Patienten, bei denen von keiner seelischen Krankheit ausgegangen wird, werden niedrigschwellige Hilfen empfohlen.

Psychotherapeutische Akutbehandlung

Bei besonders dringendem Behandlungsbedarf kann eine Psychotherapeutische Akutbehandlung im Umfang von bis zu 12 Behandlungen zu je 50 Minuten Dauer in Frage kommen. Eine Akutbehandlung dient der Krisenintervention und kann – falls erforderlich – in eine Kurzzeitpsychotherapie oder in eine Langzeitpsychotherapie überführt werden. Bereits durchgeführte Therapieeinheiten der Akutbehandlung werden auf die nachfolgende Psychotherapie angerechnet. Für eine Akutbehandlung ist nur das Einzelgespräch vorgesehen.

Ambulante Psychotherapie

Ambulante Psychotherapie kann in allen Psychotherapieverfahren als Einzeltherapie, in einer Gruppe oder als Kombination von Einzel- und Gruppenpsychotherapie durchgeführt werden, in der Systemischen Therapie auch im Mehrpersonensetting (z. B. durch Einbeziehung der Familie). Die Häufigkeit der Sitzungen kann je nach Verfahren und Behandlungsverlauf variieren und wird individuell von Patientin oder Patient und Therapeutin oder Therapeut vereinbart. Die Gruppenpsychotherapie nutzt zusätzlich Beziehungserfahrungen und das wechselseitige Lernen zwischen Patientinnen und Patienten in der Gruppe für die Psychotherapie.

Der Gemeinsame Bundesausschuss (www.g-ba.de) entscheidet, welche psychotherapeutischen Behandlungsverfahren als Leistungen der Gesetzlichen Krankenversicherung anerkannt sind. Dies sind derzeit:

Analytische Psychotherapie
Die Analytische Psychotherapie nimmt an, dass Krankheitssymptome durch konflikthafte unbewusste Verarbeitung von frühen oder später im Leben erworbenen Lebens- und Beziehungserfahrungen verursacht und aufrechterhalten werden. In der therapeutischen Beziehung zwischen Patientin oder Patient und Therapeutin oder Therapeut spielt das Erkennen und Bewusstmachen von verdrängten Gefühlen, Erinnerungen und Beziehungsmustern, die gegenwärtig Krankheitssymptome verursachen, eine zentrale Rolle. Dadurch kann in der Gegenwart zunächst unverständlich erscheinendes Fühlen und Handeln in der therapeutischen Beziehungsarbeit verstanden und verändert werden.

Systemische Therapie
Die Systemische Therapie versteht psychische Störungen unter besonderer Berücksichtigung von Beziehungen. Neben der Sicht auf Belastendes stehen die Nutzung eigener Kompetenzen und Fähigkeiten der Patientin oder des Patienten bzw. ihres oder seines Umfeldes im Mittelpunkt. Die Therapie orientiert sich an den Aufträgen und Anliegen der Patientinnen und Patienten. Ziel ist es, symptomfördernde Verhaltensweisen, Interaktionsmuster und Bewertungen umwandeln zu helfen und neue, gesundheitsfördernde Lösungsansätze zu entwickeln.
In die Therapie können Lebenspartnerinnen und Lebenspartner oder andere wichtige Bezugspersonen einbezogen werden. Die Systemische Therapie im Mehrpersonensetting, die dann beispielsweise gemeinsam mit der Kernfamilie oder der erweiterten Familie stattfindet, nutzt die Angehörigen als Ressource für die Behandlung und die Veränderung von bedeutsamen Beziehungen und Interaktionen.

MUSTER

Tiefenpsychologisch fundierte Psychotherapie
Die Tiefenpsychologisch fundierte Psychotherapie sieht Krankheitssymptome als Folge von aktuellen Konflikten in Beziehungen oder von nicht bewältigten Beziehungserfahrungen und Konflikten aus früheren Lebensphasen. Diese Konflikte und Erfahrungen können das spätere Leben bestimmen und psychische Erkrankungen zur Folge haben. Ziel der Behandlung ist es, die zugrundeliegenden unbewussten Motive und Konflikte der aktuellen Symptome zu erkennen und sich mit diesen auseinanderzusetzen. Patientin oder Patient werden in der Psychotherapie dabei unterstützt, durch Einsichten in die Zusammenhänge und Ursachen der aktuellen Symptome Veränderungen im Erleben oder Verhalten zu erreichen.

Verhaltenstherapie
Die Verhaltenstherapie geht davon aus, dass psychische Beschwerden das Ergebnis von bewussten und nichtbewussten Lernprozessen sind. Zu Beginn der Behandlung wird gemeinsam mit der Patientin oder dem Patienten erarbeitet, welche Bedingungen ihrer oder seiner Lebensgeschichte und der aktuellen Lebenssituation zur Entstehung und Aufrechterhaltung der psychischen Symptomatik beigetragen haben und weiter wirksam sind. Auf dieser Grundlage werden gemeinsam die Therapieziele und der Behandlungsplan festgelegt. In der Verhaltenstherapie wird die Patientin oder der Patient zur aktiven Veränderung ihres oder seines Handelns, Denkens und Fühlens motiviert und angeleitet. Dabei werden die bereits vorhandenen Stärken und Fähigkeiten herausgearbeitet und für den Veränderungsprozess nutzbar gemacht.

Formblatt PTV 10
Seite 2 von 2

Abb. 2-1: Fortsetzung

Krankenkasse bzw. Kostenträger

Name, Vorname des Versicherten

geb. am

Kostenträgerkennung | Versicherten-Nr. | Status

Betriebsstätten-Nr. | Arzt-Nr. | Datum

Ihre individuelle Information zur Psychotherapeutischen Sprechstunde **PTV 11**

Diese Information enthält Ihren vorläufigen Befund und Empfehlungen zum weiteren Vorgehen.
Bitte legen Sie diese Information bei einer Weiterbehandlung vor.

Datum oder ggf. Daten der letzten 50 Minuten der Sprechstunde

T T M M J J , T T M M J J

Ergebnis der Psychotherapeutischen Sprechstunde

☐ Bei Ihnen wurden keine Anhaltspunkte für eine behandlungsbedürftige psychische Störung festgestellt

☐ Bei Ihnen wurde(n) folgende Diagnose(n)/Verdachtsdiagnose(n) festgestellt

ICD-10 - GM endständig | ICD-10 - GM endständig | ICD-10 - GM endständig

Diagnose(n)/Verdachtsdiagnose(n) *(im Klartext)*, weitere Hinweise zum Krankheitsbild und ggf. zu durchgeführten Maßnahmen

Empfehlungen zum weiteren Vorgehen

☐ keine Maßnahme notwendig

☐ Präventionsmaßnahme

☐ ambulante Psychotherapie

- ☐ Analytische Psychotherapie
- ☐ Systemische Therapie
- ☐ Tiefenpsychologisch fundierte Psychotherapie
- ☐ Verhaltenstherapie

☐ hausärztliche Abklärung

☐ fachärztliche Abklärung — Fachgebiet

☐ ambulante Psychotherapeutische Akutbehandlung

☐ stationäre Behandlung

- ☐ Krankenhausbehandlung
- ☐ Rehabilitation

☐ andere Maßnahmen außerhalb der gesetzlichen Krankenversicherung

MUSTER

Nähere Angaben zu den Empfehlungen

Ihr nächster Termin

☐ Die psychotherapeutische Behandlung kann in dieser Praxis durchgeführt werden

☐ Die psychotherapeutische Behandlung kann **NICHT** in dieser Praxis durchgeführt werden

Datum T T M M J J , Uhrzeit :

☐ Weitervermittlung ☐ zeitnah erforderlich

Erklärung Patient*in

Eine Kopie dieser Information darf erhalten:

Name mitbehandelnde*r Ärztin/Arzt, Hausärztin/Hausarzt

Straße

PLZ Ort

Datum T T M M J J

Unterschrift Patient*in, ggf. der gesetzlichen Vertreter*innen

Ausstellungsdatum T T M M J J

Stempel / Unterschrift Therapeut*in

Ausfertigung Patient*in

Muster PTV 11a (7.2020)

Abb. 2-2: Formular für das Ergebnis der Sprechstunde: PTV-11 (Kassenärztliche Bundesvereinigung, 2023).

Äußerst wichtig ist auch der Befundbericht zum Ergebnis der Sprechstunde, das sogenannte, PTV 11 (→Abb. 2-2) mit entsprechenden Empfehlungen (z. B. ambulant/stationär, Indikation für Analytische Psychotherapie, Tiefenpsychologisch fundierte Psychotherapie, Verhaltenstherapie oder Systemische Therapie oder psychotherapeutische Akutbehandlung). Dieser soll dem Patienten mitgegeben werden.

> § 11 (15)
> »Sprechstunden sind keine Richtlinientherapie und werden nicht auf die Therapiekontingente angerechnet.« (Gemeinsamer Bundesausschuss, 2024, S. 10)

Kommentar: Sprechstunden werden nicht auf das spätere Therapiekontingent angerechnet.

ZUSAMMENFASSUNG
Sprechstunden dienen der Diagnosefindung und Indikationsstellung. Es handelt sich um ein niedrigschwelliges Angebot, auf das jeder Patient Anspruch hat und vor Beginn einer möglichen Behandlung stattfindet. Sprechstunden finden ausschließlich im persönlichen Kontakt statt, der Patient erhält Beratung sowie Behandlungs- oder andere Hilfeempfehlungen, sofern diese notwendig sind.

2.2 Psychotherapeutische Akutbehandlung 2017

Die psychotherapeutische Akutbehandlung (PTAB) gilt als zeitnahe psychotherapeutische Intervention im Anschluss an eine Sprechstunde. Sie dient insbesondere der Besserung akuter psychischer Krisen- und Ausnahmezustände, der Vermeidung von Fixierung und Chronifizierung bzw. der vorbereitenden Stabilisierung vor Durchführung anderer Behandlungen oder Maßnahmen.

2.2.1 Psychotherapeutische Akutbehandlung in der Psychotherapie-Richtlinie

Die PTAB wird in den Psychotherapie-Richtlinien (Gemeinsamer Bundesausschuss, 2024) im Paragraphen 13 beschrieben.

> **»§ 13 Psychotherapeutische Akutbehandlung**
> (1) [1]Die Akutbehandlung ist eine zeitnahe psychotherapeutische Intervention im Anschluss an die Sprechstunde zur Vermeidung von Fixierungen und Chro-

nifizierung psychischer Symptomatik. [2]Sie hat zum Ziel, Patientinnen oder Patienten von akuter Symptomatik mit ambulanten psychotherapeutischen Mitteln zu entlasten. [3]Die psychotherapeutische Akutbehandlung ist auf eine kurzfristige Verbesserung der Symptomatik der Patientin oder des Patienten ausgerichtet. [4]Sie strebt dabei keine umfassende Bearbeitung der zugrundeliegenden ätiopathogenetischen Einflussfaktoren der psychischen Erkrankung an, sondern dient der Besserung akuter psychischer Krisen- und Ausnahmezustände. [5]Die Patientinnen oder Patienten, für die die Akutbehandlung nicht ausreicht, sollen so stabilisiert werden, dass sie auf eine Behandlung nach § 15 vorbereitet sind oder dass ihnen andere ambulante (z. B. psychiatrische, psychosomatische, kinder- und jugendpsychiatrische Behandlung, Sozialpsychiatrischer Dienst, Jugendhilfe), teilstationäre oder stationäre Maßnahmen empfohlen werden können.« (Gemeinsamer Bundesausschuss, 2024, S. 12)

Kommentar: Die PTAB sollte zeitnah auf die Sprechstunde folgen, um Fixierung und Chronifizierung zu vermeiden. Leider ergeben sich häufig Wochen bis Monate zur Einleitung einer PTAB (P. B., 2023; Singer, Maier, Engesser & Büttner, 2023). Es empfiehlt sich in einigen Fällen daher, das Sprechstundenkontingent von maximal drei Stunden überbrückend vorzuziehen. Vorgesehen ist grundsätzlich eine kurzfristige Verbesserung akuter psychischer Krisen- und Ausnahmezustände, keine umfassende Bearbeitung. Falls die psychotherapeutische Akutbehandlung nicht ausreicht, erreicht man wenigstens eine Stabilisierung bis zum Beginn einer Richtlinienpsychotherapie in den vier anerkannten Verfahren (Analytische Psychotherapie, Tiefenpsychologisch fundierte Psychotherapie, Verhaltenstherapie, Systemische Therapie, § 15).

§ 13 (2)

»[1]Die Akutbehandlung ist als Einzeltherapie in Einheiten von mindestens 25 Minuten bis zu 24mal je Krankheitsfall (insgesamt bis zu 600 Minuten) durchzuführen; gegebenenfalls unter Einbeziehung von relevanten Bezugspersonen gemäß § 9. [2]Bei Anwendung des Mehrpersonensettings gemäß § 4 Absatz 4 Nummer 3 beträgt die Mindestdauer 50 Minuten mit entsprechender Verminderung der Gesamtsitzungszahl.« (Gemeinsamer Bundesausschuss, 2024, S. 12)

Kommentar: Die PTAB findet als Einzeltherapie in Einheiten bis zu 24 × 25 Minuten je Krankheitsfall statt. Ein Krankheitsfall umfasst dabei laut Bundesmantelvertrag-Ärzte (BMV-Ä) § 21 Absatz 1 die Behandlung derselben Erkrankung innerhalb eines Jahres (Kassenärztliche Bundesvereinigung & Spitzenverband Bund der Krankenkassen, 2023). Es kann notwendig werden, zur Erreichung des Behandlungserfolges relevante Personen aus dem sozialen Umfeld einzubeziehen. Das Mehrpersonensetting im Rahmen der Systemischen Therapie erfordert 50-minütige Sitzungen, weshalb sich die Gesamtsitzungszahl in diesem Falle reduziert.

§ 13 (3)
»Die Akutbehandlung ist anzeigepflichtig gemäß § 33.« (Gemeinsamer Bundesausschuss, 2024, S. 12)

Kommentar: Diese Leistung bedarf lediglich einer Anzeige gegenüber der Krankenkasse (PTV 12, → Abb. 2-3). Hierzu teilt der Behandler der Krankenkasse vor Beginn der Behandlung die Diagnose und das Datum des Behandlungsbeginns der PTAB mit.

§ 13 (4)
»Die erbrachten Stunden der Akutbehandlung sind Bestandteil des Therapiekontingents nach § 29.« (Gemeinsamer Bundesausschuss, 2024, S. 12)

Kommentar: Die Stunden einer PTAB werden auf das Therapiekontingent (z. B. KZT 1: 12 Stunden, KZT 2: 12 Stunden, LZT mit Höchstgrenze: 80 Stunden; § 30) angerechnet. Erbringt man im Rahmen einer PTAB beispielsweise zehn Sitzungen, verbleiben für die KZT 1 noch zwei Sitzungen.

§ 13 (5)
»Sofern nach der Akutbehandlung das Erfordernis für eine Richtlinientherapie besteht, sind zuvor mindestens zwei probatorische Sitzungen gemäß § 12 zu erbringen.« (Gemeinsamer Bundesausschuss, 2024, S. 12)

Kommentar: Falls im Anschluss an eine PTAB eine Richtlinientherapie vorgesehen ist, sind mindestens zwei probatorische Sitzungen durchzuführen.

Ergänzender Hinweis: In der Psychotherapie-Vereinbarung (Kassenärztliche Bundesvereinigung & Spitzenverband Bund der Krankenkassen, 2017) heißt es in § 15 Absatz 4 zudem:

> »[1]Eine Akutbehandlung parallel zu einer laufenden Richtlinientherapie gemäß § 15 Psychotherapie-Richtlinie ist ausgeschlossen. [2]Eine Akutbehandlung innerhalb von sechs Monaten nach Beendigung einer Richtlinientherapie ist grundsätzlich nicht vorgesehen.« (S. 17)

ZUSAMMENFASSUNG

Die psychotherapeutische Akutbehandlung dient insbesondere der Besserung von akuten psychischen Krisen- und Ausnahmezuständen, soll eine Fixierung oder Chronifizierung der Symptomatik vermeiden und/oder vor der Durchführung anderer Behandlungen oder Maßnahmen stabilisieren.

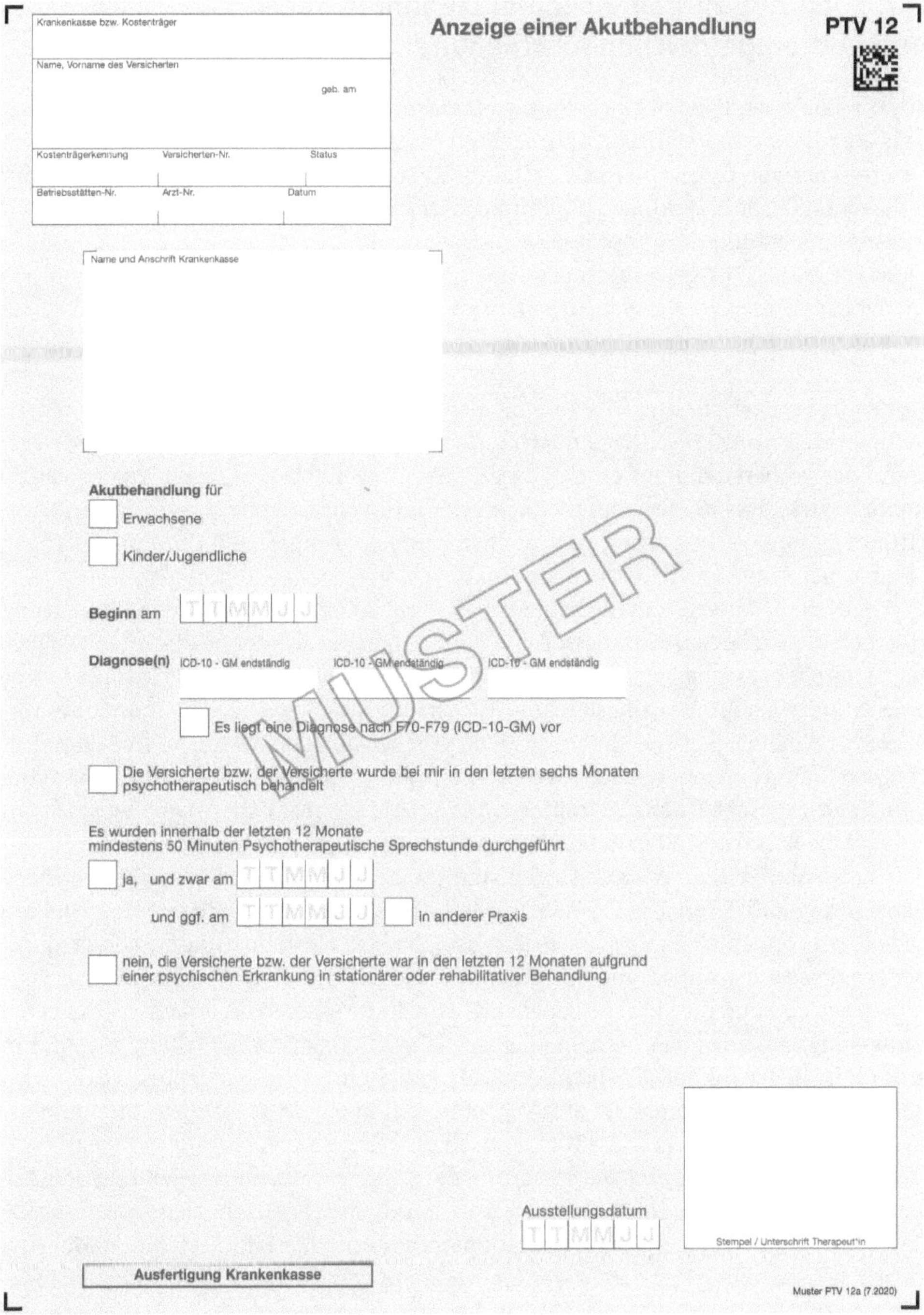

Krankenkasse bzw. Kostenträger

Name, Vorname des Versicherten

geb. am

Kostenträgerkennung | Versicherten-Nr. | Status

Betriebsstätten-Nr. | Arzt-Nr. | Datum

Anzeige einer Akutbehandlung

PTV 12

Name und Anschrift Krankenkasse

Akutbehandlung für

☐ Erwachsene

☐ Kinder/Jugendliche

Beginn am T T M M J J

Diagnose(n) ICD-10 - GM endständig | ICD-10 - GM endständig | ICD-10 - GM endständig

☐ Es liegt eine Diagnose nach F70-F79 (ICD-10-GM) vor

☐ Die Versicherte bzw. der Versicherte wurde bei mir in den letzten sechs Monaten psychotherapeutisch behandelt

Es wurden innerhalb der letzten 12 Monate mindestens 50 Minuten Psychotherapeutische Sprechstunde durchgeführt

☐ ja, und zwar am T T M M J J

und ggf. am T T M M J J ☐ in anderer Praxis

☐ nein, die Versicherte bzw. der Versicherte war in den letzten 12 Monaten aufgrund einer psychischen Erkrankung in stationärer oder rehabilitativer Behandlung

Ausstellungsdatum T T M M J J

Stempel / Unterschrift Therapeut*in

Ausfertigung Krankenkasse

Muster PTV 12a (7.2020)

MUSTER

Abb. 2-3: Formblatt »Anzeige einer Akutbehandlung«: PTV-12 (Kassenärztliche Bundesvereinigung, 2023).

2.2.2 Akuität als gemeinsamer Nenner in der psychotherapeutischen Akutbehandlung?

Zusammenfassend gibt die Richtlinie (Gemeinsamer Bundesausschuss, 2024) also vor, dass die psychotherapeutische Akutbehandlung (PTAB)

- eine zeitnahe psychotherapeutische Intervention zur Vermeidung von Fixierungen und Chronifizierungen psychischer Symptomatik ist,
- Patienten bei akuter Symptomatik entlasten soll,
- auf eine kurzfristige Verbesserung der Symptomatik ausgerichtet ist,
- der Besserung akuter psychischer Krisen- und Ausnahmezustände dient,
- gegebenenfalls vorbereitend auf eine intensivere Maßnahme stabilisieren soll.

»Akut« in der Bezeichnung PTAB meint also zum einen die Behandlung einer akuten Symptomatik, wobei sie entlastend wirken sowie Krisen- und Ausnahmezustände bessern oder vorbereitend auf eine andere Maßnahme stabilisieren soll. Zum anderen meint »akut«, dass die psychotherapeutische Intervention zeitnah erfolgen soll, um kurzfristig eine Verbesserung zu erreichen und Fixierungen und Chronifizierungen psychischer Symptomatik vermeiden soll.

Vor diesem Hintergrund ist bei der PTAB somit eine Art dimensionale Betrachtung zu empfehlen, eine Behandlungsform, die nicht spezifisch einer bestimmten Diagnosegruppe oder Störungsschwere vorenthalten ist. Vielmehr erfordert der Anlass – sei es eine erforderliche Anpassungsleistung, die nicht gelingt und aktuell Symptome verursacht, oder auch jegliche andere aktuelle psychische Krise bis hin zu Ausnahmezuständen – aufgrund einer akuten Symptomatik ein zeitnahes Intervenieren. Die akute Behandlung dieser aktuellen Symptomatik vermeidet Chronifizierungen und zielt auf eine rasche Besserung oder Stabilisierung ab (→ Abb. 2-4).

Gemeinsamer Nenner ist also die Akuität der Beschwerden, die eine zeitnahe Behandlung indizieren. Die verursachenden Anlässe, Symptombilder oder gestellten Diagnosen können vielfältig sein. So ist beispielsweise vorstellbar, dass ein Patient mit der Diagnose einer Anpassungsstörung oder ersten depressiven Episode rasch entlastet werden soll und die aktuelle Lebenskrise im Sinne einer aktuell nicht gelingenden Anpassungsleistung auch deshalb eine zeitnahe Intervention notwendig macht, um eine Chronifizierung zu vermeiden. Auch ein Patient mit schwerer depressiver Episode bei rezidivierender depressiver Störung kann sich in einem akuten psychischen Ausnahmezustand befinden, in dem eine rasch eingeleitete Behandlung dringend indiziert ist, um kurzfristig eine Verbesserung der Symptomatik zu erzielen und den Krisenzustand zu verbessern. In beiden Fällen soll dabei jedoch keine umfassende Bearbeitung der zugrunde liegenden ätiopathogenetischen Einflussfaktoren der psychischen Erkrankung angestrebt werden, vielmehr geht es in der PTAB um eine möglichst zeitnahe Intervention mit dem Ziel der raschen Besserung des akuten Zustandes des Patienten.

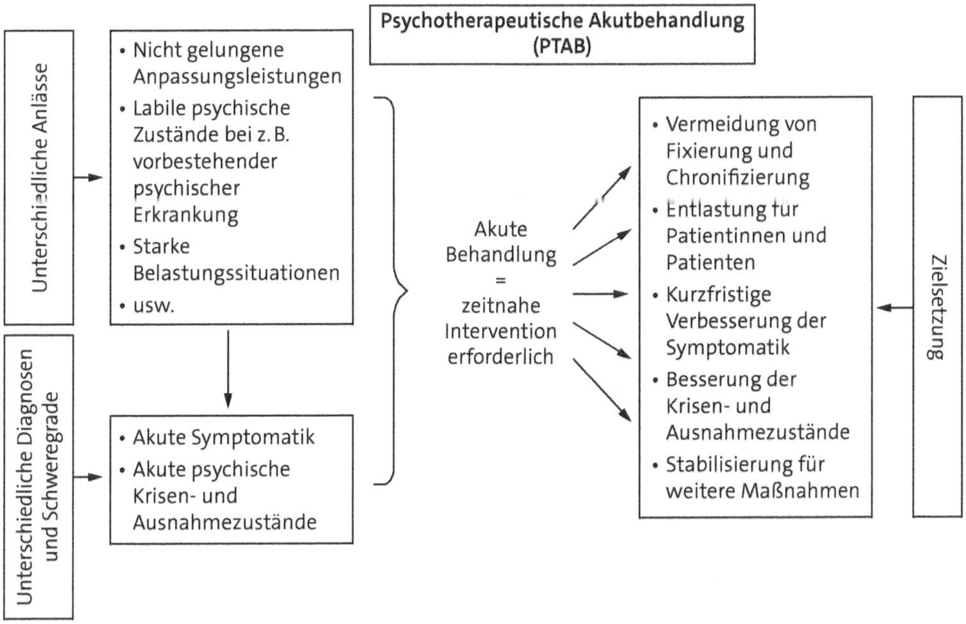

Abb. 2-4: Anlässe und Zielsetzungen in der psychotherapeutische Akutbehandlung (PTAB).

2.2.3 Ein Versuch der Abgrenzung zur Richtlinientherapie

Formal unterscheidet sich die psychotherapeutische Akutbehandlung (PTAB) von der Richtlinientherapie (insbesondere die Kurzzeittherapie 1 und 2) wie folgt:

- Die PTAB ist bei der Krankenkasse lediglich anzeigepflichtig, es besteht keine Antragspflicht wie bei Einleitung einer Richtlinientherapie.
- Bei ihr entfällt die Probatorik, die bei Beginn einer Richtlinientherapie (in Form von 2 bis 4 Stunden) auf die Sprechstunde(n) folgt.
- Sie erfordert nicht zwingend die Vorlage eines Konsiliarberichts, wobei die Initiierung einer fachärztlichen Einschätzung häufig ratsam ist, unter anderem für den Ausschluss möglicher körperlicher Krankheitsfaktoren.

Diese Regelungen sollen sicherlich auch dazu beitragen, dass eine psychotherapeutische Intervention zeitnah erfolgen kann.

Durch die Akuität der Beschwerden ergeben sich weitere mögliche Unterschiede: Patienten, bei denen eine Akutbehandlung indiziert ist und die einen hohen Leidensdruck berichten, benötigen zeitnahe Interventionen. Daneben gibt es viele Patienten, bei denen in der Sprechstunde zwar die Indikation für eine Psychotherapie festgestellt wird, das Symptombild jedoch keine sofortige oder rasche Behandlung erforderlich macht. So kann man sich beispielsweise einen Patienten mit einer Zwangsstörung vorstellen, der schon seit vielen Jahren unter seiner Symptomatik leidet und in seiner Lebensqualität deutlich eingeschränkt ist, jedoch das Beschwerdebild auch mit einer möglicherweise längeren Wartezeit für eine Richtlinientherapie vereinbar ist. Fraglich bleibt aktuell, ob mit Einführung der PTAB in der Versorgungslandschaft tatsächlich eine Möglichkeit der zeitnahen Intervention geschaffen werden konnte (→Kap. 2.5).

In der PTAB scheint zudem eine Problemaktualisierung weniger notwendig, da sich dort Patienten in einem akuten Krisen- oder Ausnahmezustand befinden. Sicherlich hat dies auch Konsequenzen auf die inhaltliche Ausgestaltung der Stunden und den Beziehungsaufbau (für weiterführende Informationen →Kap. 5.2).

2.3 Gruppenpsychotherapeutische Grundversorgung 2021

Die gruppenpsychotherapeutische Grundversorgung (GPGV) ist ein Angebot für Patienten in der Gruppe. Sie dient der strukturierten Vermittlung und weiteren Vertiefung von grundlegenden Inhalten der ambulanten Psychotherapie.

Die GPGV wird in den Psychotherapie-Richtlinien (Gemeinsamer Bundesausschuss, 2024) in § 11a beschrieben.

> **»§ 11a Gruppenpsychotherapeutische Grundversorgung**
> (1) Die Gruppenpsychotherapeutische Grundversorgung ist ein psychotherapeutisches Angebot in der Gruppe für Patientinnen oder Patienten, bei denen in der psychotherapeutischen Sprechstunde eine Indikation zur Anwendung von Psychotherapie nach § 27 festgestellt wurde. Die Gruppenpsychotherapeutische Grundversorgung dient der strukturierten Vermittlung und weiteren Vertiefung von grundlegenden Inhalten der ambulanten Psychotherapie auch mit dem Ziel, individuelle Hemmschwellen und Vorbehalte, insbesondere gegenüber Psychotherapie in Gruppen, abzubauen und die Motivation zur Teilnahme an einer Gruppentherapie aufzubauen und zu stärken.« (Gemeinsamer Bundesausschuss, 2024, S. 10)

Kommentar: Neben der strukturierten Vermittlung oder Vertiefung von Wissen sollen mit diesem Gruppenangebot Hemmschwellen reduziert und die Motivation für Psychotherapie erhöht werden. Die Indikation wird in der PTS gestellt, diese ist also zwingende Voraussetzung für die Durchführung dieses Gruppenbehandlungsangebotes.

> **§ 11a (2)**
> »In der Gruppenpsychotherapeutischen Grundversorgung werden Informationen über die für die Gruppenmitglieder relevanten psychischen Störungen und deren Entstehungsbedingungen und Einflussfaktoren vermittelt, ein individuelles Krankheitsverständnis und der individuelle Umgang mit entsprechenden Symptomen, Funktionsbeeinträchtigungen und psychischen Belas-

tungen erarbeitet und mögliche Fragen der Patientinnen und Patienten zu psychischen Erkrankungen und ihrer Behandlung bearbeitet; hierbei soll insbesondere auf Therapieelemente einer Gruppentherapie eingegangen werden. Dies setzt ein strukturierendes therapeutisches Vorgehen bei der Informationsvermittlung sowie in Bezug auf die Gestaltung des interaktionellen Austausches in der Gruppe voraus, der im Hinblick auf die individuellen Erfordernisse der Patientinnen und Patienten genutzt werden soll. Die Gruppenpsychotherapeutische Grundversorgung dient der Vorbereitung einer ambulanten Psychotherapie nach §15 im Gruppensetting; die Entscheidung der Patientin oder des Patienten für ein Setting wird nicht vorweggenommen.« (Gemeinsamer Bundesausschuss, 2024, S. 10)

Kommentar: In einem strukturierten therapeutischen Vorgehen werden psychoedukativ Informationen über Störungsbilder, Entstehungsbedingungen und aufrechterhaltende Faktoren sowie über den Umgang mit Symptomen gegeben. Die GPGV dient der Vorbereitung einer ambulanten Therapie nach §15 im Gruppensetting (Analytische Psychotherapie, Tiefenpsychologisch fundierte Psychotherapie, Verhaltenstherapie sowie Systemische Therapie).

§ 11a (3)
»Die Gruppenpsychotherapeutische Grundversorgung kann viermal je Krankheitsfall mit jeweils 100 Minuten Dauer (insgesamt bis zu 400 Minuten), auch in Einheiten von 50 Minuten mit entsprechender Vermehrung der Gesamtsitzungszahl, erbracht werden.
Für den Fall der Einbeziehung von relevanten Bezugspersonen gemäß §9 bei Kindern und Jugendlichen kann die Gruppenpsychotherapeutische Grundversorgung zusätzlich bis zu 100 Minuten je Krankheitsfall (insgesamt bis zu 500 Minuten) erbracht werden; die Einbeziehung der Bezugspersonen kann auch ohne Anwesenheit des Kindes oder Jugendlichen stattfinden. Satz 2 gilt entsprechend für die Behandlung von Menschen mit einer geistigen Behinderung.« (Gemeinsamer Bundesausschuss, 2024, S. 10)

Kommentar: Vorgesehen sind vier Einheiten mit jeweils 100 Minuten Dauer je Krankheitsfall, wobei z. B. zur Stärkung der Gruppenkohärenz oder aus unterschiedlichen anderen inhaltlichen Überlegungen auch Einheiten von 50 Minuten geplant werden können.

§ 11a (4)
»Die Gruppenpsychotherapeutische Grundversorgung ist keine Richtlinientherapie und wird nicht auf die Therapiekontingente gemäß §29 und §30 angerechnet. Sie ist anzeige-, antrags- und genehmigungsfrei.« (Gemeinsamer Bundesausschuss, 2024, S. 11)

Kommentar: Es handelt sich um keine Richtlinientherapie, also werden die Sitzungen nicht von einem gegebenenfalls später beantragten Stundenkontingent abgezogen. Sie ist anzeige-, antrags- und genehmigungsfrei, damit also sehr niedrigschwellig in Anspruch zu nehmen, ähnlich wie eine Sprechstunde.

> **§ 11a (5)**
> »Die Gruppenpsychotherapeutische Grundversorgung kann aufgrund ihrer von den probatorischen Sitzungen abweichenden inhaltlichen Zielsetzung diese nicht ersetzen. Vor dem Beginn einer sich anschließenden Richtlinientherapie nach § 15 sind mindestens zwei probatorische Sitzungen gemäß § 12 zu erbringen.« (Gemeinsamer Bundesausschuss, 2024, S. 11)

Kommentar: Probatorische Sitzungen vor Beginn einer Richtlinientherapie werden durch die GPGV nicht ersetzt. Diese verfolgen andere Ziele, in der Regel insbesondere die Therapiezielformulierung.

> **§ 11a (6)**
> »Der Konsiliarbericht oder eine unmittelbar vorausgegangene somatische Abklärung sind nicht obligatorisch zur Inanspruchnahme der Gruppenpsychotherapeutischen Grundversorgung.« (Gemeinsamer Bundesausschuss, 2024, S. 11)

Kommentar: Ein Konsiliarbericht ist also nicht zwingend erforderlich, sollte aber immer bedacht werden, da nicht wenige psychische Störungen mit einer körperlichen Erkrankung zusammenhängen.

> **§ 11a (7)**
> »Die Gruppengröße umfasst mindestens drei bis höchstens neun Patientinnen und Patienten; die Regelungen in § 21 Absatz 1 Nummer 2 Satz 2 bis 5 gelten für die Gruppenpsychotherapeutische Grundversorgung nicht.« (Gemeinsamer Bundesausschuss, 2024, S. 11)

Kommentar: Die Gruppengröße umfasst mindestens drei und höchstens neun Patienten. Die in § 21 Absatz 1 formulierten Regelungen mit zwei Gruppentherapeuten ab einer Gruppengröße von sechs Patienten gilt für die GPGV jedoch nicht.

> **ZUSAMMENFASSUNG**
> Mit der GPGV wurde ein Angebot geschaffen, das sehr niedrigschwellig in Anspruch genommen werden kann und antragsfrei ist. Es kann diagnoseübergreifend sowie schweregradübergreifend genutzt werden; bei Bedarf kann auch über indikative Ansätze (z. B. Schlafhygienegruppe) nachgedacht werden. Diese Art der Gruppenbehandlung ist vor allem hinsichtlich der Psychoedukation, einer ersten Symptomlinderung und zum Abbau von Hemm-

schwellen und Aufbau von Motivation bedeutsam. Parallel oder anschließend können zudem zwei weitere Sprechstunden als Einzelbehandlung stattfinden.

2.4 Überblick über den Ablauf der psychotherapeutischen Erstversorgung – ein Algorithmus

Abbildung 2-5 gibt einen Überblick über den Ablauf der psychotherapeutischen Erstversorgung: Während die psychotherapeutische Sprechstunde ganz am Anfang einer möglichen Behandlung steht, entscheiden Diagnose, Indikation und Akuität darüber, welches Versorgungsangebot für den Patienten geeignet sein können. Neben der GPGV steht dabei in der Erstversorgung insbesondere die psychotherapeutische Akutbehandlung im Zentrum. Eine Richtlinientherapie kann, muss sich allerdings nicht daran anschließen.

2.5 Erste Effekte der neuen Versorgungsziffern in der Versorgungslandschaft

Seit der Strukturreform 2017 finden sich zunehmend Versuche, die Auswirkungen der neuen Versorgungsziffern seit deren Einführung in die psychotherapeutische Versorgungslandschaft zu untersuchen. Es gibt bislang nichtrepräsentative Befragungen niedergelassener Psychotherapeuten über die größten organisatorischen Herausforderungen bei der Umstrukturierung mit Einführung der Sprechstunde und der telefonischen Erreichbarkeit und vor allem Statistiken zu Veränderungen bei Wartezeiten für einen Ersttermin oder Therapieplatz:

Die meisten Befragten bei einer ersten Untersuchung von Bühring (2017) gaben an, dass sie ihre Praxissprechstunde mit Terminvergabe und nicht offen organisieren und eher 50-minütige statt 25-minütige Sitzungen vereinbaren. Sie bestellen Patienten bereits einige Zeit vor dem geplanten Termin ein, um sie den Aufnahmebogen und einen Kurztest ausfüllen zu lassen. Häufig müsse man diese anschließend jedoch an weitere Stellen verweisen, da man keine Therapiekontingente habe, was enttäuschte Patienten zur Folge habe. Die Befragten nahmen insbesondere den Umfang der telefonischen Erreichbarkeit als zusätzliche Belastung wahr, positiv bewerteten sie das vereinfachte Antrags- und Gutachterverfahren. Insgesamt bestand jedoch große Skepsis, ob die Versorgung wirklich verbessert werden kann (Bühring, 2017).

Die Bundespsychotherapeutenkammer (BPtK) veröffentlichte im April 2018 eine Studie zu den Wartezeiten 2018 – ein Jahr nach der Reform der Psychotherapie-Richt-

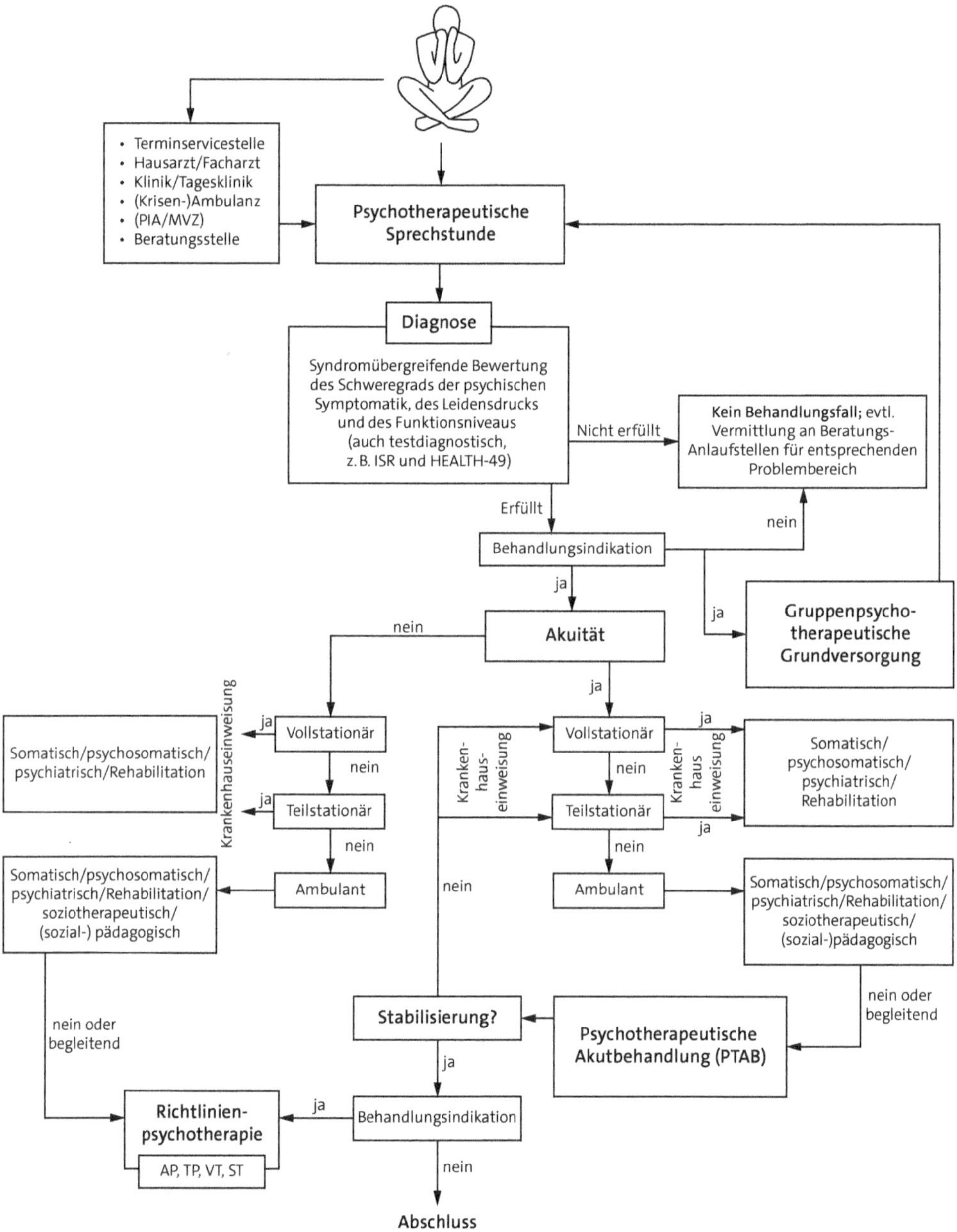

Abb. 2-5: Psychotherapeutische Erstversorgung: ein Algorithmus. AT: Analytische Psychotherapie, TP: Tiefenpsychologisch fundierte Psychotherapie, VT: Verhaltenstherapie, ST: Systemische Therapie. ISR: Tritt et al., 2010; HEALTH-49: Rabung et al., 2007.

linie (Bundespsychotherapeutenkammer, 2018). Dabei gaben sie die Wartezeit für eine Sprechstunde mit 5,7 Wochen, für eine Akutbehandlung mit 3,1 Wochen und für eine Richtlinientherapie im Durchschnitt mit 19,9 Wochen an. Als zentrale Aussagen der Studie fassen die Autoren zusammen, dass die Sprechstunde als zentrale Anlauf- und Koordinationsstelle angenommen wird, die Wartezeiten für eine Behandlung aber immer noch erheblich zu lang sind, insbesondere in Großstädten und im Ruhrgebiet. Es seien rund 7000 psychotherapeutische Praxissitze zusätzlich erforderlich, um die Wartezeiten für eine Richtlinienpsychotherapie besonders in diesen Gebieten zu verkürzen (Bundespsychotherapeutenkammer, 2018).

Eine Studie von Mong, Wendler und Zaudig (2018) mit 775 Patienten einer Institutsambulanz ergab Folgendes: Vor allem jüngere, weibliche, alleinstehende, gebildete, muttersprachlich deutsche, arbeitstätige und angestellte Personen nutzten die Sprechstunde. Die Betroffenen litten in den meisten Fällen bereits seit mindestens einem Jahr an ihren Beschwerden, am häufigsten wurde eine affektive Störung diagnostiziert. Eine ambulante Psychotherapie sei eine der Hauptempfehlungen nach einer Sprechstunde gewesen.

In einer prospektiven Studie von Wietersheim, Seitz, Rottler, Köppelmann und Gündel (2019) wurden 59 Patienten, die auf einen ambulanten Therapieplatz warteten, über drei Monate begleitet: Die Patienten führten durchschnittlich 9,3 Telefonate mit Therapeuten. 57,7 % der Patienten erhielten schließlich nach drei Monaten einen Therapieplatz bzw. standen auf einer Warteliste, 15,3 % waren noch immer auf der Suche, 6,8 % hatten ihre Suche aufgegeben und 20,3 % erst gar nicht begonnen.

Auch Rabe-Menssen, Ruh und Dazer stellten 2019 in ihrer Umfrage an 3018 Psychotherapeuten fest, dass sich die Versorgungssituation zwar verändert hat (z. B. zeitnahere Erstgespräche, Akutbehandlung ohne relevante Wartezeiten), jedoch das Problem langer Wartezeiten für eine Richtlinientherapie insbesondere in Regionen mit geringer Therapeutendichte weiter besteht. Ein ähnliches Ergebnis berichtet Bühring (2020): Sprechstunden und Akutbehandlung werden zunehmend nachgefragt, die Wartezeiten für eine Richtlinienpsychotherapie haben sich aber nicht verkürzt. Die Studie von Singer et al. (2022) untersuchte ebenfalls, inwieweit durch die Reform 2017 eine Verkürzung von Wartezeiten erreicht werden konnte, wobei Akten von 1548 Patienten aus neun Praxen sieben verschiedener Bundesländer ausgewertet wurden. Die Autoren fanden ebenfalls keine Veränderungen bei der durchschnittlichen Wartezeit für ein Erstgespräch vor und nach der Reform, während sich die Zeit zwischen Anmeldung und Behandlungsbeginn leicht erhöht hatte. Eine Ausnahme stellte jedoch der Beginn einer Akutbehandlung dar (Singer, Maier, Engesser & Büttner, 2023). Auch habe sich das Angebot von Gruppentherapie durch mehr Therapeuten mit Gruppenzulassung erhöht (P. B., 2023).

Abels et al. (2023) schlussfolgern in ihrer Arbeit, dass weiterer Forschungsbedarf besteht angesichts

- der variablen Strategien zur Umsetzung der Strukturreform durch die Therapeuten,
- einiger günstiger Effekte (z. B. telefonische Erreichbarkeit, Erstzugang zur psycho-

therapeutischen Versorgung, stärkere Vernetzung dieser auch mit anderen psychosozialen Angeboten),
- der Kritik an der Ausgestaltung einzelner Reformelemente (z. B. Umsetzung Akutbehandlung und Rezidivprophylaxe) und
- der Diskussion um Verzögerungen beim Zugang zur Richtlinientherapie aus der psychotherapeutischen Sprechstunde.

ZUSAMMENFASSUNG

Man kann festhalten, dass die Reform bislang
- insbesondere organisatorische Herausforderungen für die einzelnen Praxen zur Folge hatte,
- zu keiner Verkürzung von Wartezeiten insbesondere für eine Richtlinientherapie geführt hat,
- den Zugang zu einer psychotherapeutischen Erstversorgung (insbesondere Akutbehandlung) jedoch verbesserte
- sowie zu einer stärkeren Vernetzung der psychotherapeutischen Versorgung mit anderen psychosozialen Angeboten geführt hat.

Zukünftige Forschung wird die Effekte der Reform in den kommenden Jahren noch genauer zu untersuchen haben.

Literatur

Abels, C., Diekmann, S., Neusser, S., Schlierenkamp, S., Wasem, J., & Walendzik, A. (2023). Umsetzung der Reform der Psychotherapie-Richtlinie 2017: Ergebnisse aus Fokusgruppen im Rahmen des Innovationsfonds-Projekts EVA PT-RL. Gesundheitswesen, 85(06), 547–553. https://doi:10.1055/a-1976-1856

Bühring, P. (2017). Strukturreform der Ambulanten Psychotherapie: »Der Ersttermin löst doch Hoffnungen aus«. Deutsches Ärzteblatt International, PP 16(9), 423. https://www.aerzteblatt.de/int/article.asp?id=193291

Bühring, P. (2020). Strukturreform der ambulanten Psychotherapie: Die Sprechstunde funktioniert. Deutsches Ärzteblatt International, PP 19(10), 439. https://www.aerzteblatt.de/int/article.asp?id=216214

Bundespsychotherapeutenkammer. (2018). Ein Jahr nach der Reform der Psychotherapie-Richtlinie – Wartezeiten 2018. BPtK. https://www.bptk.de/ratgeber/ein-jahr-nach-der-reform-der-psychotherapie-richtlinie-wartezeiten-2018/

Gemeinsamer Bundesausschuss. (2017). Beschluss des Gemeinsamen Bundesausschusses über eine Änderung der Psychotherapie Richtlinie: Strukturreform der ambulanten Psychotherapie (BAnz AT 15. 02. 2017 B2) https://www.g-ba.de/downloads/39-261-2634/2016-06-16_2016-11-24_PT-RL_Aenderung_Strukturreform-amb-PT_konsolidiert_BAnz.pdf

Gemeinsamer Bundesausschuss. (2020). Beschluss des Gemeinsamen Bundesausschusses über eine Änderung der Psychotherapie-Richtlinie: Umsetzung § 92 Absatz 6a SGB V (insbesondere Förderung der Gruppentherapie und Vereinfachungen im Gutachterverfahren). BAnz AT 17. 02. 2021 B1). https://www.g-ba.de/downloads/39-261-4564/2020-11-20_PT-RL_Gruppentherapie-Gutachterverfahren_BAnz.pdf

Gemeinsamer Bundesausschuss. (2024). Richtlinie des Gemeinsamen Bundesausschusses über die Durchführung der Psychotherapie (Psychotherapie-Richtlinie). https://www.g-ba.de/downloads/62-492-3464/PT-RL_2024-03-21_iK-2024-06-19.pdf

Kassenärztliche Bundesvereinigung. (2023). Formulare für die Psychotherapie. https://www.kbv.de/html/27068.php. https://www.kbv.de/html/27068.php

Kassenärztliche Bundesvereinigung & Spitzenverband Bund der Krankenkassen. (2017). Vereinbarung über die Anwendung von Psychotherapie in der Vertragsärztlichen Versorgung (Psychotherapie-Vereinbarung) vom 2. Februar 2017. https://www.kbv.de/html/26968.php

Kassenärztliche Bundesvereinigung & Spitzenverband Bund der Krankenkassen. (2023). Bundesmantelvertrag – Ärzte. https://www.kbv.de/html/bundesmantelvertrag.php

Mong, N., Wendler, H.-S., & Zaudig, M. (2018). Wer die psychotherapeutische Sprechstunde nutzt und wie sie ankommt: Studie an einer Ausbildungsambulanz. Psychotherapeutenjournal, 17(4), 331–336.

Multmeier, J. (2017). Ambulante psychotherapeutische Versorgung: Umfassende Strukturreform. Deutsches Ärzteblatt International, 114(10), A-462. https://www.aerzteblatt.de/int/article.asp?id=186735

P. B. (2023). Psychotherapie: Längere Wartezeiten auf Therapieplatz seit Strukturreform. Deutsches Ärzteblatt – News – Politik. https://www.aerzteblatt.de/nachrichten/146677/Psychotherapie-Laengere-Wartezeiten-auf-Therapieplatz-seit-Strukturreform

Rabe-Menssen, C., Ruh, M., & Dazer, A. (2019). Die Versorgungssituation seit der Reform der Psychotherapie-Richtlinie 2017: Ergebnisse der DPtV-Onlineumfragen 2017 und 2018 zu Wartezeiten. Psychotherapie Aktuell, 11(1), 24–34.

Rabung, S., Harfst, T., Kawski, S., Koch, U., Wittchen, H. U., & Schulz, H. (2007). Hamburger Module zur Erfassung allgemeiner Aspekte psychosozialer Gesundheit für die therapeutische Praxis (HEALTH) – Ein neues Selbstbeurteilungsinstrument zur multidimensionalen Erfassung psychosozialer Gesundheit. PPmP – Psychotherapie · Psychosomatik · Medizinische Psychologie, 57, A077. https://doi.org/10.1055/s-2007-970696

Singer, S., Maier, L., Engesser, D., & Büttner, M. (2023). Evaluation der Psychotherapie-Strukturreform – Ergebnisbericht des abgeschlossenen Projektes PT-Reform. In: Gemeinsamer Bundesausschuss: Innovationsaussschuss. https://innovationsfonds.g-ba.de/beschluesse/pt-reform-evaluation-der-psychotherapie-strukturreform.169

Singer, S., Maier, L., Paserat, A., Lang, K., Wirp, B., Kobes, J., ... Engesser, D. (2022). Wartezeiten auf einen Psychotherapieplatz vor und nach der Psychotherapiestrukturreform. Psychotherapeut, 67(2), 176–184. https://doi:10.1007/s00278-021-00551-0

Tritt, K., von Heymann, F., Zaudig, M., Zacharias, I., Söllner, W., & Loew, T. (2010). Entwicklung des Fragebogens »ICD-10-Symptom-Rating« (ISR). Zeitschrift für Psychosomatische Medizin und Psychotherapie, 54(4), 409–418. https://doi.org/10.13109/zptm.2008.54.4.409

Wietersheim, J. v., Seitz, B., Rottler, E., Köppelmann, N., & Gündel, H. (2019). Aufwand, Erfolg und Scheitern bei der Suche nach einem ambulanten Psychotherapieplatz – Ergebnisse einer prospektiven Studie. Gesundheitswesen, 83(01), 40–46. https://doi:10.1055/a-1005-6958

Zaudig, M., & Trautmann, R. D. (2006). Therapielexikon Psychiatrie, Psychosomatik, Psychotherapie. Springer.

SARAH M. QUAATZ UND MICHAEL ZAUDIG

3 Psychotherapeutische Sprechstunde – Vorgehen

Inhalt

In diesem Kapitel ...

- erfahren Sie mehr über die selektive Indikationsklärung und den diagnostischen Prozess in der psychotherapeutischen Sprechstunde und
- erhalten praktische Hilfestellungen für die Durchführung einer psychotherapeutischen Sprechstunde (z. B. typische Fragen für ein Erstgespräch).

3.1 Selektive Indikationsklärung

Unter dem Begriff Indikation (lateinisch »indicare« = anzeigen) »lässt sich [i]n Anlehnung an die Medizin [...] die Gesamtheit aller Entscheidungen über Untersuchungsmaßnahmen und ihre Modifikation verstehen, die vor und im Verlauf der Therapie zu ihrer Auswahl und Veränderung getroffen werden« (Wittchen & Hoyer, 2011, S. 385). Ein zentrales Ziel der psychotherapeutischen Sprechstunde (PTS) ist es, festzustellen, ob bei dem Patienten ausreichende Anhaltspunkte für eine behandlungsbedürftige psychische Störung vorliegen.

In der Sprechstunde geht es in erster Linie um die Abklärung der selektiven Indikation, also um eine grundsätzliche Entscheidung über eine Behandlung (ja/nein) und welche Intervention angesichts der gestellten Diagnose und der spezifischen Situation angezeigt ist (Indikation) und welche nicht (Kontraindikation) (Wittchen & Hoyer, 2011). Diese Diagnose bzw. Verdachtsdiagnose wird auf dem Formular für das Ergebnis der Sprechstunde (PTV 11, → Abb. 2-2 in Kap. 2.1) notiert.

Erkrankungen, die laut § 27 (1) der Psychotherapie-Richtlinie in den Indikationsbereich von Psychotherapie gehören, sind folgende (Gemeinsamer Bundesausschuss, 2024, S. 20, zur Vertiefung siehe auch Faber et al., 2021):

1. Affektive Störungen: depressive Episoden, rezidivierende depressive Störungen, Dysthymie;
2. Angststörungen und Zwangsstörungen;
3. Somatoforme Störungen und Dissoziative Störungen (Konversionsstörungen);
4. Reaktionen auf schwere Belastungen und Anpassungsstörungen;
5. Essstörungen;
6. Nichtorganische Schlafstörungen;
7. Sexuelle Funktionsstörungen;
8. Persönlichkeitsstörungen und Verhaltensstörungen;
9. Verhaltens- und emotionale Störungen mit Beginn in der Kindheit und Jugend.

Darüber hinaus kann laut § 27 (2) »Psychotherapie [...] neben oder nach einer somatisch ärztlichen Behandlung von Krankheiten oder deren Auswirkungen angewandt werden, wenn psychische Faktoren einen wesentlichen pathogenetischen Anteil daran haben« (Gemeinsamer Bundesausschuss, 2024, S. 20).

Neben einer umfassenden Diagnostik, die im folgenden Kapitel ausführlicher erläutert wird, fließen weitere Informationen, insbesondere bei der Empfehlung geeigneter Interventionen oder Maßnahmen, ein, die die spezifische Situation des Patienten genauer charakterisieren:

- Aktuelle Therapiemotivation und Veränderungsmotivation
- (Persönlichkeits-)struktur, Stabilität (somatisch, psychisch), Funktionsniveau
- Suchtanamnese, Substanzkonsum, Abstinenzmotivation
- Eigen- und Fremdgefährdung
- Krankheitsgeschichte und Anzahl, Art, Erfolg von Vorbehandlungen
- Aktuelle Lebensumstände und Auslöser der Symptomatik
- Subjektiver Leidensdruck
- Reflexionsfähigkeit und Intelligenzniveau
- Ressourcen
- Erklärungsmodell des Patienten, Krankheitsverständnis
- Patientenpräferenzen und Therapieziele
- Gegebenenfalls Alter, Sprachkenntnisse und -fähigkeiten

Ergebnisse der PTS können schließlich die Indikation oder keine Indikation für Psychotherapie sein (→ Abb. 3-1) (→ Kap. 3.5).

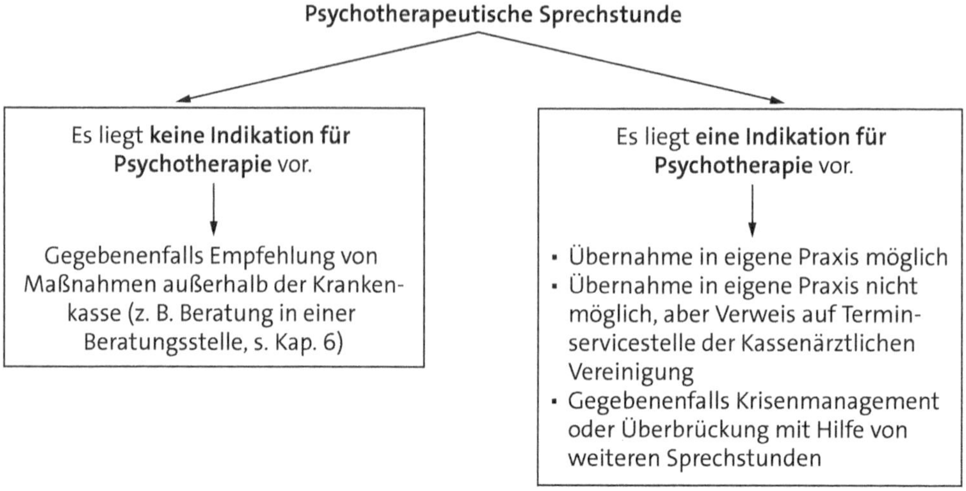

Abb. 3-1: Mögliche Ergebnisse der psychotherapeutischen Sprechstunde (PTS).

3.2 Der diagnostische Prozess

Dem diagnostischen Prozess kommt ein besonderer Stellenwert in der PTS zuteil, stellt sie doch die Grundvoraussetzung jeglicher Indikationsstellung dar. Laut §10 (1) der Richtlinie (Gemeinsamer Bundesausschuss, 2024) gilt:

> »[1]Psychotherapie setzt eine ätiologisch orientierte Diagnostik voraus, welche die jeweiligen Krankheitserscheinungen erklärt und zuordnet.« Voraussetzung für Psychotherapie ist, »dass der Krankheitszustand in seiner Komplexität erfasst wird, auch dann, wenn nur die Therapie eines Teilzieles angestrebt werden kann.« (Gemeinsamer Bundesausschuss, 2024, S. 7 f.)

Die Diagnostik im Rahmen der PTS soll im Wesentlichen den Prinzipien des diagnostischen Prozesses unterliegen, der alle relevanten Informationen über den betroffenen Menschen beinhaltet:

- Verhaltensbeobachtung im Gespräch
- Bericht des Patienten, auf dessen Grundlage ein psychopathologischer Befund erstellt wird
- Verlaufsbeschreibung
- Ausschluss organischer Ätiologie
- Krankheitsanamnese, die Ursachen der Krankheit sowie bedingende und aufrechterhaltende Faktoren umfasst (Zaudig & Trautmann, 2006).

Abbildung 3-2 stellt die Prinzipien des diagnostischen Prozesses in der PTS dar.

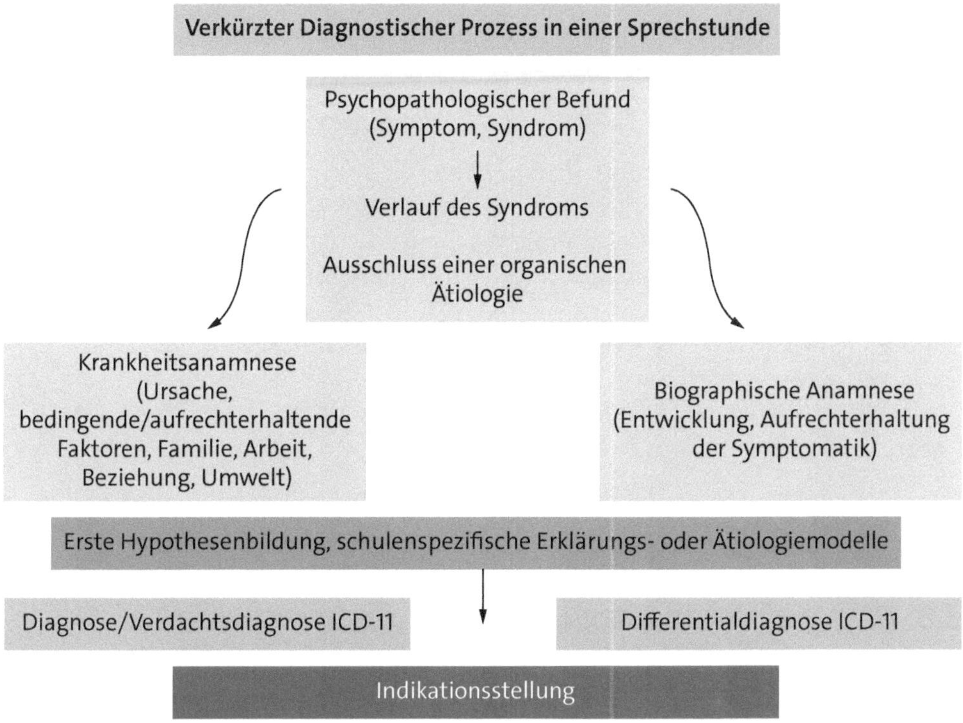

Abb. 3-2: Prinzipien des diagnostischen Prozesses in der psychotherapeutischen Sprechstunde (PTS).

Der diagnostische Prozess in einer PTS kann in der Hinsicht als verkürzt gelten, dass bei der biographischen Anamnese möglichst nur Bezug auf Fakten genommen wird, die für die Entwicklung oder Aufrechterhaltung der aktuellen Symptomatik relevant sind.

Die Zusammenschau dieser Informationen ermöglicht schließlich auch die Diagnosestellung nach ICD-11, sofern ausreichend Hinweise dazu vorliegen.

In § 10 (2) der Psychotherapie-Richtlinie heißt es:

> »Bei Verdacht auf eine seelische Krankheit findet im Rahmen der Sprechstunde nach § 11 eine Orientierende Diagnostische Abklärung (ODA) und, sofern erforderlich, eine Differenzialdiagnostische Abklärung (DDA) statt.« (Gemeinsamer Bundesausschuss, 2024, S. 8)

Zu empfehlen sind auch der Einsatz psychometrischer Testverfahren bzw. standardisierter diagnostischer Instrumente (z. B. kostenfreies bzw. lizenzfreies Screening mit ISR; Tritt et al., 2010), die eine Bewertung des Schweregrades, des Funktionsniveaus und des Leidensdruck ermöglichen. Ein Konsiliarbericht oder eine unmittelbar vorausgegangene somatische Abklärung sind laut Richtlinie zwar nicht obligatorisch zur Inanspruchnahme der PTS, sollten aber vor dem Hintergrund des diagnostischen Prozesses unter Umständen durchaus in Erwägung gezogen werden. Methoden und Quellen zur Informationsgewinnung in der PTS sind folgende:

- Verhaltensbeobachtung
- Bericht des Patienten
- Psychometrisches Screening (z. B. ISR; Tritt et al., 2010)
- AMDP-System zur Gliederung des psychischen Befundes (Arbeitsgemeinschaft für Methodik und Dokumentation in der Psychiatrie, 2023)
- Störungsspezifische psychometrische Testung (z. B. BDI-II; Hautzinger, Keller & Kühner, 2009)
- Leitlinienwissen für eine strukturiertere Gesprächsführung
- Vorbefunde (z. B. Arztbriefe)
- Bei Bedarf Fremdanamnese
- Strukturierter Gesprächsleitfaden

3.3 Praktische Hilfestellungen für die Sprechstunde

Die Herausforderung eines diagnostischen Prozesses innerhalb einer PTS, aber auch der Sprechstunde an sich, ist mit Sicherheit der begrenzte zeitliche Rahmen, der zur Verfügung steht. Hilfreich kann es daher sein, typische Einstiegsfragen für ein Erstgespräch an der Hand zu haben, sich den Zielen und Aufgaben als Therapeut bewusst zu sein und die Ziele, Erwartungen und Wünsche des Patienten zu berücksichtigen.

Zu erwähnen ist zudem, dass Patienten in der PTS häufig die falsche Erwartung haben, dass sie einen längerfristigen Therapieplatz erhalten haben. Dieser Erwartung gilt es frühzeitig zu entgegnen.

3.3.1 Typische Fragen für das Erstgespräch

Im Erstkontakt stellt sich der Therapeut zunächst folgende Fragen:

- Warum kommt der Patient jetzt in Therapie?
- Worunter leidet der Patient (Symptomatik, Befund)?
- Weshalb kommt der Patient zu mir?
- Gibt es besondere Anliegen des Patienten (besondere Ziele, Erwartungen, Wünsche, Hoffnungen)?

Zur Klärung dieser Fragen sollte der Therapeut insbesondere folgende Bereiche erfragen:

- Spontane Symptomschilderungen: »Was führt Sie zu mir?«, wodurch kennzeichnet sich die aktuelle Krise?
- Konkrete Nachfragen: Art, Häufigkeit, Dauer, Zu-/Abnahme und Stärke der Symptome, situativer Kontext (wo, mit wem, wovor, wonach)?
- Konsequenzen der Symptomatik (Reaktionen der Umwelt, berufliche, private, finanzielle, gesundheitliche Konsequenzen)?
- Auflistung sämtlicher Problembereiche, Hierarchisierung, Begleitprobleme (auch subklinische)
- Aktuelle Medikation? Alkohol? Drogen? Unfälle?

3.3.2 Ziele und Aufgaben des Therapeuten in der Sprechstunde

Als Ziele und Aufgaben des Psychotherapeuten in der PTS können festgehalten werden:

- Erster Beziehungsaufbau zum Patienten und Motivationsklärung
- Informationsgewinnung
- Diagnosefindung und differentialdiagnostische Überlegungen
- Aufklärung des Patienten (Psychoedukation)
- Indikationsstellung zur Therapie unter Kenntnis aller Interventions- bzw. Behandlungsmöglichkeiten und Empfehlungen aktueller Leitlinien
- Gegebenenfalls bereits Festlegung gemeinsamer Ziele für die weitere Behandlung bzw. empfohlene Maßnahme (z.B. bei Einleitung einer psychotherapeutischen Akutbehandlung: Ziele, die sich für 12 Stunden eignen)
- Gegebenenfalls bereits erste Ressourcenaktivierung
- Gegebenenfalls Bahnung der weiteren Behandlung und Überbrückung bis zu dieser im Sinne einer Krisenintervention
- Gegebenenfalls Begleitung und damit auch Nachbesprechung einer aktuellen Gruppenteilnahme (GPGV)

Schon während einer ersten PTS finden also Beziehungsaufbau und eine Motivationsklärung statt: Der Therapeut nimmt dabei eine für die Therapiesituation übliche, von Empathie, Wertschätzung und Authentizität gekennzeichnete Haltung ein (z.B. Rogers, 1976). Bedacht werden sollten auch bereits in dieser frühen Phase einer Behandlung zumindest einige Voraussetzungen für das Gelingen einer Psychotherapie, die bereits von Klaus Grawe als therapieschulenübergreifenden Wirkfaktoren formuliert wurden (z.B. Regli, Bieber, Mathier & Grawe, 2000):

- Therapeutische Beziehung
- Ressourcenaktivierung (z.B. Interessen des Patienten)
- Problemaktualisierung (z.B. mit Hilfe von Imaginationsübungen oder Rollenspielen)

- Motivationale Klärung (z. B. Pro-Kontra-Liste der Veränderung)
- Problembewältigung

Bereits im Erstgespräch kann eine erste Beziehungsanalyse stattfinden, die weitere Informationen über typische Interaktionsmuster des Patienten liefern. Wichtig ist für den Therapeuten, auch seine eigenen Gefühle zu berücksichtigen, die während der Sprechstunde dem Patienten gegenüber entstehen können (→Kap. 5.2.4).

Idealerweise kann der Therapeut während der PTS neben der Diagnostik und Indikationsklärung bereits Ziele für die angedachte Maßnahme bzw. Intervention gemeinsam mit dem Patienten entwickeln. Er sollte gute Kenntnis über die Empfehlung für den Patienten besitzen, um einschätzen zu können, ob die formulierten Ziele des Patienten realistisch für die aufgewendete Zeit und Art der anschließenden Maßnahme sind. Gelegentlich kann es schwierig sein, mit dem Patienten in der kurzen Zeit, die im Rahmen der Sprechstunden zur Verfügung stehen, vom Problem zu einem konkreten Ziel zu kommen. Dafür hat sich eine zentrale Technik der lösungsfokussierten Kurztherapie als besonders hilfreich erwiesen – die Wunderfrage von Steve de Shazer (de Shazer et al., 2008). Die Wunderfrage lautet z. B.: »Stellen Sie sich vor, sie schlafen nachts, und es geschieht ein Wunder, ihr Problem X hat sich aufgelöst. Woran würden Sie später merken, dass Ihr Problem verschwunden ist?« Neben der Entwicklung von Zielen ermöglicht die Wunderfrage eine emotionale Erfahrung der Problemlösung, gibt Einblicke in Ausnahmen vom Problem sowie in Ressourcen des Patienten und liefert Anregungen, über bisherige Fortschritte zu sprechen (de Shazer et al., 2008).

Bereits von Beginn an ist im Kontakt mit dem Patienten, also bereits in der PTS, vor allem aber bei der Erhebung der Anamnese, die Ressourcenaktivierung von hoher Bedeutsamkeit. Aufpassen sollte der Therapeut jedoch stets darauf, dass es zu keiner einseitigen Betonung der Ressourcen kommt, was dazu führen kann, dass sich die Patienten unverstanden fühlen oder auch der Eindruck entsteht, dass Themen bagatellisiert oder tabuisiert werden. Es ist stets auf ein ausgewogenes Verhältnis zwischen Problemfokus und Ressourcenorientierung zu achten.

Weiterführende Hinweise und Erläuterungen zum therapeutischen Prozess, schließlich auch spezifisch für die PTAB, finden sich in Kapitel 4 und 5.

3.3.3 Erwartungen und Wünsche des Patienten für die Sprechstunde

Patienten kommen in der Regel mit folgenden Erwartungen und Wünschen in die Sprechstunde:

- Kompetente Beratung durch den Therapeuten (Abklärung und Einordnung der Problematik)
- Verständnis und Empathie des Therapeuten
- Wertschätzung des Therapeuten

- Konkrete Hilfe durch den Therapeuten
- Authentisches Verhalten des Therapeuten
- Aufklärung über die Therapie
- Aufklärung über die Krankheit (Psychoedukation)
- Erstanlaufstelle, gegebenenfalls Weitervermittlung

Häufig erscheint der Patient jedoch auch mit zu hohen oder auch falschen Erwartungen in der PTS, z. B. hinsichtlich des Therapieplatzes (»Meine Therapie beginnt jetzt!«), oder sie haben eine Heilserwartung (»Sie müssen mir sofort helfen!«). Umso wichtiger ist es für den Therapeuten, den Patienten über den Rahmen, den Ablauf und die Ziele der Sprechstunde aufzuklären; dies sollte bereits auf der Homepage, am Telefon und zusätzlich gleich zu Beginn des Gespräches geschehen. Der Therapeut sollte in der Sprechstunde auch ausreichend Raum für Fragen des Patienten lassen und den Patienten fragen, was er in seiner spezifischen Situation gerade braucht.

Seine Empfehlungen für das weitere Vorgehen sollte er transparent begründen und am Ende der Sprechstunde das Formular, das diese Empfehlungen schriftlich festhält (Formular PTV 11 → Abb. 2-3 in Kap. 2.1), dem Patienten aushändigen. Daneben kann er auch Kontaktadressen, die Rufnummer der Terminservicestelle oder Material zu weiterführenden Angeboten mitgeben. Zudem sollte er mit dem Patienten besprechen, ob und in welchem Fall sich der Patient ein zweites Mal melden kann.

3.3.4 Wann sind wie viele Sprechstunden zu empfehlen?

In § 11 der Psychotherapie-Richtlinie wird spezifiziert, dass bis zu 150 Minuten – bei Einheiten mit 50 Minuten also drei Sprechstunden – pro Krankheitsfall in Anspruch genommen werden können (Gemeinsamer Bundesausschuss, 2024). In Fällen, in denen es eher um eine Art »Weichenstellung« geht und der diagnostische Prozess mit Indikationsklärung im Vordergrund steht, wird meistens eine Sitzung ausreichen. Vermutlich zwei oder drei Sitzungen werden jedoch notwendig, wenn es um eine komplexere Problematik geht, die Sprechstunden als Überbrückung (z. B. zum stationären Aufenthalt oder der Einleitung einer weiteren Behandlung) dienen oder mit diesen eine parallellaufende Gruppenbehandlung begleitet wird.

3.3.5 Empfehlungen zum weiteren Vorgehen

Ein zentrales Ergebnis der PTS sowie wichtiger Bestandteil der Indikationsstellung sind die Empfehlungen zum weiteren Vorgehen, die auf dem Formular zum Ergebnis der Sprechstunde (PTV 11, Kassenärztliche Bundesvereinigung, 2023) vermerkt werden (→ Abb. 3-3).

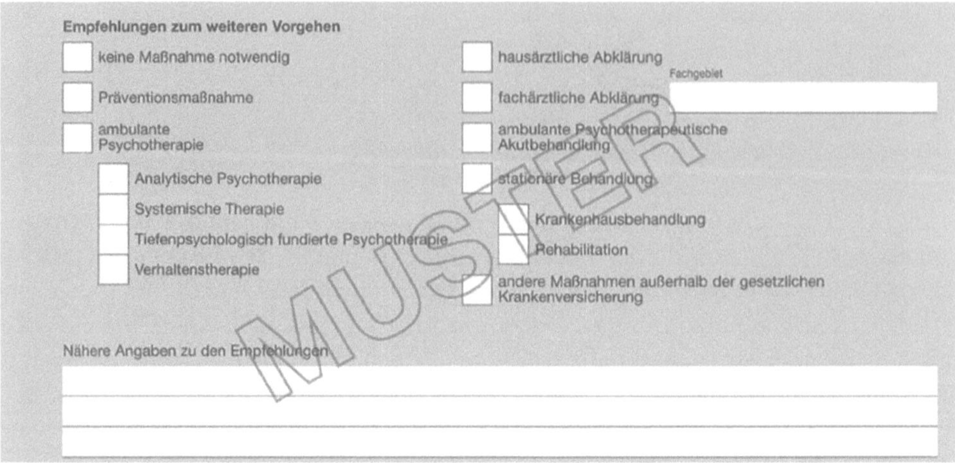

Empfehlungen zum weiteren Vorgehen

- ☐ keine Maßnahme notwendig
- ☐ Präventionsmaßnahme
- ☐ ambulante Psychotherapie
  - ☐ Analytische Psychotherapie
  - ☐ Systemische Therapie
  - ☐ Tiefenpsychologisch fundierte Psychotherapie
  - ☐ Verhaltenstherapie
- ☐ hausärztliche Abklärung
- ☐ fachärztliche Abklärung — Fachgebiet
- ☐ ambulante Psychotherapeutische Akutbehandlung
- ☐ stationäre Behandlung
  - ☐ Krankenhausbehandlung
  - ☐ Rehabilitation
- ☐ andere Maßnahmen außerhalb der gesetzlichen Krankenversicherung

Nähere Angaben zu den Empfehlungen

MUSTER

Abb. 3-3: Mittlerer Teil des Formulars zum Ergebnis der psychotherapeutischen Sprechstunde (PTV 11): Empfehlungen zum weiteren Vorgehen.

In der PTS wird nun also eine grundsätzliche Entscheidung über die Behandlung getroffen (Maßnahme erforderlich oder keine Maßnahme erforderlich) und aufgezeigt, welches Vorgehen oder welche Intervention angesichts der Diagnose und der spezifischen Situation angezeigt ist. Zur Wahl stehen Präventionsmaßnahme, ambulante PT, haus- oder fachärztliche Abklärung, psychotherapeutische Akutbehandlung, stationäre Behandlung und andere Maßnahmen außerhalb der gesetzlichen Krankenversicherung. Nicht spezifiziert wird bislang jedoch, ob eine psychotherapeutische Maßnahme im Einzel- oder Gruppensetting bzw. eine stationäre Behandlung in einer psychiatrischen oder psychosomatischen oder auch teilstationären Einrichtung erfolgen soll. Auch gibt es bislang keine Möglichkeit, die Indikation einer medikamentösen Begleittherapie direkt zu stellen.

Empfohlene Maßnahmen sollen laut SGB 5, §12 (Schulin, 2002) den sogenannten WANZ-Kriterien entsprechen, also

- wirtschaftlich,
- ausreichend,
- notwendig und
- zweckmäßig sein.

Darüber hinaus sollten sich die empfohlenen Maßnahmen an den aktuellen Leitlinien und dem aktuellen Forschungsstand orientieren. Der Patient sollte auch über die jeweiligen Vor- und Nachteile der Maßnahme aufgeklärt werden. Voraussetzung für eine gute Empfehlung indizierter Maßnahmen bzw. Interventionen ist, dass der Therapeut auch eine umfassende Kenntnis des Versorgungsangebotes außerhalb der gesetzlichen Krankenkasse oder über andere psychosoziale Dienstleistungen (z.B. Beratungen, sozialpsychiatrischer Dienst) besitzt oder auf hilfreiche Datenbanken zurückgreifen kann, wie es z.B. die Internetseite wobehandeln.de darstellt (→Kap. 6).

Wird die Indikation einer ambulanten Psychotherapie gestellt, kann auf dem PTV 11 das empfohlene Richtlinienverfahren angegeben werden, nämlich:

- Analytische Psychotherapie
- Systemische Therapie
- Tiefenpsychologisch fundierte Therapie
- Verhaltenstherapie

Neben einer Orientierung an aktuellen Leitlinien und am aktuellen Forschungsstand kann auch die Präferenz des Patienten für ein bestimmtes Verfahren in die Entscheidung miteinfließen, insbesondere wenn verschiedene Methoden unterschiedlicher Verfahren bei einem bestimmten Störungsbild gleichwertig nebeneinanderstehen. Dazu muss der Therapeut den Patienten über alle Richtlinienverfahren gleichermaßen aufklären können. Allerdings besitzen viele Therapeuten genauere Kenntnis nur von dem Verfahren, das sie selbst anbieten. Hilfreich ist hier das Informationsblatt PTV 10 (→Abb. 2-1 in Kap. 2.1), auf dem auf Seite 2 die Verfahren erläutert werden. Der Therapeut sollte mit dem Patienten gemeinsam dieses Informationsblatt durchsprechen.

3.4 Abgrenzung der Sprechstunde zur probatorischen Sitzung

Probatorische Sitzungen wie auch psychotherapeutische Sprechstunden stehen am Anfang einer ambulanten Behandlung. Beide haben zwar Gemeinsamkeiten, unterscheiden sich jedoch in einigen Punkten.

Zunächst zu den Gemeinsamkeiten: Sprechstunde und Probatorik

- stehen vor den therapeutischen Sitzungen
- sind nicht antrags- und anzeigepflichtig
- klären auf, fördern ggf. die Therapiemotivation, dienen ggf. einer ersten Stabilisierung
- dienen (auch) der Diagnosefindung bzw. Differentialdiagnostik

Die Unterschiede zwischen beiden sind in Tabelle 3-1 aufgeführt.

	Sprechstunde	**Probatorik**
Allgemeines	Ist Voraussetzung für Akut- und Richtlinientherapie, gruppenpsychotherapeutische Grundversorgung (GPGV)	Leitet Richtlinientherapie ein
	Identifiziert den Therapieschwerpunkt, führt zur Indikationsstellung	Formuliert Therapieziele, erprobt die Beziehung (Therapiebündnis möglich?)
Diagnose	Vorläufig (v. a.)	Ziel: gesichert
Anzahl der Sitzungen	Maximal 3	2 bis 4
Angebot	Verpflichtend (»Lotsenfunktion«), danach aber ggf. keine Übernahme, sondern Weitervermittlung	Selektiv
Rolle	»Ratgeber«, Diagnostiker	Therapeut (Bezugsperson, Verantwortlicher, Arbeitsbündnis)
Anamnese	Schwerpunkt liegt auf Krankheitsanamnese	erweiterte Anamnese, insbesondere um Biographie
Therapiezielfindung	Vorläufig	Ausführlich
Gesprächsführung	Strukturierte Exploration, Fokus auf Informationsgewinnung	Vertiefte Exploration, Fokus auf Beziehungsaufbau
Therapieverfahren	Übergreifend	Spezifisch
Verbindlichkeit	Gering/vorläufig	Höher
Vergütung	Höher	Geringer
Auch im PKV-System	nein	ja
Video möglich	nur in begründeten Fällen	nur in begründeten Fällen
Möglich während stationärer Behandlung	nein	ja
Einzelsetting	ja	ja
Gruppensetting	nein	ja

Tab. 3-1: Vergleich psychotherapeutische Sprechstunde und probatorische Sitzung.

3.5 Ablauf einer Sprechstunde

Es empfiehlt sich, dem Patienten, der sich zur PTS vorstellt, bereits während der Wartezeit bzw. vor dem ersten Termin das Informationsblatt zur Richtlinientherapie (PTV 10) auszuhändigen sowie gegebenenfalls schon erste psychometrische Verfahren zur Schweregradbestimmung einzusetzen.

Der Schwerpunkt im anschließenden Gespräch liegt zunächst auf der Diagnosefindung. Nach Klärung, ob die Indikation für eine Psychotherapie vorliegt, wird am Ende der Sitzung mit Hilfe des Befundberichts (Formular zum Ergebnis der Sprechstunde PTV 11) die spezifische Indikation festgelegt.

Abbildung 3-4 zeigt den typischen Ablauf einer PTS.

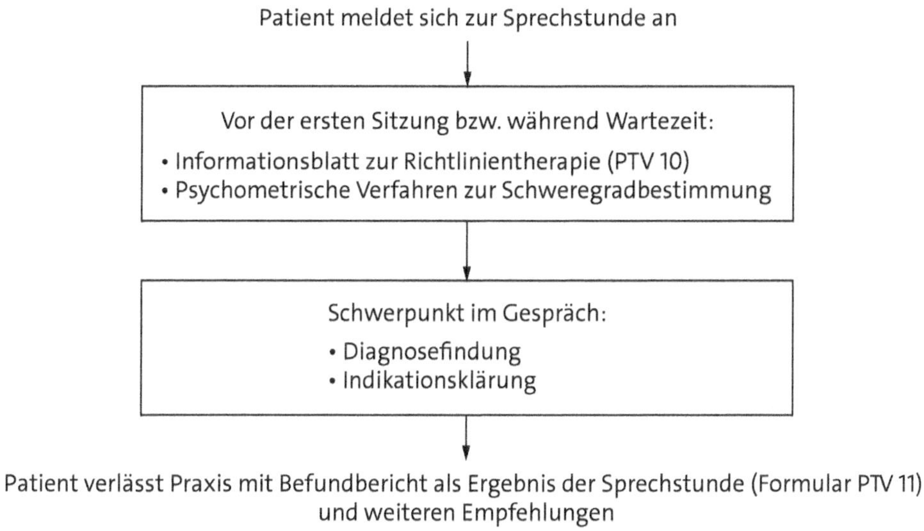

Abb. 3-4: Ablauf der psychotherapeutischen Sprechstunde.

FALLBEISPIEL FRAU M.

- Frau M., 37 Jahre, ledig, stellt sich zur ersten Sprechstunde vor, sie hat keine Therapievorerfahrung.
- Patientin erhält bereits nach der telefonischen Terminvereinbarung zur Sprechstunde ein Screening in Form eines Fragebogens (z. B. ICD-10-Symptom-Rating).
- Therapeut liest vor dem Gespräch das Ergebnis der ersten Psychometrie: Frau M. zeigt erhöhte Werte auf der Depressions- und Angstskala (mittlere Symptombelastung) sowie beim Gesamtscore.
- Nach Erhebung des psychischen Befundes, der Krankheitsanamnese und relevanter Aspekte aus der Biographie ergeben sich deutliche Hinweise auf eine mittelgradige depressive Episode (F32.1).

- Durch den Befund ergeben sich als Indikation mehrere empfohlene Maßnahmen: ambulante Einzel- und/oder Gruppentherapie (leitliniengemäß Verhaltenstherapie, Tiefenpsychologisch fundierte Psychotherapie, Analytische Psychotherapie) sowie möglicherweise eine ambulante Behandlung durch einen Facharzt.
- Frau M. formuliert im gemeinsamen Gespräch über die Unterschiede zwischen den Verfahren den Wunsch, eine Tiefenpsychologisch fundierte Psychotherapie, zunächst ohne medikamentöse Begleittherapie, zu machen.
- Eine Indikation zur stationären Behandlung liegt bei fehlender Eigen- oder Fremdgefährdung nicht vor, auch reicht der vorliegende Schweregrad nicht aus.
- Frau M. erhält den ausgefüllten Befundbericht (PTV 11) mit ihren Empfehlungen sowie die Nummer der Terminservicestelle für eine entsprechende weiterführende PT.

Literatur

Arbeitsgemeinschaft für Methodik und Dokumentation in der Psychiatrie. (2023). Das AMDP-System: Manual zur Dokumentation des psychischen Befundes in Psychiatrie, Psychotherapie und Psychosomatik (11., vollständig überarbeitete Aufl.). Hogrefe.

de Shazer, S., Dolan, Y., Korman, H., Trepper, T., McCollum, E., & Berg, I. K. (2008). Mehr als ein Wunder. Lösungsfokussierte Kurztherapie heute. Carl-Auer Verlag.

Faber, F. R., Haarstrick, R., Dieckmann, M., Becker, M., Neher, M., Cavicchioli, A. (2021). Kommentar Psychotherapie-Richtlinien (12. Aufl.). Elsevier.

Gemeinsamer Bundesausschuss. (2017). Beschluss des Gemeinsamen Bundesausschusses über eine Änderung der Psychotherapie Richtlinie: Strukturreform der ambulanten Psychotherapie (BAnz AT 15. 02. 2017 B2). https://www.g-ba.de/downloads/39-261-2634/2016-06-16_2016-11-24_PT-RL_Aenderung_Strukturreform-amb-PT_konsolidiert_BAnz.pdf

Gemeinsamer Bundesausschuss. (2024). Richtlinie des Gemeinsamen Bundesausschusses über die Durchführung der Psychotherapie (Psychotherapie-Richtlinie) – in der Fassung vom 19. Februar 2009. https://www.g-ba.de/downloads/62-492-3464/PT-RL_2024-03-21_iK-2024-06-19.pdf

Hautzinger, M., Keller, F., & Kühner, C. (2009). BDI II – Beck-Depressions-Inventar – Manual (2. Aufl). Pearson.

Kassenärztliche Bundesvereinigung. (2023). Formulare für die Psychotherapie. https://www.kbv.de/html/27068.php

Regli, D., Bieber, K., Mathier, F., & Grawe, K. (2000). Beziehungsgestaltung und Aktivierung von Ressourcen in der Anfangsphase von Therapien. Verhaltenstherapie und Verhaltensmedizin, 21(4), 399–420.

Rogers, C. R. (1976). Die nicht-direktive Beratung. Fischer.

Schulin, B. (2002). Sozialgesetzbuch: Textausgabe mit ausführlichem Sachregister und einer Einführung (Bertram) Schulin (28., vollständig überarbeitete Aufl.). DTV.

Tritt, K., von Heymann, F., Zaudig, M., Zacharias, I., Söllner, W., & Loew, T. (2010). ICD-10-Symptom-Rating. PsyDix.org. https://psydix.org/psychologische-testverfahren/isr/

Wittchen, H.-U., & Hoyer, J. (2011). Diagnostische Prozesse in der Klinischen Psychologie und Psychotherapie. In H.-U. Wittchen & J. Hoyer (Hrsg.), Klinische Psychologie & Psychotherapie (2. Aufl.). Springer.

Zaudig, M., & Trautmann, R. D. (2006). Therapielexikon Psychiatrie, Psychosomatik, Psychotherapie. Springer.

THERESA DZEBA UND JONATHAN G. MAIER

4 Psychotherapeutische Akutbehandlung – Grundlagen

Inhalt

In diesem Kapitel erfahren Sie, ...

- wie sich die psychotherapeutische Akutbehandlung (PTAB) begrifflich einsortieren lässt,
- wie sich der Umgang mit psychischen Ausnahmezuständen historisch entwickelt hat,
- welchen Einfluss verschiedene Auslöser auf den Verlauf akuter psychischer Symptome haben,
- welche Symptomgruppen sich typischerweise bei akuten psychischen Ausnahme- und Krisenzuständen zeigen,
- welche Diagnosen im Kontext der PTAB vorrangig vergeben werden,
- was der Unterschied zwischen einem psychotherapeutischen Akutfall und einem psychiatrischen Notfall ist.

4.1 Begriffsbestimmung

4.1.1 Der Begriff »Akutbehandlung«

Mit dem Begriff »akut« (lat. acutus: spitz, scharf, gefahrvoll) wird in der Medizin in der Regel eine Zuspitzung eines Erkrankungszustandes beschrieben. Der Begriff kann sich auf mehrere Aspekte beziehen:

- Die *zeitliche Beschreibung* beinhaltet, dass der aktuelle Krankheitszustand in seiner aktuellen Ausprägung jüngst entstanden ist und damit eine relativ kurze Bestehensdauer aufweist.
- Die *Beschreibung des Schweregrads* impliziert eine aktive, deutlich bis voll ausgeprägte, manifeste (lat. manifestus: handgreiflich, deutlich) bis floride (lat. floridus: blühend) und unter Umständen in ihrer Heftigkeit fulminante (lat. fulminans: donnernd, blitzend) Symptomatik.
- Die *Beschreibung des Zeitpunkts einer notwenigen Intervention beinhaltet,* dass die Behandlung der Symptomatik grundsätzlich eine Dringlichkeit aufweist und eine zeitnahe Intervention als notwendig angesehen wird.

Dem Begriff der Akuität wird der Begriff der Chronizität qualitativ entgegengesetzt. Unter »chronisch« wird in der Medizin ein Krankheitszustand von bereits langanhaltender Dauer bezeichnet. Die Quantifizierung, wie viel Zeit »kurz« in Abgrenzung zu »langanhaltend« ausmacht, variiert über Krankheiten und Kontexte hinweg, wobei in diagnostischen Klassifikationssystemen oft zeitliche Richtwerte angegeben werden (z. B. 6 Monate). Nicht jede akute Erkrankung oder Symptomatik ist so schwerwiegend, als dass sie einer Behandlung bedarf, denn viele akute Erkrankungen klingen innerhalb weniger Tage oder Wochen selbstständig wieder ab. Bleibt jedoch eine akute Symptomatik, die einer dringlichen Behandlung bedarf, unbehandelt, dann wird das Risiko einer Fixierung und Chronifizierung eingegangen. Akuität und Chronizität stehen also in Beziehung zueinander: Unbehandelte akute Krankheitszustände können in chronische Krankheitszustände übergehen.

Eine akute Symptomatik kann wie folgt auftreten:

- als Erstmanifestation,
- als wiederkehrende Episode oder Rückfall bei einer rezidivierenden Grunderkrankung mit intermittierender Remission oder
- als Zuspitzung bei einer chronisch vorliegenden Grunderkrankung.

Ein zu behandelnder »Akutfall« kann von einem »Notfall« unterschieden werden. Unter Notfall wird eine Situation verstanden, die eine unmittelbare Gefahr für Leben und Gesundheit der Person bedeutet. Dies beinhaltet, dass die akute Symptomatik eine Bedrohung für die vitalen Funktionen des Betroffenen darstellt und eine unverzügliche Maßnahme der Notfallrettung erforderlich ist (Sefrin, 2013). Der Akutfall hingegen beschreibt einen Zustand, der mit einer akuten Belastung oder dem Gefühl einer solchen einhergeht, ohne das Vorliegen einer Lebensbedrohlichkeit. Beim Akutfall handelt es sich um ein rasch entstehendes und lokalisierbares pathologisches Geschehen, allerdings verbunden mit der Gefahr einer zusätzlichen oder bleibenden Schädigung bei ausbleibender Hilfestellung (Sefrin, 2013). Während für vital bedrohliche Notfälle im Rahmen des Rettungsdienstes eine notärztliche Versorgung zur sofortigen Hilfeleistung vorgegeben ist, gewährleisten niedergelassenen Ärzte und Psychologische Psychotherapeuten gemäß SGB V im Zuge des Sicherstellungsauftrags die ambulante Versorgung von Patienten, die nicht unmittelbar lebensbedrohlich erscheinende Krankheitsfälle darstellen (Sefrin, 2013).

Mit der Einführung der Psychotherapeutischen Sprechstunde (PTS) und Psychotherapeutischen Akutbehandlung (PTAB) wurden 2017 Versorgungsziffern geschaffen, die der Einbindung ambulanter Psychotherapeuten in die niederschwellige Erstversorgung von Menschen mit psychischen Erkrankungen dienen soll. Mit der PTS wurde die Möglichkeit eines zeitnahen Erstkontakts geschaffen, deren Ziel die diagnostische Einordnung und Indikationsstellung bei Vorliegen einer krankheitswertigen psychischen Symptomatik ist. Mit der PTAB wurde für einen »Akutfall« die Möglichkeit geschaffen, der Person eine zeitnahe psychotherapeutische Anbindung ohne bürokratische Hürden zu bieten, um eine rasche initiale Stabilisierung zu gewährleisten. Für die Indikationsstellung einer PTAB ist hierbei die Unterscheidung zwischen einem »Psychotherapeutischen Akutfall« und einem »Psychiatrischen Notfall« sinnvoll (→ Kap. 4-4).

Das generelle Ziel der PTAB ist, der drohenden Fixierung, Verschiebung (z. B. im Sinne einer Somatisierung) oder Chronifizierung einer akuten psychischen Symptomatik möglichst frühzeitig entgegenwirken zu können. Reicht eine PTAB nicht aus, sollen Betroffene in deren Rahmen stabilisiert und eine Richtlinienpsychotherapie oder andere ambulante, teil- oder vollstationäre Maßnahme eingeleitet werden.

4.1.2 Der Begriff »psychischer Ausnahme- und Krisenzustand«

Das Wort »Krise« stammt aus dem Altgriechischen und bedeutet Unsicherheit, Zuspitzung, Wendepunkt, Entscheidung. In der Medizin bezeichnet der Begriff den kritischen Moment einer Krankheit, der entweder zu einer Verbesserung oder zu einer Verschlechterung der Symptome führen kann (Klosinski, 1999). Psychologisch gesehen bezieht sich der Begriff auf das Entstehen und Durchlaufen extremer Belastungen in einem bestimmten Lebensabschnitt. Die meisten Menschen bewältigen Krisen aus eigener Kraft und benötigen keine psychiatrische oder psychotherapeutische Unterstützung.

Seit den 1950er Jahren haben sich psychiatrisch-psychotherapeutische Ansätze der »Krisenintervention« sowohl in stationären als auch in ambulanten Kontexten stets weiterentwickelt. Hierbei wurden wichtige Modelle zum Verständnis psychischer Ausnahme- und Krisenzustände entwickelt. Der Begriff der »psychischen Krise« wurde im Rahmen seiner jedoch ubiquitären Verwendung zunehmend verwässert und wird heute oft undifferenziert in verschiedensten Kontexten verwendet (Gekle & Tschacher, 2004). Daraus leitet sich die Problematik ab, dass verschiedene Betrachter – Betroffene wie auch Behandler – dem Begriff sehr unterschiedliche Bedeutungen beimessen. Um dieser Unschärfe im Kontext der PTAB Rechnung zu tragen, möchten wir uns in diesem Kapitel möglichst vom Begriff Krise lösen und uns stattdessen den Auslösern eines psychotherapeutischen Akutfalls sowie einer symptomorientierten Beschreibung des psychischen Ausnahme- und Krisenzustands zuwenden, wie er in der Definition der PTAB (→Kap. 2.2) beschrieben ist.

Historische Modelle zu psychischen Ausnahme- und Krisenzuständen

Wellesley-Projekt. Bei der historischen Betrachtung der Therapie von psychischen Erkrankungen hoher Dringlichkeit stößt man auf die Pioniere Lindemann und Caplan. Lindemann führte eine Evaluation der Behandlung von 101 Opfern eines Großbrandes sowie deren Angehörigen durch. Auf Grundlage dieser Untersuchung entwickelte er theoretisches und klinisches Grundlagenwissen über typische Verhaltensreaktionen auf extreme Belastungssituationen. Des Weiteren identifizierte er Interventionen und betonte dabei, dass eine gezielte und frühzeitige Behandlung der Betroffenen notwendig ist (Lindemann, 1944). Caplan entwickelte Ansätze, die darauf abzielen, stationäre Aufenthalte zu vermeiden. Er beschrieb den psychischen Ausnahmezustand mit hoher Dringlichkeit als Symptomatik, die auftritt, wenn eine Person auf eine Situation stößt, die sie aufgrund ihrer bisher erlernten Problemlösefähigkeiten nicht bewältigen kann und dadurch ihr inneres Gleichgewicht verliert. Caplan betonte die Bedeutung einer frühzeitigen Intervention, da Personen mit akuter Symptomatik besonders empfänglich dafür sind (Caplan, 1964). Basierend auf ihren Erkenntnissen gründeten Lindemann und Caplan das erste Community Crisis Center in Wellesley Boston mit dem Ziel, Menschen mit einer akuten Belastungssymptomatik im Sinne einer sekundären Prävention eine zeitnahe und gemeindenahe Versorgung anbieten zu können (Caplan, 1974).

Die drei Komponenten psychischer Ausnahmezustände. Rapoport (1962) setzte unmittelbar an den Arbeiten von Caplan an und identifizierte drei Komponenten, die zu einem psychischen Ausnahmezustand führen:

- Eine auslösende Gefahrensituation
- Die Bedrohung von Lebenszielen
- Das Fehlen geeigneter Bewältigungsmechanismen

Sie nahm an, dass die aktuelle emotionale Belastung einer Person durch frühere Erfahrungen mit unangenehmen Situationen beeinflusst wird. Reagiert ein Individuum auf eine Belastung mit Versagen, entstehen ungelöste, unbewusste Konflikte, die durch spätere Stressoren reaktiviert werden können. Des Weiteren schlug sie Techniken vor, die zu einer erfolgreichen Bewältigung führen können, nämlich die richtige Einschätzung der Situation, den angemessenen Umgang mit aufkommenden Gefühlen sowie die Bereitschaft, externe Hilfe anzunehmen.

Stufenmodell. Erikson (1973) interessierte sich für Auslöser von Belastungsreaktionen bei Menschen im Laufe ihres Lebens. Er befasste sich mit Stressfaktoren, die alle betreffen. In seinem Stufenmodell der psychosozialen Entwicklung beschrieb er acht Stadien, die Individuen durchlaufen müssen. Entscheidend für eine gelungene Entwicklung sei dabei die Passung zwischen den Herausforderungen, die das soziale Umfeld den Heranwachsenden stellt, und ihren eigenen Bedürfnissen. In Eriksons Modell stellen die Übergänge zwischen den Stufen einen Konflikt für Heranwachsende dar, die durchlaufen werden müssen. Bei erfolgreicher Bewältigung der Herausforderungen entsteht persönliches Wachstum. Dies ist wiederum hilfreich, um die nächste Entwicklungsstufe erfolgreich zu meistern, wenn auch keine zwingende Voraussetzung. Dem entgegengesetzt kann das Scheitern an einem Wachstumsschritt weitere Reifung und Wachstum gefährden, was sich durch Belastungsreaktionen manifestieren kann.

Merkmale kritischer Lebensereignisse. Auch Filipp (1995) setzte sich mit den Auslösern akuter Belastungsreaktionen auseinander und definierte den Begriff der »kritischen Lebensereignisse«. Sie beschrieb die Auslöser als personeninterne und personenexterne Ereignisse, »die durch Veränderungen der (sozialen) Lebenssituation der Person gekennzeichnet sind und die mit entsprechenden Anpassungsleistungen durch die Person beantwortet werden müssen« (S. 23). Schafft ein Individuum es nicht, darauf angemessen zu reagieren, kommt es zu einer Phase des Ungleichgewichts. Gemeinsam mit ihrem Kollegen Aymanns fasste Filipp die Merkmale der kritischen Lebensereignisse zusammen (Filipp & Aymanns, 2018). Zu den Merkmalen zählen

- eine raumzeitliche, punktuelle Verdichtung des Geschehensablaufs, die in Dauer und Verlauf variieren kann, entscheidend ist allerdings eine Kumulation der Ereignisse zu einem bestimmten Zeitpunkt;
- die Passung zwischen Person und Umwelt, die durch das Geschehen in ein Ungleichgewicht gerät und eine Neuordnung des Gefüges erforderlich macht;
- ein intensives emotionales Erleben des Betroffenen.

Ihre Forschung leistete einen wichtigen Beitrag für die Vorhersehbarkeit von psychischen Erkrankungen, denen gehäuft belastende Lebensereignisse vorhergehen. So kann man beispielsweise bei drei Viertel aller an Depression Erkrankten belastende Lebensereignisse im Vorfeld ausmachen (Hautzinger, 1998).

Allgemeines Anpassungssyndrom und Stresserleben. Der Endokrinologe Selye (1950) ging auf die körperliche Komponente akuter psychischer Belastungsreaktionen ein. Er gilt als einer der Begründer der Stressforschung und bezeichnete Stress als einen körperlichen und psychischen Prozess, der reaktiv auf äußere oder innere Anforderungen in Gang gesetzt wird. Kurzfristig ermöglicht die akute Stressreaktion dem Betroffenen eine erhöhte Widerstandskraft, langfristig allerdings kann Stress zu starken körperlichen Schäden führen. Selye bezeichnete die Stressreaktion als allgemeines Anpassungssyndrom und unterteilte diese in drei Phasen:

- Phase 1: Zunächst führt ein Stressor zu einer akuten *Alarmreaktion*, in der der Körper durch Aktivierung des Sympathikus alle Kräfte zur Abwehr des Stressors mobilisiert, der Betroffene wird leistungsfähiger.
- Phase 2: Nach dieser kurzen Phase kommt es zum *Widerstandsstadium*, das nur für eine begrenzte Zeit aufrechterhalten werden kann. In dieser Phase kann die Person optimal auf den Auslöser reagieren. Mit der Zeit allerdings wird der Parasympathikus aktiv, die Wirkung des Sympathikus wird abgeschwächt. Bereits in dieser Phase treten erste psychosomatische Begleiterscheinungen auf.
- Phase 3: Schließlich tritt die *Erschöpfung* ein. In dieser Phase hat der Körper keine Ressourcen mehr zur Verfügung und es kommt zu Überlastungserscheinungen.

Selye (1974) unterschied in seiner späteren Forschung zwischen Eustress und Distress als unterschiedliche Reaktionsmuster auf Stressoren. Während Eustress zu erhöhter Leistungsfähigkeit und Motivation führt, wird Distress als bedrohlich und überfordernd wahrgenommen. Unter Distress nimmt die Person die eigenen Ressourcen als nicht adäquat zur Bewältigung der Situation wahr und reagiert mit negativen Emotionen sowie körperlichen Beschwerden.

Transaktionales Stressmodell. Auch Lazarus setzte sich in seinem Transaktionalen Stressmodell mit den Effekten von Stressoren auf Individuen auseinander, fokussierte dabei allerdings weniger auf körperliche Reaktionen, sondern viel mehr auf kognitive Bewertungsprozesse. Er ging davon aus, dass erst durch die kognitive Bewertung eine Situation bzw. ein Reiz als gefährlich von dem Betroffenen interpretiert wird.

Reaktionen auf einen Stressor laufen in zwei Bewertungsschritten ab. Bei der primären Bewertung beurteilt der Betroffene, ob der Stressor positiv, irrelevant oder stresshaft ist. Bei der Bewertung »stresshaft« prüft er mit Hilfe der sekundären Bewertung, ob die entsprechenden Ressourcen vorhanden sind, um darauf adäquat reagieren zu können. Nur die Koppelung der Bewertungen »stresshaft« und »mangelnde Ressourcen« führen zu weiterem Stresserleben.

Für die Coping-Phase kann die Person wählen zwischen verschiedenen Bewältigungsstrategien. Es gibt zwei Arten des Handelns bei der Bewältigung von Problemen: problemorientiertes, instrumentelles Handeln, das heißt, die Situation selbst wird verändert, und emotionsorientiertes Handeln, das heißt, die eigene Einstellung zur Situation wird verändert. Wenn die Bewältigung erfolgreich ist, erfolgt eine Neubewertung der Situation oder Anpassung und Lernen. Wenn die Situation nicht bewältigt wird, entsteht eine negative Rückkopplung, verbunden mit dem Gefühl des Versagens (Lazarus & Folkman, 1984).

Kognitive Modelle akuter Belastungsreaktionen. Neben Lazarus haben auch wichtige Vertreter der Kognitiven Verhaltenstherapie die Bedeutung der Bewertung als Auslöser von Belastungssymptomen betont. Sie sind der Ansicht, dass nicht direkte innere oder äußere Auslöser selbst emotionale und Verhaltensreaktionen beeinflussen. Vielmehr sind es die Denkprozesse, die zwischen den Reizen stattfinden, die diese verändern, reduzieren, erweitern und miteinander verknüpfen. Diese Denkprozesse beeinflussen schließlich die Reaktionsmuster.

Beck, der als Begründer der Kognitiven Verhaltenstherapie bekannt ist, hat sich hauptsächlich mit kognitiven Konzepten zur Behandlung von Depressionen befasst (Beck et al., 2010). Er entwickelte das Konzept der dysfunktionalen kognitiven Schemata, bei denen es sich um innere Regeln handelt, anhand derer eine Person sich selbst und ihre Umwelt bewertet. Durch kognitive Verzerrungen wie Katastrophisieren, Generalisieren oder irrationales Antizipieren erlebt der Betroffene innere Blockaden, die dazu führen, dass er sich selbst, seine Umwelt und die Zukunft negativ wahrnimmt. Reaktionen darauf können ein Gefühl der Überforderung, Erschöpfung und Selbstzweifel sein – typische Symptome akuter Belastungsreaktionen. Das Ziel der Kognitiven Verhaltenstherapie besteht darin, diese Denkverzerrungen zu identifizieren und durch realistischere Denkmuster zu ersetzen.

Auch Meichenbaum und Goodman (1971) beschäftigen sich mit Bewertungsprozessen in Form von Selbstverbalisation. Sie argumentieren, dass Individuen in kontinuierlicher Kommunikation mit sich selbst stehen, die unbewusst ihr Verhalten beeinflusst und entweder zum erfolgreichen Erreichen eines Ziels oder zum Misserfolg führt. Meichenbaum (1985) hat das Stressimpfungstraining entwickelt, bei dem Personen angeleitet werden, akute Stressoren mit Hilfe von erlernten förderlichen Denkmustern angemessen zu bewältigen.

Basierend auf der Theorie des operanten Konditionierens hat Lewinsohn (1974) die Verstärkerverlust-Hypothese entwickelt, nach der sowohl der Auslöser als auch das Aufrechterhalten einer Depression mit dem Verlust von Verstärkern zusammenhängt. Dieses Konzept kann auch auf akute Belastungsreaktionen angewendet werden. Menschen reagieren auf Rückschläge und Einschränkungen, indem sie ihr bisheriges Verhalten löschen. Sie ziehen sich zurück, werden inaktiv und zeigen Vermeidungsverhalten. Dadurch entsteht eine Abwärtsspirale, da ihre Passivität zu einem zunehmenden Verlust von Verstärkern führt, der sich weiterhin krisenhaft verschärfen kann. Durch Therapie wird der Betroffene aktiviert, um vermehrt positive Verstärker zu erleben.

Resilienzforschung. Trotz äußerst schwieriger Umstände scheinen manche Menschen unerschütterlich zu sein. Die Resilienzforschung setzt sich mit der Frage auseinander, welche Faktoren dazu beitragen, dass Menschen trotz widriger Umstände eine widerstandsfähige Psyche entwickeln. Ihr Ziel ist es, die psychischen Faktoren zu verstehen, die die Widerstandsfähigkeit von Individuen erhalten. Resilienz entsteht im Laufe des gesamten Lebens eines Menschen durch die Wechselwirkung zwischen seiner Anlage und Umwelt und ermöglicht gesunde Reifung aufgrund von Schutzfaktoren (Fergus & Zimmerman, 2005; Thun-Hohenstein et al., 2020; Werner & Smith, 2001). Im Folgenden werden zwei Modelle der Resilienzforschung vorgestellt.

- *Modell der Salutogenese:* Der Gesundheitswissenschaftler Antonovsky (1979) setzte sich auseinander mit überlebenden Frauen aus Konzentrationslagern, die trotz extremer Belastungen die Zeit im Lager mental gesund überlebten. In seiner Forschung brach er mit pathogenetischen Ansätzen und konzentrierte sich stattdessen auf Faktoren, die die mentale Gesundheit fördern. Dabei entwickelte er das Konzept der Salutogenese. Mit Hilfe seiner Forschung identifizierte er die Fähigkeit zur Kohärenz als einen wesentlichen gesundheitsförderlichen Faktor. Diese Kohärenz entsteht, wenn ein Mensch das Leben als

- verständlich wahrnimmt, mit klarer Struktur und Erklärbarkeit,
- bewältigbar, indem er Anforderungen und Lösungsmöglichkeiten anpasst, und
- sinnhaft, indem er erkennt, dass es sich lohnt, Energie für die Bewältigung der Anforderungen aufzuwenden.

- *Zweikomponenten-Modell assimilativer und akkommodativer Bewältigung.* Brandstätter und Renner (1990) haben in ihrem Modell der assimilativen und akkommodativen Prozesse untersucht, wie gesundheitsfördernde Prozesse im Menschen ablaufen, um belastende Umstände oder kritische Lebensereignisse erfolgreich zu bewältigen (→Kasten »Zweikomponenten-Modell ...« in Kap. 5.3.2). Sie definierten eine Situation als belastend, wenn die Realität stark von den Wünschen der Person abweicht. In solchen Fällen werden zwei konträre und gleichzeitig einander ergänzende Prozesse ausgelöst: der assimilative Prozess und der akkommodative Prozess. Beim assimilativen Prozess passt das Individuum die Umstände an seine Wünsche an, während er beim akkommodativen Prozess die eigenen Wünsche an die Umwelt anpasst. Menschen, die einen hohen Grad an assimilativer oder akkommodativer Anpassung aufweisen, zeigen eine höhere Lebenszufriedenheit, während Personen mit geringer Ausprägung ein erhöhtes Risiko für psychische Erkrankungen wie Depression haben. In Bezug auf das Alter zeigt sich, dass jüngere Menschen eher den assimilativen Weg wählen, während ältere Menschen eher auf akkommodative Prozesse zurückgreifen.

Ein Akuitätsmodell für die psychotherapeutische Akutbehandlung

Basierend auf den bisherigen Erkenntnissen aus der Krisenforschung sowie auf der praktischen Erfahrung im Umgang mit Patienten in der PTAB schlagen wir ein Akuitätsmodell vor, das wir im Folgenden darstellen. Dieses Modell skizziert den Prozess, den ein Individuum in der Regel bis zum Erstkontakt in der PTAB durchlaufen hat (→Abb. 4.1).

Der Akutzustand und seine Auslöser. Das vorliegende Akuitätsmodell charakterisiert den psychotherapeutischen Akutfall auf zwei Ebenen, den Auslöser des Akutzustands und den Akutzustand selbst (→Kasten »Zur Unterscheidung von akutzustandsbezogenen und auslöserbezogenen Reaktionsmustern«). Durch diese Unterscheidung kann besser getrennt werden zwischen Reaktionen (kognitive, emotionale und verhaltensmäßige) mit Ausrichtung auf den erlebten psychischen Akutzustand und Reaktionen mit Ausrichtung auf den Auslöser. Diese Unterscheidung hinsichtlich der jeweiligen Ausrichtung (akutzustands- vs. auslöserorientiert) ist zudem für die Stabilisierung im Rahmen der PTAB sinnvoll. So können beispielsweise akutzustandsorientierte Bewältigungsversuche und hierbei dysfunktionale Regulationsstrategien ein entscheiden-

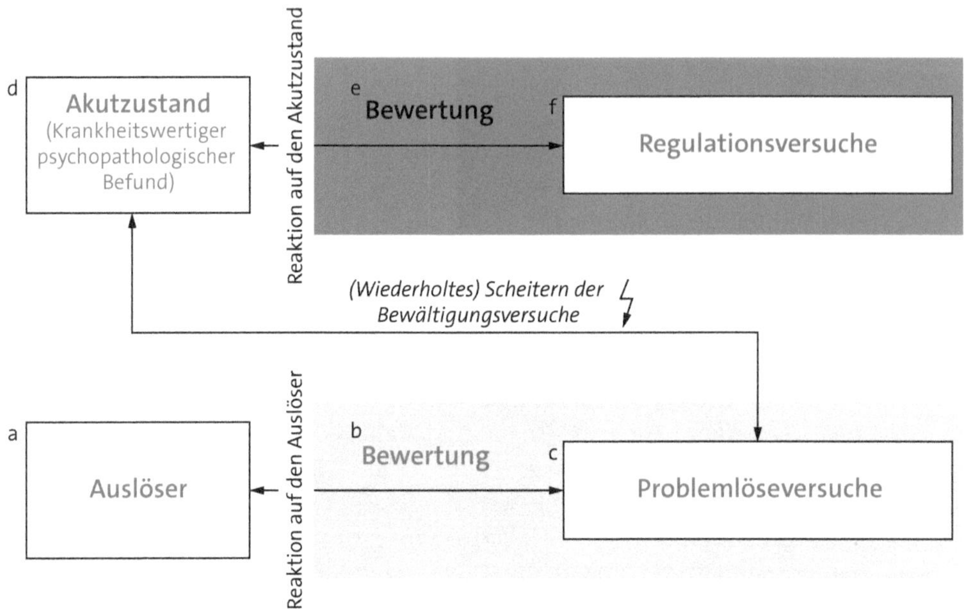

Abb. 4-1: Akuitätsmodell. (a) Die Person nimmt einen externen oder internen, plötzlichen oder schleichend eingetretenen Auslöser als Stressor wahr. Basierend auf (b) subjektiven Bewertungsprozessen (und mit diesen einhergehenden emotionalen Reaktionen) nimmt sie den Auslöser als bedrohlich wahr und greift zu auf den Auslöser ausgerichteten (c) Bewältigungsversuchen, also auslöserorientierten Problemlöseversuchen. Bei (wiederholtem) Scheitern dieser Bewältigungsversuche gerät die Person in einen (d) (unter Umständen krankheitswertigen) psychischen Akutzustand. Basierend auf (e) subjektiven Bewertungsprozessen (und mit diesen einhergehenden emotionalen Reaktionen) nimmt sie den Akutzustand als bedrohlich wahr, (f) weshalb sie (neben bisherigen Bewältigungsversuchen mit Ausrichtung auf den Auslöser) zu Bewältigungsversuchen mit Ausrichtung auf den psychischen Akutzustand, also zu vorwiegend Emotions- und Anspannungsregulationsversuchen greift.

der Faktor zur Aufrechterhaltung des psychischen Akutzustands sein und damit auslöserorientierte Bewältigungsversuche hemmen.

Neben den Auslösern des psychischen Akutzustandes spielen auch aktuelle Lebensumstände sowie prädisponierende und ätiopathogenetische Faktoren eine wichtige Rolle. Diese werden im Folgenden kurz beschrieben.

Aktuelle Lebensumstände. Oft werden relevante Aspekte der Problemsituation der betroffenen Person erst vor dem Hintergrund ihrer aktuellen Lebensumstände verständlich. Hierzu zählen beispielsweise soziale, ökonomische, kulturelle oder religiöse Faktoren. Im Speziellen geht es hier um Aspekte, die entweder den Handlungsspielraum der Person im Umgang mit ihrer Problemsituation einschränken und diese aufrechterhalten (hinderliche Faktoren, z. B. Mangel an Ressourcen), oder um Aspekte, die einer zu erzielenden Stabilisierung der Person dienlich sein können (supportive Faktoren, z. B. Verfügbarkeit und Zugänglichkeit von Ressourcen).

Prädisponierende und ätiopathogenetische Faktoren. Zwar sieht die PTAB keine umfassende Bearbeitung prädisponierender und ätiopathogenetischer Faktoren vor (→Kap. 2.2), jedoch ist deren sukzessive Erfassung im Verlauf der PTAB von entscheidender Bedeutung. Denn sie erklären die in der akuten Problemsituation wirkenden akutzustands- und auslöserbezogenen Bewertungsprozesse und die hierbei herangezogenen Regulations- sowie Bewältigungsstrategien der betroffenen Person. Hierzu zählen lerngeschichtlich entwickelte Grundüberzeugungen, Erlebens- und Verhaltensmuster, Aspekte der Persönlichkeitsstruktur, bereits in der Vorgeschichte erlebte Traumata, genetische Dispositionen sowie aktuelle und vergangene körperliche Krankheiten. Ein spezielles Augenmerk sollte vor allem während der Anamnese der Krankheitsgeschichte auf psychische und Verhaltensstörungen (F00-F99, ICD-10; Dilling & Freyberger, 2019) in der Vorgeschichte und entsprechende Vulnerabilitätsfaktoren gelegt werden.

Die vier Ebenen des Akuitätsmodells. Abgeleitet von einer allgemein bedingungsanalytischen Herangehensweise (vgl. Bruch, 2000; Kanfer et al., 2012; Reinecker, 1998) charakterisiert das beschriebene Akuitätsmodell die Problemsituation des Patienten im Rahmen der PTAB schlussendlich auf vier Ebenen (→Abb 4-2):

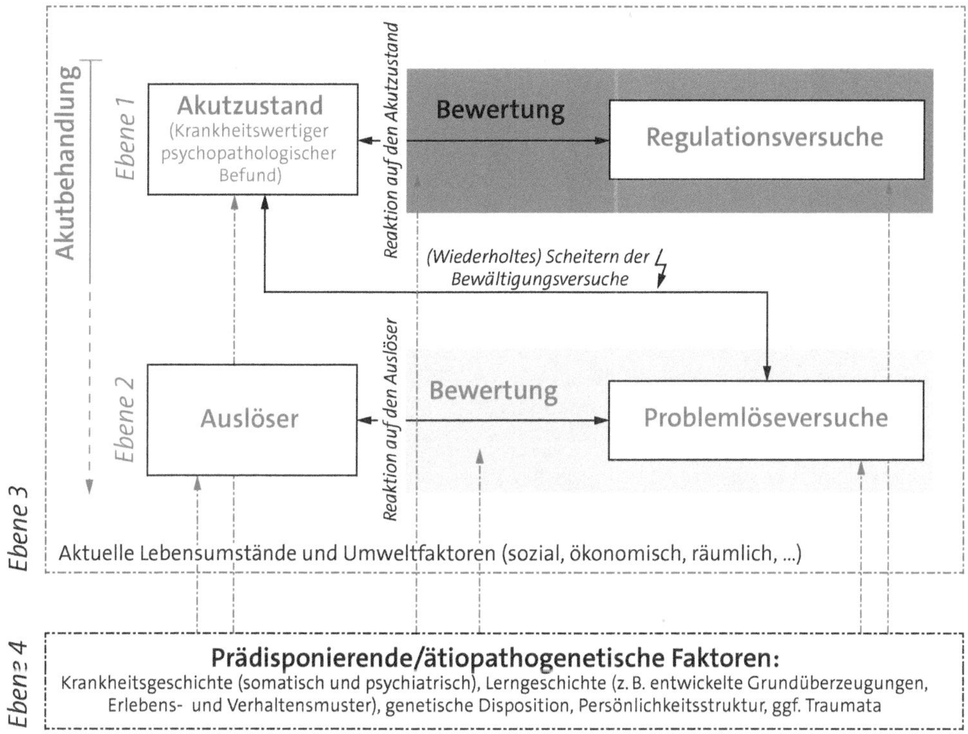

Abb. 4-2: Das Akuitätsmodell mit seinen vier Ebenen zur Charakterisierung der Problemsituation.

- Ebene 1: Krankheitswertige Symptomatik des psychischen Akutzustands und die Reaktion der betroffenen Person hierauf (dazu zählen subjektive Bewertungsmuster und bisherige Regulationsversuche)
- Ebene 2: Auslöser der akuten psychopathologischen Symptomatik und die Reaktion der betroffenen Person hierauf (dazu zählen subjektive Bewertungsmuster und bisherige Bewältigungsversuche)
- Ebene 3: Aktuelle Lebensumstände und Umweltfaktoren
- Ebene 4: Behandlungsrelevante prädisponierende und ätiopathogenetische Faktoren

KASTEN Zur Unterscheidung von akutzustandsbezogenen und auslöserbezogenen Reaktionsmustern

Uns ist die mangelnde Trennschärfe der Konzepte »auslöserorientierte Bewältigungsversuche« (hier auch als »Problemlöseversuche« bezeichnet) und »akutzustandsorientierte Bewältigungsversuche« (hier auch als »Regulationsversuche« bezeichnet) im vorgeschlagenen Akuitätsmodell bewusst (zur Unterscheidung der Konzepte siehe auch Compas et al., 2014).

Zwar beschreiben beide Begriffe Formen der Selbstregulation und des Selbstmanagements in Stresssituationen, jedoch versuchen wir, mit der unterschiedlichen Nomenklatur die Ausrichtung der jeweils angewendeten Strategie zu verdeutlichen. In Anlehnung an das Transaktionale Stress-Coping-Modell (Lazarus, 1991, 1999; Lazarus & Folkman, 1984) beschreiben wir mit »Problemlösestrategien« vor allem Versuche, die den *Auslöser* des psychischen Akutzustands adressieren (problem-focused coping). Mit »Regulationsstrategien« beschreiben wir hingegen Versuche, die durch den Auslöser hervorgerufenen negativen Emotionen und damit die Stressreaktion abzuschwächen (emotion-focused coping).

Bewertungsorientierte Versuche des Umgangs mit dem Problem (appraisal/cognitive/meaning-making coping) können sowohl darin bestehen, den Auslöser einzuordnen und zu bewerten, als auch darin, den Akutzustand einzuordnen und zu bewerten. Es gibt Anhaltspunkte dafür, dass Menschen mit einem höheren Selbstwirksamkeitserleben eher problem- und lösungsorientierte Strategien einsetzen. Hingegen neigen Menschen mit einem fehlenden Selbstwirksamkeitserleben (was ein zentraler Aspekt des psychischen Ausnahme- und Krisenzustands ist) eher dazu, anspannungs- und emotionsregulatorischen Strategien zu wählen (Thoits, 1995).

Abbildung 4-3 zeigt das Akuitätsmodell mit diesen drei Coping-Strategien.

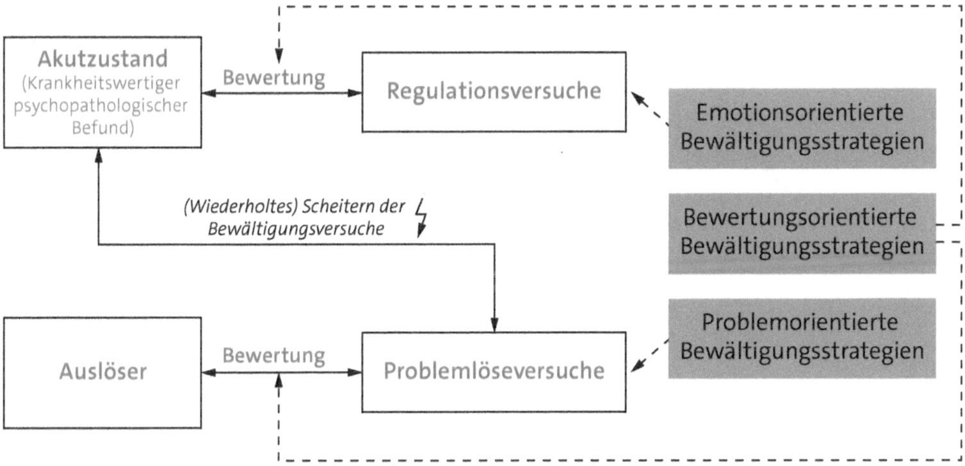

Abb. 4-3: Coping-Strategien des Transaktionalen Stress-Coping-Modells (Lazarus & Folkman, 1984; Lazarus, 1991, 1999) im Akuitätsmodell.

Differenzierung von psychischen Ausnahmezuständen nach Auslösern und Verlauf

Auslöser für psychische Ausnahme- und Krisenzustände stellen kritische Lebensereignisse dar, die einen Verlust, eine Schädigung, eine Bedrohung oder Überforderung eines oder mehrerer wichtiger Lebensbereiche einer Person bedeuten (Dross, 2001). Mögliche betroffene Bereiche sind nach Berger und Riecher-Rössler (2004a) folgende:

- Die körperliche Ebene, z. B. körperliche Gesundheit, Unversehrtheit, Leistungsfähigkeit
- Die psychische Ebene, z. B. psychische Gesundheit, Unverletzlichkeit, Leistungsfähigkeit
- Die Ebene der (moralischen) Identität, z. B. Selbstbild, Grundwerte, Menschenbild
- Die soziale Ebene, z. B. Beziehungen, Arbeit, Wohnen

Allen Auslösern ist gemein, dass sie die Bewältigungsmöglichkeiten der Betroffenen übersteigen. Zentral ist hierbei das Erleben eines ausgeprägten Verlusts an Selbstwirksamkeit.

Auslöser können entweder einzelne Ereignisse oder Veränderungen sein (singulärer Stressor) oder aus mehreren Ereignissen oder Veränderungen bestehen, die zwar nicht einzeln, jedoch in ihrem zeitlichen Zusammentreffen hinreichend für eine Destabilisierung des Betroffenen sind (kumulative Stressoren).

Auch können Auslöser hinsichtlich der Zeitspanne ihres Auftretens eingeordnet werden: Während bei plötzlich auftretenden Stressoren häufig als erste Reaktion ein Schockzustand auftritt, führen langsam auftretende, kumulierende oder persistierende Stressoren, deren Bewältigung ausbleibt, zu einer zunehmenden Erschöpfung und Resignation der Betroffenen (Reimer et al., 2000).

In der Literatur zu psychiatrisch-psychotherapeutischen Kriseninterventionen wurde immer wieder versucht, »psychische Krisen« entsprechend ihrer Auslösersituationen und Erscheinungsbilder zu typisieren. Eine Typisierung von Auslösern psychischer Ausnahme- oder Krisenzustände, ist folgende (in Anlehnung an Caplan, 1964; Cullberg, 1978; Stein, 2020):

- Lebensveränderungskrise: alltägliche Lebensveränderungen, z. B. sozial oder körperlich, wie beispielsweise Pubertät, die eine Person nicht adäquat bewältigen kann. Der Verlauf der Symptomentstehung bis zur Dekompensation ist meist schleichend.
- Traumatische Krise / situative Krise: plötzlicher, unvorhergesehener Schicksalsschlag, z. B. Gewaltverbrechen.
- Verlustkrise: existenzbedrohende Verluste, z. B. durch Tod oder Trennung.

Spezialfälle sind:

- Burnout-Krise: Zuspitzung eines Burnout-Syndroms. Der Verlauf der Symptomentstehung bis zur Dekompensation ist meist schleichend.
- Exazerbationskrise: Zuspitzung einer vorherbestehenden psychischen Erkrankung.

Die aktuelle Forschungslage zeigt, dass es derzeit und wahrscheinlich auch zukünftig schwer möglich sein wird, aufgrund von bestimmten Auslösesituationen die Belastungs- und Bewältigungsreaktionen von Betroffenen systematisch vorhersagen zu können, da ihr Erscheinungsbild über Individuen hinweg oft breiter gefächert ist, als die Theorie es voraussagt (Dross, 2001; Weber, 1997). Dennoch ist es lohnenswert, die typischen Verläufe von Belastungsreaktionen in Abhängigkeit von verschiedenen Auslösern zu betrachten, um entsprechende psychische Ausnahmesituationen besser verstehen und Empfehlungen für die Praxis in der PTAB geben zu können. Folgend werden verschiedene Auslöser vorgestellt, die bei Betroffenen zu unterschiedlichen Verläufen von Belastungserleben führen, und es wird kurz der jeweils in der Literatur vorgeschlagene Behandlungsfokus vorgestellt.

Lebensveränderungskrisen. Die Belastungsreaktionen in Lebensveränderungskrisen entwickeln sich in der Regel schleichend und zeigen anfangs eine geringe Akuität. Daher fällt es den Betroffenen und ihren Angehörigen oft schwer, die Auslöser nachzuvollziehen. Viele Menschen werden im Laufe ihres Lebens mit solchen Veränderungen konfrontiert, reagieren jedoch nicht zwangsläufig mit Belastungsreaktionen. Die Auslöser können in zwei Kategorien eingeteilt werden: Entweder handelt es sich um Veränderungen im sozialen Lebensraum des Betroffenen, z. B. Jobwechsel, Geburt eines Kindes, Heirat, Trennung oder Umzug. Oder es können biologische Veränderungen sein, wie beispielsweise Pubertät, Menopause oder Krankheit (Kardels et al., 2008).

Lebensveränderungskrisen zeichnen sich dadurch aus, dass die Person beim Streben nach einem Lebensziel in ihren Bewältigungsversuchen scheitert. Dadurch entsteht die Überzeugung, dass sie der neuen Situation aufgrund fehlender persönlicher

Ressourcen nicht gewachsen ist (interne Attribution) oder zum Opfer dieser Situation geworden ist (externe Attribution). Der interne Attributionsstil kann zu starken Schuldgefühlen führen, der externe Attributionsstil zu Wutausbrüchen, die ein angemessenes Bewältigen der Lebensveränderung behindern können (Malle, 2008; Rupp, 2004).

Caplan (1964) präsentierte ein Phasenmodell für Lebensveränderungskrisen. Die Person wird zunächst mit einem Ereignis konfrontiert, bei dem ihre üblichen Bewältigungsstrategien versagen. Sie versucht dann, zusätzliche Ressourcen zu mobilisieren. Wenn dies erfolgreich ist, tritt eine *primäre Bewältigung* ein, die zur Selbstheilung führt. Gelingt dies nicht, entsteht eine psychische Instabilität, die sich z. B. in Unruhe, Ängstlichkeit, Substanzmissbrauch oder sogar Suizidalität äußern kann. Dies kann schließlich zu einer vollständigen Belastungsreaktion führen, begleitet von impulsivem Handeln oder innerer Erstarrung. Bewältigt die Person trotz der Instabilität den Auslöser und die Konsequenzen erfolgreich, spricht man von einer *sekundären Bewältigung*. Die Symptome klingen ab. Zieht sich die Person jedoch in der Phase der Instabilität sozial zurück, besteht die Gefahr einer Chronifizierung oder einer Hospitalisierung.

Ziel der Therapie bei Belastungsreaktionen auf Lebensveränderungen ist es, Betroffene bei der Bearbeitung des Auslösers zu unterstützen und eine Anpassung an die neue Situation im Sinne der Akkommodation oder Assimilation zu ermöglichen (Brandtstädter & Renner, 1990; → Kap. 5.2.3).

Tabelle 4-1 gibt einen Überblick zu Lebensveränderungskrisen.

Auslöser	Verlauf	Möglicher Therapiefokus
Alltägliche Lebensveränderungen (z. B. Geburt eines Kindes) und Scheitern bei Bewältigungsversuchen	1. Schleichender Prozess hin zu psychischer Instabilität 2. Sekundäre Bewältigung oder Chronifizierung	Anpassung an die neue Situation im Sinne der Akkommodation oder Assimilation

Tab. 4-1: Lebensveränderungskrisen.

Traumatische (situative) Krise. Ist der Auslöser einer Belastungsreaktion ein plötzlicher Schicksalsschlag, der außerhalb des üblichen menschlichen Erlebens liegt, so spricht man auch von einer situativen oder traumatischen Krise (Horowitz, 1986). Zu den Auslösern zählen beispielsweise lebensbedrohliche Katastrophen, Gewaltverbrechen, Bedrohung der körperlichen Unversehrtheit oder psychosoziale Gefährdungen.

Die Reaktion der Betroffenen lässt sich in verschiedene Phasen untergliedern. Zu Beginn tritt eine Schockreaktion auf, die nur wenige Momente bis mehrere Tage dauern kann. In dieser Phase werden Abwehrmechanismen eingesetzt, um die hohe Anspannung zu reduzieren. Dies kann sich in Verleugnung, Verdrängung und einer apathischen oder gelähmten Reaktion äußern. Gelegentlich treten intensive, emotionale Ausbrüche auf. Anschließend folgt die Reaktionsphase, die mehrere Tage bis Monate andauern kann. In dieser Phase wechseln Apathie und emotionale Ausbrüche einander ab, begleitet von körperlichen Beschwerden. Die Betroffenen fühlen sich schwach und sind mit der belastenden Situation sowie ihren eigenen emotionalen und körperlichen Reaktionen überfordert. Sie sind besonders gefährdet, zu selbstschädigenden Verhaltensweisen wie Alkohol-, Drogen- oder Medikamentenmissbrauch zu greifen oder suizidale Gedanken zu entwickeln. Außerdem besteht die Gefahr, dass sich die Symptome chronifizieren. Gelingt es den Betroffenen allerdings, ihre eigenen Ressourcen zu mobilisieren, können sie die Situation bewältigen und eine Neuorientierung beginnen. Wenn sich die Symptomatik jedoch verschärft oder chronisch wird, wird eine therapeutische Unterstützung zur Bearbeitung der Symptome empfohlen (Cullberg, 1978).

In der Behandlung sollte differenziert werden zwischen Interventionen, die während einer akuten Belastungsreaktion eingesetzt werden, und solchen, die bei einer vollumfänglichen Traumafolgestörung zur Anwendung kommen. Die vorhandene Datenlage zur Wirksamkeit von Frühinterventionen ist derzeit noch unbefriedigend, obwohl es einen Konsens sowohl unter Laien als auch Experten gibt, dass solche Interventionen (und sei es nur eine Anbindung mit aufmerksamer Beobachtung des Symptomverlaufs) durchgeführt werden sollten (Ehring & Maragkos, 2017). Hobfoll et al. (2007) schlagen folgende fünf Prinzipien in der Frühintervention vor:

- Förderung des Gefühls von Sicherheit
- Beruhigung und Stressreduktion
- Förderung von Selbstwirksamkeit
- Förderung von Verbundenheit
- Förderung von Hoffnung

Tabelle 4-2 gibt einen Überblick zur traumatischen Krise.

Auslöser	Verlauf	Möglicher Therapiefokus
Plötzlicher Schicksalsschlag, der außerhalb des üblichen menschlichen Erlebens liegt, z. B. Gewaltverbrechen	1. Schock, Abwehrmechanismen zur Reduktion des Anspannungsniveaus 2. Überforderung durch Schicksalsschlag + emotionale/körperliche Reaktion 3. Bewältigung oder 4. Zuspitzung/Chronifizierung	Förderung von ▪ Sicherheit ▪ Stressreduktion ▪ Selbstwirksamkeit ▪ Verbundenheit ▪ Hoffnung

Tab. 4-2: Traumatische Krise.

Verlustkrise. Auslöser einer Belastungsreaktion können verschiedene Arten von Verlusten sein, die von den Betroffenen als existenzielle Bedrohung wahrgenommen werden, da sie einen bedeutenden Teil ihrer eigenen Identität ausmachten. Zu solchen Verlusten gehören beispielsweise die Trennung vom Partner, der Verlust des Arbeitsplatzes, die Loslösung von den Eltern oder der Tod eines nahestehenden Menschen.

Menschen zeigen große inter- und intraindividuelle Unterschiede in ihren Trauerreaktionen, was eine systematische Kategorisierung erschwert. Jedoch ist die Darstellung häufig auftretender Reaktionsmuster möglich. Sie kann dazu beitragen, therapeutische Interventionen an den individuellen Zustand der Person anzupassen. Kast (1989, 2014) unterteilt die Reaktionen auf Verluste in vier Phasen (→Tab. 4-3):

Auf Verluste reagieren Menschen zunächst mit einer Phase des Nicht-Wahrhaben-Wollens. Ähnlich wie bei traumatischen Erlebnissen wird der Schmerz über den Verlust abgewehrt oder das Geschehene geleugnet. Dies geht einher mit einem Gefühl innerer Leere und Abgestumpftheit. Diese Phase kann zeitlich zwischen Stunden und Wochen variieren und wird später kaum erinnert.

In der Phase aufbrechender Emotionen erleben die Betroffenen dann starke Gefühle wie Angst, Wut, Trauer und Schmerz. Sie geben sich selbst die Schuld oder suchen nach anderen Schuldigen. Während dieser Phase können körperliche Reaktionen wie innere Unruhe, erhöhte Anfälligkeit für Infektionen und Schlafstörungen auftreten. Es ist für die Betroffenen eine herausfordernde Phase, da die zuvor unterdrückten Emotionen nun in hoher Intensität zum Ausdruck kommen. Es ist jedoch wichtig, diese Phase bewusst zu durchlaufen, da Verdrängung zu psychischen Störungen führen kann. Die Länge dieser Phase kann stark variieren und reicht von einigen Wochen bis zu mehreren Monaten.

Nach der Bewältigung der vorherigen Phase tritt der Prozess des Suchens und Sich-Trennens ein. Es ist die Phase der Einsicht, in der das Geschehene akzeptiert und sein Sinn verstanden wird. Betroffene suchen Orte auf oder zeigen Verhaltensweisen, die mit Erinnerungen verbunden sind. Sie beginnen wieder, Verantwortung für ihr eigenes Leben zu übernehmen. Es kann jedoch auch zu tiefer Verzweiflung und Suizidgedanken kommen. Die Dauer dieser Phase variiert zwischen Monaten und Jahren.

Schließlich kommt es zu der Phase des neuen Selbst- und Weltbezuges, in der die Betroffenen sich von ihrem Schmerz lösen und sich der Welt öffnen; neue Beziehungen und Verhaltensweisen werden aktiviert.

In Anlehnung an Kast ist das entscheidende Element in der Therapie von Menschen, die einen Verlust erleben, sie durch ihre Erfahrungen zu begleiten, ohne dabei den schmerzhaften Prozess abzumildern oder verkürzen, da nur dadurch eine Reifung und Integration möglich ist.

Auslöser	Verlauf	Möglicher Therapiefokus
Existenzbedrohender Verlust, z. B. Tod des Partners	1. Nicht-wahrhaben-Wollen 2. Phase aufbrechender Emotionen 3. Suchen und Sich-Trennen 4. Neuer Selbst- und Weltbezug	Begleitung durch die Trauerphasen; kein Versuch, schmerzhaften Prozess abzumildern oder zu verkürzen

Tab. 4-3: Verlustkrisen.

Spezialfall: Burnout-Krise. Eine Belastungssymptomatik mit hoher Akuität kann auch in der Endstrecke einer Burnout-Entwicklung auftreten. Für eine zeitnahe Stabilisierung ist unter diesen Umständen die Indikation einer PTAB gegeben. Ein Burnout-Syndrom entsteht durch eine multifaktorielle, langanhaltende Belastung bzw. Überlastung eines personalen oder sozialen Systems bis zur völligen Erschöpfung der Ressourcen (Stein, 2020). Es kann über ein komplexes Zusammenspiel von z. B. gesellschaftlichen Faktoren (z. B. Leistungsorientierung), institutionellen Rahmenbedingungen (z. B. Personalabbau), berufliche Faktoren (z. B. helfender Beruf), Teamfaktoren (z. B. Machtkämpfe) oder Persönlichkeitsfaktoren (z. B. überhöhte Leistungsorientierung) entstehen. Im Verlauf handelt es sich oft um eine schleichende Entwicklung über einen längeren Zeitraum mit zunehmendem Erleben von Überforderung, (emotionaler) Erschöpfung, Leistungseinbußen, Depersonalisierung und Selbstentfremdung sowie einer zunehmenden psychischen und körperlichen Symptomatik (z. B. Ängste, Depression und psychosomatische Beschwerden) bis hin zu Suizidgedanken (Stein, 2020).

Der kurzfristige Therapiefokus liegt auf der Stabilisierung der Person. Nicht selten sind hierbei Krankschreibungen oder in Extremfällen eine (teil-)stationäre Anbindung erforderlich. Der mittelfristige Therapiefokus sollte sich nicht nur auf individuelle Faktoren beschränken (z. B. Abgrenzungsverhalten, Work-Life-Balance), sondern auch äußere Rahmenbedingungen berücksichtigen, auf die die Person selbst durch Verhaltensänderungen keinen Einfluss hat und sich eventuell durch Distanzierung (z. B. Arbeitsplatzwechsel) schützen muss. Ähnlich der Lebensveränderungskrisen geht es hierbei um die Begleitung von Anpassungsleistungen an die entsprechende Situation im Sinne der Akkommodation oder Assimilation.

Spezialfall: Exazerbation einer Erkrankung. Eine Belastungssymptomatik von hoher Akuität kann auch ausgelöst werden, wenn Menschen bereits eine chronische psychische Grunderkrankung haben und sich diese durch innere oder äußere Stressoren verschlimmert (= Exazerbation). Personen mit einer psychischen Erkrankung haben im Allgemeinen ein erhöhtes Risiko für eine Dekompensation, da ihre Bewältigungsstrategien aufgrund der Erkrankung häufig eingeschränkt sind und ihre Anfälligkeit für zusätzliche Belastungen besonders hoch ist (D'Amelio et al., 2006).

Wenn sich eine (teilweise) remittierte Erkrankung verschlimmert oder im Rahmen einer bestehenden psychischen Störung eine Dekompensation droht, kann es zu einem psychischen Notfall kommen (Sefrin, 2018). Es empfiehlt sich in diesem Fall, den Betroffenen in eine psychiatrische Fachklinik zu überweisen. Die krisenhafte Zuspitzung wird entsprechend ihrer Grunderkrankung kodiert (D'Amelio et al., 2006).

4.2 Symptomatik psychischer Ausnahme- und Krisenzustände

Der akute psychische Ausnahme- und Krisenzustand ist durch einen *Verlust des inneren Gleichgewichts* gekennzeichnet. Diesen Verlust verspürt ein Mensch, wenn er mit Ereignissen konfrontiert wird, die er im Augenblick nicht bewältigen kann, weil sie von ihrer Art oder ihrem Ausmaß her seine Fähigkeiten zur Bewältigung jener Lebenssituation überfordern (Caplan, 1964; Cullberg, 1978).

Der Verlust des inneren Gleichgewichts zeigt sich wiederum dadurch, dass »der Fortgang des bisherigen Erlebens und Handelns unterbrochen wird«. Das heißt, es tritt ein Zustand psychischer Belastung ein, der »sich deutlich von der Normalbefindlichkeit einschließlich ihrer Schwankungen abhebt«, von der Person »als kaum mehr erträglich empfunden wird und zu einer emotionalen Destabilisierung führt« (Dross, 2001, S. 10).

Die psychische Symptomatik eines akuten psychischen Ausnahme- und Krisenzustands kann eine große Brandbreite aufweisen. Die Symptome und ihr Verlauf sind inter- und intraindividuell sehr unterschiedlich. Nach Ciompi (1993) lässt sich die psychische Symptomatik als Zeichen der Überforderung eines verletzbaren Verarbeitungssystems verstehen. Er hierarchisiert die psychischen Symptome aufsteigend nach Schweregrad wie folgt (zit. nach Stein, 2020, S. 44):

- Erhöhte Anspannung, Nervosität, Aufregung
- Unsicherheit, Ängstlichkeit, Erregung
- Irritation, Gereiztheit, (Auto-)Aggressivität, Depressivität
- Zunehmende Verwirrtheit und inadäquates Verhalten
- Depersonalisation, Derealisation, Dissoziation
- Wahn, Beziehungs- oder Verfolgungsideen
- Halluzinationen

Verschiedene Forschungsgruppen haben versucht, die Reaktionsmuster akuter Belastungsreaktionen zu systematisieren. So entwickelten beispielsweise Myer et al. (zit. nach Myer & Conte, 2006) das Triage-System (Triage Assessment Model). Dieses Erhebungsinstrument soll eine zügige, präzise und unkomplizierte Erfassung der akuten psychischen Symptomatik und ihrer Intensität bei psychischen Ausnahme- und Krisenzuständen ermöglichen. Hierbei werden die psychischen Symptome auf der Gefühlsebene, Verhaltensebene und kognitiven Ebene erfasst. Die jeweiligen Symptomkategorien sind in Tabelle 4-5 aufgelistet. Zudem wird für jede Ebene eine 10-Stufen-Skala zur graduellen Einschätzung des Beeinträchtigungsgrads angeboten. Das Instrument kann auch im Verlauf der Therapie genutzt werden, um eine Veränderung der Symptome zu beobachten.

Affektive Domäne	Verhaltensbezogene Domäne	Kognitive Domäne
▪ Wut/Feindseligkeit ▪ Angst/Furcht ▪ Trauer/Melancholie	▪ Annährung (z. B. Kampf) ▪ Vermeidung (z. B. Flucht) ▪ Immobilität (z. B. Erstarrung)	▪ Physisch (Essen, Trinken, Unterschlupf etc.) ▪ Psychisch (Selbstkonzept, Identität etc.) ▪ Sozial (Familie, Freunde, Kollegen etc.) ▪ Moralisch/spirituell (Werte, Überzeugungen etc.)

Tab. 4-4: Ebenen des Triage-Assessment-Modells (nach Myer & Conte, 2006).

Diese Kategorisierung wurde um die physische Ebene erweitert (Li et al., 2011). Abbildung 4-4 dient der Veranschaulichung der erlebten Symptomatik auf den vier beschriebenen Ebenen.

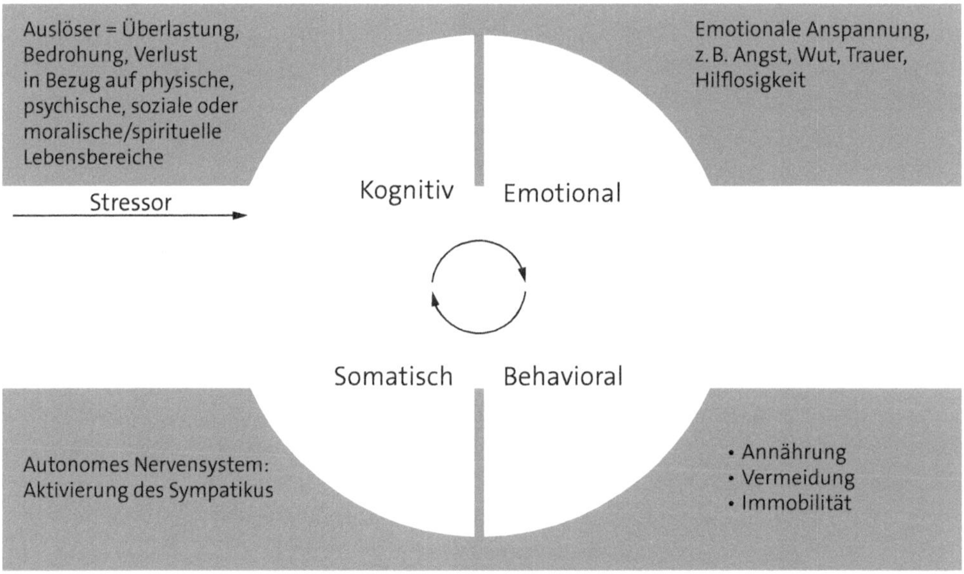

Abb. 4-4: Reaktionsmuster bei psychischen Ausnahme- und Krisenzuständen.

Auf der *kognitiven* Ebene äußert sich die Symptomatik darin, dass Betroffene den Auslöser als bedrohlich bewerten für ihr physisches, psychisches, soziales oder moralisches/spirituelles Wohlbefinden. Auf dieser Ebene wird die dominierende kognitive Auseinandersetzung erfasst und im Sinne einer erlebten Überlastung, Bedrohung oder als Verlust kategorisiert. Durch die akute Belastungsreaktion werden Informationsverarbeitungsprozesse der Betroffenen, wie Gedächtnis- oder Wahrnehmungsprozesse, beeinflusst. Konzentrationsschwierigkeiten treten auf, ebenso wie Schwierigkeiten bei der Entscheidungsfindung und Problemlösung. Einige Betroffene haben Angst, den Verstand zu verlieren, ihr Selbstvertrauen leidet.

Auf der *emotionalen* Ebene können vor allem Wut und Feindseligkeit, Angst und Furcht sowie Trauer und Melancholie beobachtet werden. Die Intensität dieser Gefühle variiert von geringfügig bis sehr intensiv. Die Betroffenen sind reizbar und nervös, fühlen sich hilflos und einsam. Sie weisen eine hohe Wachsamkeit und Sorge um ihre Sicherheit – bzw. die ihrer Angehörigen – auf und können sich nur schwer entspannen.

Auf der *Verhaltensebene* lassen sich folgende Reaktionsmuster erkennen: Immobilität, Vermeidung oder Konfrontation/Annährung. Bei vorliegender Immobilität sind Betroffene aufgrund innerer Unbeweglichkeit nicht in der Lage, mit der Krise umzugehen. Auf das Konzept der Immobilität und die Implikationen für die therapeutische Beziehungsgestaltung im Rahmen der PTAB wird im Kapitel zum Kontaktaufbau (→ Kap. 5.2) nochmals genauer eingegangen. Bei Vermeidung weichen die Betroffenen einer Auseinandersetzung aus, während sie bei Konfrontation und Annährung aktive Versuche unternehmen, die Auslösersituation zu bewältigen.

Auf *körperlicher* Ebene zeigen Betroffene somatische Begleiterscheinungen (→ Kasten), die auf ihr hohes Stresserleben und die starke Aktivierung des vegetativen Nervensystems (in Form des Sympathikus, dessen Aktivierung für eine Leistungssteigerung sorgt) zurückzuführen sind.

KASTEN Somatische Begleiterscheinungen psychischer Ausnahme- und Krisenzustände

- Störungen im Atmungssystem: Hyperventilation, Atemnot, Asthma
- Herz-Kreislauf-System: Herzrasen, Herzrhythmusstörungen, Blutdruckerhöhung, Durchblutungsstörungen
- Störungen im Verdauungssystem: Durchfall, Verstopfungen, Bauchschmerzen, Appetitverlust
- Störungen im Urogenitalsystem: Blasenentleerungsstörungen, Menstruationsbeschwerden, sexuelle Funktionsstörungen
- Hautprobleme: Ekzeme, Akne
- Muskuläre und neurologisch Störungen: spannungsbedingte Kopf- oder Rückenschmerzen, sensorische Störungen, Taubheit, Muskelschmerzen, psychomotorische Unruhe
- Störungen des Immunsystems: herabgesetzte Immunabwehr, Infektionsbereitschaft
- Störung des zirkadianen Rhythmus: Schlafstörungen
- Störungen der kognitiven Leistung: Konzentrationsstörungen, Gedächtnisstörungen

(In Anlehnung an Stein, 2020)

4.3 Diagnosen bei psychischen Ausnahme- und Krisenzuständen

In psychischen Ausnahme- und Krisenzuständen treten bestimmte psychische Störungsbilder besonders häufig auf. Im Folgenden werden psychische Störungen beschrieben, bei denen die Symptome in der Regel eine hohe Akuität und Dringlichkeit aufweisen. Neben spezifischen Reaktionen auf schwere Belastungen und Anpassungsstörungen werden Angststörungen, affektive Störungen und psychische sowie Verhaltensstörungen aufgrund psychotroper Substanzen betrachtet. Dieser erweiterte Ansatz ermöglicht eine umfassendere Darstellung der Diagnosen, die häufig im akuten Behandlungssetting anzutreffen sind. Die im Nachfolgenden beschriebenen Diagnosen werden gemäß der World Health Organisation, WHO, dargestellt (Dilling & Freyberger, 2019).

4.3.1 Reaktionen auf schwere Belastungen und Anpassungsstörungen

Viele Symptome akuter Belastungsreaktionen können unter der Diagnose F43.- einsortiert werden. Im Vergleich zu anderen psychischen Erkrankungen ist das Alleinstellungsmerkmal dieser Diagnosegruppe, dass Betroffene einen oder mehrere konkrete Auslöser benennen können, die zum Entstehen ihrer Symptomatik beigetragen haben. Dies kann ein konkretes Ereignis sein (im Sinne einer situativen oder traumatischen Belastung) oder eine Veränderung im Leben des Betroffenen (im Sinne einer Belastungsreaktion auf Lebensveränderungen), die zu Stressreaktionen führt und sich zu einer Anpassungsstörung entwickeln kann. Natürlich können konkrete Stressoren ebenso andere psychische Erkrankungen bedingen, in diesen Fällen ist allerdings in der Regel ein stärkerer Einfluss der Vulnerabilität des Betroffenen zuzuschreiben, sodass der Auslöser allein die Symptomatik nicht hinreichend begründen könnte. Demgegenüber gesetzt gelten unter der Diagnose F43.- die auslösenden Elemente als kausale Ursachen für die Entwicklung der psychischen Erkrankung, die es den Betroffenen erschweren, ihre sonst erfolgreichen Bewältigungsmechanismen einzusetzen.

F43.0 – Akute Belastungsreaktion. Die Diagnose zeichnet sich durch akute Symptome aus, die als unmittelbare psychische Reaktion auf ein belastendes Ereignis oder einen Stressor ausgelöst werden. Die Reaktion des Betroffenen geht mit starken Emotionen und Verhaltensreaktionen einher; typische Symptome umfassen Angst, erhöhte Anspannung, Verwirrung, Schlafstörungen und Stimmungsschwankungen. Diese Symptome treten innerhalb weniger Stunden bis Tage nach der belastenden Situation auf und dauern meist nur wenige Wochen an, es sei denn, das belastende Ereignis ist langanhaltend oder es treten zusätzliche Stressfaktoren auf. Die akute Belastungsreaktion wird in der Regel als vorübergehende Symptomatik betrachtet, die auf den spezifischen Stressor zurückzuführen ist. Wenn die Symptome jedoch länger anhalten, sollte die Symptomatik unter einer anderen Diagnose kodiert werden.

F43.1 – Posttraumatische Belastungsstörung. Diese Störung tritt als Reaktion auf ein traumatisches Ereignis auf, das eine extreme Bedrohung oder einen schweren Schicksalsschlag darstellt und bei den meisten Menschen eine starke Erschütterung hervorrufen würde. Typische Symptome umfassen wiederkehrende Erinnerungen in Form von Flashbacks, Albträumen, starker Ängstlichkeit, Reizbarkeit und erhöhter Schreckhaftigkeit. Die posttraumatische Belastungsstörung kann die Funktionsfähigkeit der Betroffenen stark beeinträchtigen. Dies äußert sich in Teilnahmslosigkeit, Verlust von Freude und Vermeidung von Aktivitäten oder Situationen, die mit dem Trauma verknüpft sind. Die Symptome treten nicht unmittelbar nach dem traumatischen Ereignis auf, sondern mit einer gewissen Verzögerung, die zwischen wenigen Wochen und Monaten variieren kann. Bei einem chronischen Verlauf wird die Symptomatik unter einer »andauernden Persönlichkeitsveränderung« (F60.2) codiert.

F43.2 – Anpassungsstörung. Die Diagnose bezeichnet eine maladaptive Reaktion auf einen identifizierbaren psychosozialen Stressor wie Arbeitsplatzverlust, Krankheit oder Trennung vom Partner. Hier spielt die Vulnerabilität des Betroffenen eine stärkere Rolle als bei der akuten Belastungsreaktion oder der posttraumatischen Belastungsstörung. Zu den typischen Symptomen der Anpassungsstörung gehören Angst und Unruhe, anhaltende depressive Verstimmung, Schlafstörungen und Beeinträchtigungen im sozialen oder beruflichen Funktionsbereich. Betroffene haben das Gefühl, ihren Alltag nicht mehr bewältigen zu können. Die Symptome dauern nicht länger als 6 Monate nach Beendigung der Belastung bzw. ihrer Folgen an.

4.3.2 Angststörungen

Angststörungen zählen zu den häufigsten psychischen Erkrankungen und weisen eine hohe Komorbidität mit anderen Angst- oder psychischen Erkrankungen auf (Bandelow & Michaelis, 2015). Ängste als Reaktion auf akute Belastungen und Bedrohungen sind ein weit verbreitetes Phänomen. Im Allgemeinen kann Angst als eine angemessene emotionale Reaktion auf eine Bedrohung verstanden werden. Wenn die Ängste jedoch übermäßig stark sind oder nicht situationsgerecht auftreten, werden sie als pathologisch betrachtet. Oft lösen Objekte oder Situationen Furcht aus und werden gemieden. Die Symptome von Angststörungen können sich auf verschiedene Weise zeigen, einschließlich vegetativer Symptome wie Schweißausbrüche und Herzklopfen, Symptome im Abdomen und Thorax wie Atembeschwerden und Beklemmungsgefühle, psychische Symptome wie Unsicherheit, Schwindel und Benommenheit sowie Ängste vor Kontrollverlust oder zu sterben.

F40.0 – Agoraphobie. Die Agoraphobie ist gekennzeichnet durch die Angst vor spezifischen Orten oder Situationen, in denen es schwierig wäre, zu entkommen. Menschen mit Agoraphobie haben Angst vor Menschenmengen, öffentlichen Plätzen oder Verkehrsmitteln und verlassen oft nicht ihre Wohnung. Die Angst vor agoraphobischen Situationen führt häufig dazu, dass Betroffene diese Orte oder Situationen meiden, obwohl sie erkennen, dass ihre Ängste übertrieben sind.

F40.2 – Spezifische Phobien. Spezifische Phobien sind durch eine unverhältnismäßige Angst vor bestimmten Dingen gekennzeichnet und beeinträchtigen das normale Funktionsniveau der Betroffenen. Diese reagieren entweder mit Vermeidungsverhalten oder zeigen eine intensive Angstreaktion, wenn sie mit dem Angstauslöser konfrontiert werden. Spezifische Phobien beziehen sich auf verschiedene Objekte oder Situationen, wie beispielsweise Tiere (z. B. Spinnen, Hunde), Umgebungen (z. B. Flugzeuge, Höhen), medizinische Eingriffe (z. B. Spritzen, Blutabnahme) oder bestimmte Alltagsgegenstände (z. B. Nadeln, Toiletten). Die Konfrontation mit dem Angstauslöser kann Panikzustände hervorrufen.

F41.0 – Panikstörung. Diese psychische Störung ist gekennzeichnet durch wiederkehrende extreme Angstattacken in objektiv nicht lebensbedrohlichen Situationen. Die Panikattacken sind nicht zwangsläufig an bestimmte Auslöser gebunden, sie können unabhängig von situativen Reizen auftreten. Daher ist es schwierig, eine Attacke vorherzusehen. Eine Panikattacke entsteht plötzlich und erreicht oft innerhalb von wenigen Minuten ihren Höhepunkt.

4.3.3 Affektive Störungen

Diese psychischen Erkrankungen sind durch Stimmungs- und emotionale Beeinträchtigungen gekennzeichnet. Die Symptome reichen von Niedergeschlagenheit, Gefühl der Leere und Traurigkeit (depressiv) bis hin zu erhöhter Stimmung, Euphorie und Freude (manisch). Gleichzeitig zeigen Betroffene Veränderungen im Aktivitätsniveau. Der Beginn einer Episode, sei es depressiv oder manisch, kann oft mit einem belastenden Auslöser in Verbindung gebracht werden. Im Folgenden werden die manische und depressive Episode beschrieben. Die bipolare affektive Störung, die mindestens eine depressive und eine manische Episode umfasst, wird hier nicht erläutert.

F30.- – Manische Episode. Die manische Episode zeichnet sich durch eine übermäßig heitere, sorglose oder gereizte Stimmung aus. Betroffene zeigen oft gesteigerten Antrieb und einen reduzierten Schlafbedarf. Viele haben Schwierigkeiten, ihre Gedanken zu ordnen, sprechen schnell oder verspüren einen erhöhten Drang zum Reden. Oft entwickeln sie einen übersteigerten Optimismus und unrealistische Vorstellungen von ihren Fähigkeiten bis hin zu Größenideen. Daher verfolgen sie häufig ambitionierte Pläne, die jedoch meist unrealistisch sind. Im Zusammenhang mit der Episode können soziale Hemmungen verloren gehen, sodass die Betroffenen als rücksichtslos und unangemessen wahrgenommen werden. Eine Störung kann nur dann als manische Episode bezeichnet werden, wenn ihr keine andere affektive Episode (hypomanisch, depressiv oder gemischt) vorausgegangen ist. Andernfalls wird die Symptomatik als bipolare affektive Störung klassifiziert.

F32.- Depressive Episode. Typische Symptome einer depressiven Episode sind gedrückte Stimmung, verminderte Aktivität und verminderter Antrieb. Menschen mit Depressionen fühlen sich traurig, hoffnungslos und können kaum Freude, Interesse oder Genuss empfinden. Ihr Schlaf ist oft gestört, sie können an Gewicht verlieren und sich müde, energielos oder erschöpft fühlen. Häufig ist auch die Libido beeinträchtigt. Kognitive Probleme wie Konzentrationsschwierigkeiten treten auf, ebenso negative Gedanken und Schuldgefühle. Der Selbstwert und das Selbstvertrauen sind reduziert. Depression zählt zu den häufigsten psychischen Erkrankungen (Bromet et al., 2011; Kessler et al., 2005), die eine hohe Akuität aufweisen können und eine schnelle Intervention erfordern.

4.3.4 Psychische und Verhaltensstörungen durch psychotrope Substanzen

Stress ist ein bekannter Risikofaktor für die Entwicklung einer Sucht oder die Anfälligkeit für Rückfälle (Koob, 1999; Sinha, 2008). Manche Menschen, die akut mit einer belastenden Situation konfrontiert sind, nutzen psychotrope Substanzen als Bewältigungsmechanismus. Der Konsum ermöglicht ihnen vorübergehende Erleichterung von unangenehmen Emotionen oder Belastungssymptomen (Pronova BKK, 2023). Allerdings führt diese Methode der »Selbstmedikation« häufig zu einer Abwärtsspirale, in welcher der Konsum von Drogen die Symptome zwar im ersten Moment mildert, aber langfristig verschlimmert und negative Folgen für die psychische Gesundheit birgt (Camí & Farré, 2003). Nicht jeder Mensch in einer psychischen Krise konsumiert Drogen, die meisten können die Belastung aus eigenen Kräften bewältigen. Es gibt eine Vielzahl von Faktoren, die das Risiko, psychotrope Substanzen zu konsumieren, beeinflussen können. Dazu zählen persönliche Lebensumstände, genetische Veranlagung, das soziale Umfeld und die Verfügbarkeit von Drogen (West & Brown, 2013).

4.4 Abgrenzung zwischen psychiatrischem Notfall und psychotherapeutischem Akutfall

Bei der Behandlung psychischer Erkrankungen kann eine Unterscheidung zwischen verschiedenen Schweregraden der Symptome vorgenommen werden, was zu einer unterschiedlichen Dringlichkeit bezüglich der Interventionen führt. Verschiedene Autoren schlagen vor, zwischen psychotherapeutischen Krisen und psychiatrischen Notfällen zu unterscheiden, um angemessene Unterstützung und Versorgung bereitzustellen (Riecher-Rössler et al., 2004). Im Folgenden möchten wir diese beiden Zustände genauer abgrenzen, um ein besseres Verständnis für ihre jeweilige Symptomatik und die erforderlichen Interventionen zu erlangen (→Abb. 4.5).

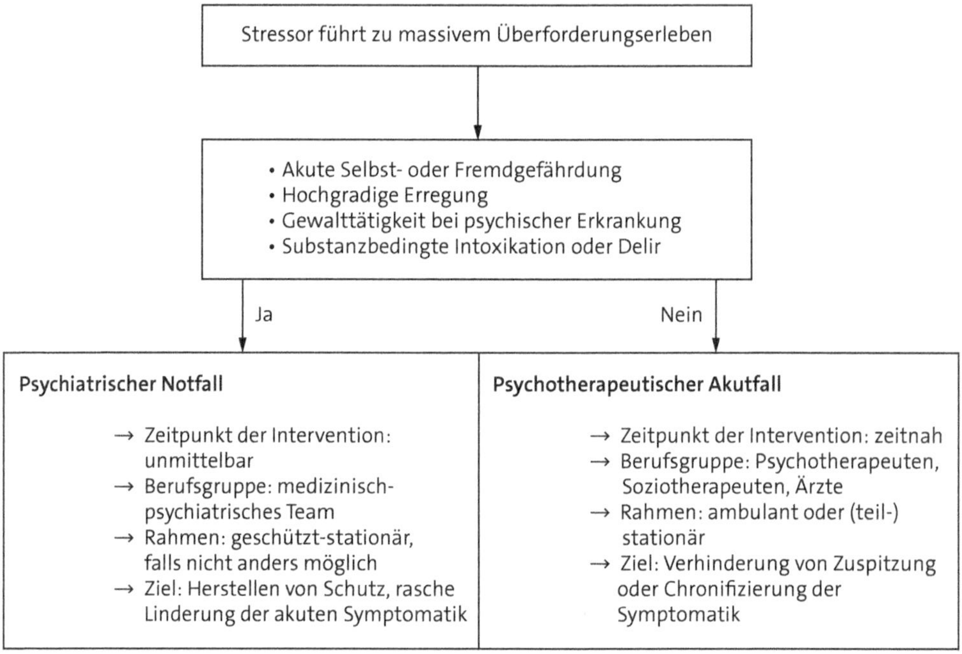

Abb. 4-5: Modell zur Unterscheidung zwischen psychiatrischem Notfall und psychotherapeutischem Akutfall (bzw. psychotherapeutischer Krise).

Psychiatrischer Notfall. Hierunter wird ein psychischer Zustand verstanden, der aufgrund seiner Dringlichkeit sofortiges medizinisches und/oder psychiatrisches Handeln erfordert, oft schon präklinisch, um schwerwiegende Folgeschäden oder Lebensgefahr abzuwenden (Rupp, 2004). Es handelt sich um eine Störung, die eine akute Gefährdung für sich selbst oder andere darstellt (D'Amelio & Pajonk, 2011). In der Regel liegt keine vitale Bedrohung vor und die Notfälle sind selten ein ausschließlich medizinisches Problem. Allerdings gehen soziale oder individuelle Bewältigungsstrategien durch Belastungen verloren oder werden in starke Mitleidenschaft gezogen. Zu der dringlichsten Notfallindikation zählen akute Suizidalität, hochgradige Erregungszustände, konkrete Fremdtötungsabsichten oder Aggressivität bzw. Gewalttätigkeit im Rahmen psychischer Erkrankungen, schwere substanzbedingte Intoxikation oder Delir (Schmauß et al., 2016).

Personengruppen, die am ehesten mit psychiatrischen Notfällen konfrontiert werden, sind Notärzte, Notfallambulanzen oder der Rettungsdienst. Alkoholintoxikation, gefolgt von Erregungszuständen und Suizidalität sind die häufigsten psychiatrischen Gründe für ihren Einsatz (Sefrin & Ripberger, 2008).

In der Regel sind therapeutische Interventionen nur dann gerechtfertigt, wenn Betroffene basierend auf einer ausführlichen Aufklärung eine Einwilligung zur Behandlung geben (Cording & Nedoil, 2023). Bei psychiatrischen Notfällen sind diese Voraussetzungen häufig nicht (ausreichend) erfüllt und auch Genehmigungen durch einen Richter oder eine berechtigte Behörde sind zeitlich nicht abbildbar. Unter diesen Umständen kann der behandelnde Arzt unter dem Gesichtspunkt des rechtfertigenden Notstandes (§34 StGB) von einer mutmaßlichen Einwilligung ausgehen und wesentlich direktiver vorgehen. Da der Zustand der Betroffenen eine Gefahr für diese und/oder für andere bedeuten kann, sollte die Therapie an der akuten Symptomatik ansetzen.

Psychotherapeutischer Akutfall. Hierbei handelt es sich um eine akute Symptomatik, bei der keine unmittelbare Eigen- oder Fremdgefährdung vorliegt (Pajonk & Moecke, 2005). Die betroffene Person ist starken Belastungen ausgesetzt, die hauptsächlich durch einen akuten Stressor, wie einen Verlust oder ein traumatisches Ereignis, ausgelöst wurden. Dieser überfordert ihre bisherigen Problemlösungsstrategien in hohem Maße (Reiter & Strotzka, 1977). Zu der relativen Notfallindikation, die keine dringende Notarztindikation darstellt, zählen Verwirrtheit, Suizidgedanken ohne einen konkreten Suizidplan, Entzugssymptome ohne Delir, Angst, Panik oder akute Belastungsreaktion (Schmauß et al., 2016).

Im Gegensatz zum psychiatrischen Notfall, der sofortiges ärztliches Handeln erfordert, ist bei der Behandlung psychotherapeutischer Akutfälle indiziert, innerhalb eines engen Zeitrahmens zu intervenieren. Eine ideale Behandlung beinhaltet die Zusammenarbeit in einem interdisziplinären Team, bestehend aus Psychotherapeuten, Ärzten und Soziotherapeuten, sowie einen niedrigschwelligen Zugang zu den verschiedenen Fachkräften. Die behandelnden Personen nehmen eine aktive Rolle ein (Riecher-Rössler et al., 2004). Das Setting der Intervention kann sowohl ambulant wie auch (teil-)stationär sein (D'Amelio et al., 2006).

Das Ziel der Intervention besteht darin, eine weitere Eskalation oder Chronifizierung der Symptomatik zu verhindern, den Patienten zu entlasten und eine psychophysische Stabilisierung zu erreichen, indem die Entwicklung von Bewältigungsmechanismen unterstützt wird. Letztendlich soll ein normales Funktionsniveau erreicht und eine Integration des auslösenden Ereignisses ermöglicht werden. In der Therapie liegt der Fokus auf der aktuellen Problemsituation (Angenendt & Bengel, 2008; D'Amelio et al., 2006; Rupp, 2004). Hier ist der Interventionsbereich der PTAB zu verorten.

Literatur

Angenendt, J., & Bengel, J. (2008). Psychotherapeutische Behandlung. In F. Lasogga & B. Gasch (Hrsg.), Notfallpsychologie: Lehrbuch für die Praxis (S. 113–126). Springer. https://doi.org/10.1007/978-3-540-71626-6_9

Antonovsky, A. (1979). Health, stress and coping. Jossey-Bass.

Bandelow, B., & Michaelis, S. (2015). Epidemiology of anxiety disorders in the 21st century. Dialogues in Clinical Neuroscience, 17(3), 327–335. https://doi.org/10.31887/DCNS.2015.17.3/bbandelow

Beck, A. T., Rush, A. J., Shaw, B. F., & Emery, G. (2010). Kognitive Therapie der Depression (5. Aufl.). Beltz.

Brandtstädter, J., & Renner, G. (1990). Tenacious goal pursuit and flexible goal adjustment: Explication and age-related analysis of assimilative and accommodative strategies of coping. Psychology and Aging, 5(1), 58–67. https://doi.org/10.1037//0882-7974.5.1.58

Bromet, E., Andrade, L. H., Hwang, I., Sampson, N. A., Alonso, J., de Girolamo, G., de Graaf, R., Demyttenaere, K., Hu, C., Iwata, N., Karam, A. N., Kaur, J., Kostyuchenko, S., Lépine, J.-P., Levinson, D., Matschinger, H., Mora, M. E. M., Browne, M. O., Posada-Villa, J., ... Kessler, R. C. (2011). Cross-national epidemiology of DSM-IV major depressive episode. BMC Medicine, 9, 90. https://doi.org/10.1186/1741-7015-9-90

Bruch, M. (2000). Fallformulierung in der Verhaltenstherapie. Springer. https://doi.org/10.1007/978-3-7091-6305-4

Camí, J., & Farré, M. (2003). Drug addiction. New England Journal of Medicine, 349(10), 975–986. https://doi.org/10.1056/NEJMra023160

Caplan, G. (1964). Principles of preventive psychiatry. Basic Books.

Caplan, G. (1974). Support systems and community mental health: Lectures on concept development. Behavioral Publications.

Ciompi, L. (1993). Krisentheorie heute – Eine Übersicht. In U. Schnyder & J.-D. Sauvant (Hrsg.), Krisenintervention in der Psychiatrie. Huber.

Compas, B. E., Jaser, S. S., Dunbar, J. P., Watson, K. H., Bettis, A. H., Gruhn, M. A., & Williams, E. K. (2014). Coping and emotion regulation from childhood to early adulthood: Points of convergence and divergence. Australian Journal of Psychology, 66(2), 71–81. https://doi.org/10.1111/ajpy.12043

Cording, C., & Nedopil, N. (2023). Psychiatrische Begutachtungen im Zivilrecht. Ein Handbuch für die Praxis. (4. Aufl.). Pabst Science Publishers.

Cullberg, J. (1978). Krisen und Krisentherapie. Psychiatrische Praxis 5. Psychosozial-Verlag.

D'Amelio, R., Archonti, C., Falkai, P., & Pajonk, F. G. (2006). Psychologische Konzepte und Möglichkeiten der Krisenintervention in der Notfallmedizin. Notfall + Rettungsmedizin, 9(2), 194–204. https://doi.org/10.1007/s10049-005-0790-y

D'Amelio, R., & Pajonk, F.-G. (2011). Psychiatrische Notfälle. In F. Lasogga & B. Gasch (Hrsg.), Notfallpsychologie: Lehrbuch für die Praxis (2. Aufl., S. 332). Springer.

Dilling, H., & Freyberger, H. J. (2019). Taschenführer zur ICD-10-Klassifikation psychischer Störungen (9. aktualisierte Aufl. gemäß ICD-10-GM). Hogrefe.

Dross, M. (2001). Krisenintervention. Hogrefe. https://www.hogrefe.com/de/shop/krisenintervention-64805.html

Ehring, T., & Maragkos, M. (2017). Krisenintervention und Traumatherapie. In H.-J. Möller, G. Laux & H.-P. Kapfhammer (Hrsg.), Psychiatrie, Psychosomatik, Psychotherapie (S. 1069–1082). Springer. https://doi.org/10.1007/978-3-662-49295-6_45

Erikson, E. (1973). Identität und Lebenszyklus. Drei Aufsätze. (30. Aufl.). Suhrkamp.

Fergus, S., & Zimmerman, M. A. (2005). Adolescent resilience: A framwork for understanding healthy development in the face of risk. Annual Review of Public Health, 26, 399–419.

Filipp, S.-H. (Ed.). (1995). Kritische Lebensereignisse (3. Aufl.). Beltz.

Filipp, S.-H., & Aymanns, P. (2018). Kritische Lebensereignisse und Lebenskrisen. Vom Umgang mit den Schattenseiten des Lebens. (2. Aufl.). Kohlhammer.
Gekle, W., & Tschacher, W. (2004). Differenzielle Indikationsstellungen im Prozess der Krisenintervention. In A. Riecher-Rössler, P. Berger, A. T. Yılmaz & R.-D. Stieglitz (Hrsg.), Psychiatrisch- psychotherapeutische Krisenintervention (S. 47–57). Hogrefe.
Hautzinger, M. (1998). Depression. Fortschritte der Psychotherapie. (Vol. 4). Hogrefe.
Hobfoll, S. E., Watson, P., Bell, C. C., Bryant, R. A., Brymer, M. J., Friedman, M. J., Friedman, M., Gersons, B. P. R., de Jong, J. T. V. M., Layne, C. M., Maguen, S., Neria, Y., Norwood, A. E., Pynoos, R. S., Reissman, D., Ruzek, J. I., Shalev, A. Y., Solomon, Z., Steinberg, A. M., & Ursano, R. J. (2007). Five essential elements of immediate and mid-term mass trauma intervention: Empirical evidence. Psychiatry, 70(4), 283–315; discussion 316–369. https://doi.org/10.1521/psyc.2007.70.4.283
Horowitz, M. J. (1986). Stress-response syndromes: A review of posttraumatic and adjustment disorders. Psychiatric Services, 37(3), 241–249. https://doi.org/10.1176/ps.37.3.241
Kanfer, F. H., Reinecker, H., & Schmelzer, D. (2012). Selbstmanagement-Therapie. Springer. https://doi.org/10.1007/978-3-642-19366-8
Kardels, B., Kinn, M., & Pajonk, F.-G. B. (Hrsg.). (2008). Akute psychiatrische Notfälle: Ein Leitfaden für den Notarzt- und Rettungsdienst (S. b-002-39781). Georg Thieme Verlag. https://doi.org/10.1055/b-002-39781
Kast, V. (1989). Der schöpferische Sprung: Vom therapeutischen Umgang mit Krisen. Deutscher Taschenbuchverlag.
Kast, V. (2014). Lebenskrisen werden Lebenschancen: Wendepunkte des Lebens aktiv gestalten. Herder.
Kessler, R. C., Berglund, P., Demler, O., Jin, R., Merikangas, K. R., & Walters, E. E. (2005). Lifetime prevalence and age-of-onset distributions of DSM-IV disorders in the National Comorbidity Survey Replication. Archives of General Psychiatry, 62(6), 593–602. https://doi.org/10.1001/archpsyc.62.6.593
Klosinski, G. (1999). Krise. In C. Auffarth, J. Bernard, H. Mohr, A. Imhof, & S. Kurre (Hrsg.), Metzler Lexikon Religion: Gegenwart – Alltag – Medien: Band 2: Haar – Osho-Bewegung (S. 261–264). J. B. Metzler. https://doi.org/10.1007/978-3-476-03703-9_88
Koob, G. F. (1999). Stress, corticotropin-releasing factor, and drug addiction. Annals of the New York Academy of Sciences, 897(1), 27–45. https://doi.org/10.1111/j.1749-6632.1999.tb07876.x
Lazarus, R. S. (1991). Emotion and adaptation (pp. xiii, 557). Oxford University Press.
Lazarus, R. S. (1999). Stress and emotion: A new synthesis (pp. xiv, 342). Springer.
Lazarus, R. S., & Folkman, S. (1984). Stress, appraisal, and coping. Springer.
Lewinsohn, P. M. (1974). A behavioral approach to depression. The Psychology of Depression: Contemporary Theory and Research (pp. xvii, 318–xvii, 318). John Wiley & Sons.
Li, H., Zhang, Y., Tong, H., Tong, Q., & Liu, D. (2011). Study on psychological crisis evaluation combining factor analysis and neural networks. Psychology, 02(02), 138–142. https://doi.org/10.4236/psych.2011.22022
Lindemann, E. (1944). Symptomatology and management of acute grief. The American Journal of Psychiatry, 101, 141–148. https://doi.org/10.1176/ajp.101.2.141
Malle, B. F. (2008). Fritz Heider's legacy: Celebrated insights, many of them misunderstood. Social Psychology, 39(3), 163–173. https://doi.org/10.1027/1864-9335.39.3.163
Meichenbaum, D. (1985). Stress inoculation training. Pergamon Press.
Meichenbaum, D., & Goodman, J. (1971). Training impulsive children to talk to themselves: A means of developing self-control. Journal of Abnormal Psychology, 77, 115–126. https://doi.org/10.1037/h0030773
Myer, R. A., & Conte, C. (2006). Assessment for crisis intervention. Journal of Clinical Psychology, 62(8), 959–970. https://doi.org/10.1002/jclp.20282
Pajonk, F.-G., & Moecke, H. (2005). Psychiatrische Notfälle in der Notfallmedizin – Definition,

Häufigkeit, Epidemiologie. In C. Madler, K.-W. Jauch, K. Werdan, J. Siegrist & F.-G. Pajonk (Hrsg.), Das NAW-Buch (S. 751–756). Elsevier.
Pronova BKK. (2023). Studie: Psychische Gesundheit in der Krise 2023.
Rahm, D., Ruhe-Hollenbach, H., Bosse, S., & Otte, H. (1993). Einführung in die Integrative Therapie: Grundlagen und Praxis. (13. Aufl.). Junfermann.
Rapoport, L. (1962). The state of crisis: Some theoretical considerations. Social Service Review, 36(2), 211–217. https://doi.org/10.1086/641243
Reimer, C., Eckert, J., Hautzinger, M., & Wilke, E. (2000). Psychotherapie. Springer. https://doi.org/10.1007/978-3-662-09598-0 –
Reinecker, H. (1998). Lehrbuch der klinischen Psychologie: Modelle psychischer Störungen. Hogrefe.
Reiter, L., & Strotzka, H. (1977). Systemische Krisenintervention. DGVT Verlag.
Rieber-Hunscha, I. (2005). Das Beenden der Psychotherapie: Trennung in der Abschlussphase. Schattauer.
Riecher-Rössler, A., Berger, P., Yılmaz, A. T., & Stieglitz, R.-D. (2004). Psychiatrisch-psychotherapeutische Krisenintervention: Grundlagen, Techniken und Anwendungsgebiete. Hogrefe.
Rupp, M. (2004). Ambulante psychiatrische Notfall- und Krisenintervention. In A. Riecher-Rössler, P. Berger, A. T. Yılmaz & R.-D. Stieglitz (Hrsg.), Psychiatrisch-psychotherapeutische Krisenintervention: Grundlagen, Techniken und Anwendungsgebiete (S. 100–116). Hogrefe.
Schmauß, M., Messer, T., & Laux, G. (2016). Notfallpsychiatrie. In H.-J. Möller, G. Laux & H.-P. Kapfhammer (Hrsg.), Psychiatrie, Psychosomatik, Psychotherapie. Springer. https://doi.org/10.1007/978-3-642-45028-0_95-1
Sefrin, P. (2013). Notfallmedizinische Begriffsdefinitionen. In J. Scholz, P. Sefrin, B. W. Böttiger, V. Dörges & V. Wenzel (Hrsg.), Notfallmedizin (3. Aufl., S. b-001-2161). Thieme. https://doi.org/10.1055/b-001-2161
Sefrin, P. (2018). Notfallmedizin (3. Aufl.). ecomed Medizin.
Sefrin, P., & Ripberger, G. (2008). Stellenwert des Notarztes im Rahmen der Bewältigung psycho-sozialer Probleme. Intensivmedizin und Notfallmedizin, 45(2), 55–63. https://doi.org/10.1007/s00390-008-0862-6
Selye, H. (1950). Stress and the General Adaptation Syndrome. BMJ, 1(4667), 1383–1392. https://doi.org/10.1136/bmj.1.4667.1383
Selye, H. (1974). Stress without distress (2nd ed.). J.B. Lippincott Company.
Simmich, T., & Reimer, C. (1998). Psychotherapeutische Aspekte von Krisenintervention. Psychotherapeut, 43(3), 143–156. https://doi.org/10.1007/s002780050110
Sinha, R. (2008). Chronic stress, drug use, and vulnerability to addiction. Annals of the New York Academy of Sciences, 1141(1), 105–130. https://doi.org/10.1196/annals.1441.030
Sonneck, G., Kapusta, N., Tomandl, G., Voracek, M., & Aichinger, E. M. (Hrsg.). (2016). Krisenintervention und Suizidverhütung (3., aktualisierte Aufl.). Facultas.
Stein, C. (2020). Spannungsfelder der Krisenintervention: Ein Handbuch für die psychosoziale Praxis (2., erweiterte und überarbeitete Aufl.). Kohlhammer.
Thoits, P. A. (1995). Stress, coping, and social support processes: Where are we? What next? Journal of Health and Social Behavior, 35, 53. https://doi.org/10.2307/2626957
Thun-Hohenstein, L., Lampert, K., & Altendorfer-Kling, U. (2020). Resilienz – Geschichte, Modelle und Anwendung. Zeitschrift für Psychodrama und Soziometrie, 19(1), 7–20. https://doi.org/10.1007/s11620-020-00524-6
Weber, H. (1997). Zur Nützlichkeit des Bewältigungskonzepts. In G. Tesch-Römer, C. Salewski & G. Schwarz (Hrsg.), Psychologie der Bewältigung (S. 7–16). Beltz.
Werner, E. E., & Smith, R. S. (2001). Journeys from childhood to midlife: risk, resilience, and recovery. Cornell University Press.
West, R., & Brown, J. (2013). Theory of addiction. John Wiley & Sons.

THERESA DZEBA UND JONATHAN G. MAIER

5 Psychotherapeutische Akutbehandlung – Vorgehen

Inhalt

5.1 Vorbemerkungen

Mit den 2017 eingeführten und aktuell in Deutschland verfügbaren Versorgungsleistungen »psychotherapeutische Sprechstunde« (PTS) und »psychotherapeutische Akutbehandlung« (PTAB) wurde versucht, jene Rahmenbedingungen bereitzustellen, die in den meisten psychotherapeutischen Kriseninterventionsansätzen als essentiell vorgeschlagen werden (Dross, 2001; Greenstone & Leviton, 1993; James & Gilliland, 2001; Myer & Conte, 2006; Riecher-Rössler et al., 2004; Simmich & Reimer, 1998). Diese sind:

- Ein niederschwelliger Zugang
- Wenn indiziert, ein rascher (antragsfreier) Beginn einer Behandlung
- Eine klare zeitliche Begrenztheit
- Die Möglichkeit der unmittelbaren und flexiblen Durchführung von methodenflexiblen und therapieschulenübergreifenden Interventionen mit Fokus auf die aktuelle Problemlage, also den akuten psychischen Ausnahme- und Krisenzustand und dessen Auslöser

Die PTAB sollte sich möglichst nahtlos (max. 2 Wochen) an die PTS anschließen. Beide Versorgungsziffern bilden somit zusammen eine Versorgungseinheit im Sinne einer psychotherapeutischen Erstversorgung. Ziel der PTS (→Kap. 2.1) ist hierbei die diagnostische Abklärung der Frage, welcher der folgenden Fälle bei der Person vorliegt:

- Ein akuter psychischer Krisen- oder Ausnahmezustand, der einer dringlichen, zeitbegrenzten und krisenfokussierten ambulanten Behandlung bedarf
- Eine Indikation für eine andere zu empfehlende oder zu vermittelnde Behandlung
- Keine Indikation für eine Behandlung

Merke! Wird im ersten Sprechstundenkontakt eine akute psychische Symptomatik oder ein im Augenblick drängender psychischer Krisen- oder Ausnahmezustand ersichtlich, sollte in der PTS umgehend die Durchführung einer PTAB vorbereitet werden.

Das Vorgehen des Therapeuten in der PTAB sollte im Wesentlichen jene Schritte beinhalten, die sich auch schulenübergreifend in etablierten psychiatrisch-psychotherapeutischen Kriseninterventionsansätzen als Handlungsmodelle wiederfinden lassen (→Tab. 5-1; Ciompi, 1993; Riecher-Rössler et al., 2004; Schnyder, 1993; Sonneck et al., 2016). Im Folgenden werden Vorgehensschritte und -elemente bisher etablierter Konzepte der Krisenintervention vorgestellt.

Ciompi (1993)	Schnyder (1993)	Sonneck (2000)	Riecher-Rössler et al. (2004)
▪ Krisenanlass verstehen ▪ Gemeinsame Krisendefinition erarbeiten ▪ Gefühle ausdrücken bzw. entlasten ▪ Gewohnte Bewältigungsstrategien reaktivieren ▪ Neue Lösungen suchen ▪ Abschließender Rückblick und Bilanz	▪ Kontakt herstellen ▪ Problemanalyse ▪ Problemdefinition ▪ Zieldefinition ▪ Problembearbeitung ▪ Termination ▪ Follow-up	▪ Beziehung aufbauen ▪ Erfassen der Situation ▪ Linderung der Symptomatik ▪ Personen einbeziehen, die unterstützen ▪ Ansatz der Problembewältigung	▪ Kontakt aufbauen ▪ Emotional entlasten ▪ Krise analysieren ▪ Krisenfokus definieren ▪ Ressourcen analysieren ▪ Ziel(e) definieren ▪ Probleme bearbeiten ▪ Nachsorge einleiten

Tab. 5-1: Beispiele für psychiatrisch-psychotherapeutische Kriseninterventionsansätze.

Zentrale Elemente sind hierbei übergreifend das Ermöglichen einer schützenden Umgebung zur emotionalen Entlastung bei der Beziehungsgestaltung, die Problemerfassung, Psychoedukation und Erstellung eines gemeinsamen Erklärungsmodells, die Erfassung verfügbarer Ressourcen sowie deren Reaktivierung, Rückfallprophylaxe und gegebenenfalls Weitervermittlung.

Auf inhaltlicher Ebene schlagen Riecher-Rössler et al. (2004) folgende Zielhierarchie vor:

1. Gewähren von Schutz und Sicherheit
2. Schutz vor weiterer Dekompensation sowie Reagieren auf Bedingungen und Verhaltensweisen, die eine Dekompensation verstärken
3. Emotionale und physiologische Entlastung
4. Unterstützung bei der Wiedergewinnung psychischer Stabilität

Von den oben genannten etablierten Kriseninterventionsansätzen abgeleitet, schlagen wir Vorgehensschritte für die PTAB vor, die im folgenden Kasten aufgelistet sind.

KASTEN Vorgehensschritte in der PTAB

1. Kontakt aufbauen
2. Akutfall erfassen
3. Gemeinsames Erarbeiten eines Erklärungs-/Störungsmodells
4. Ressourcen erfassen
5. Ziele formulieren
6. Intervenieren (formuliertes Zielverhalten umsetzen)
7. Abschluss (Rückfallprophylaxe und gegebenenfalls Nachsorge einleiten)

Der Erstkontakt findet im Rahmen der ersten psychotherapeutischen Sprechstunde statt. Im Idealfall sollten innerhalb der Sprechstunden die Vorgehensschritte 1 bis 5 zumindest grob durchlaufen werden. Dabei passt der Behandler die Reihenfolge der Schritte flexibel an den Bedarf des Betroffenen an. Weitere hierzu benötigte Sprechstunden werden zeitnah angeboten, um die einzelnen Vorgehensschritte zu vertiefen und sich der Umsetzung der erarbeiteten Zielsetzungen in den Vorgehensschritten 6 und 7 zügig widmen zu können.

Mit Beginn der PTAB ist der Therapeut dazu angehalten, der Krankenkasse des Patienten eine Anzeige der PTAB mittels des entsprechenden Formblattes zuzusenden.

In den folgenden Kapiteln werden die Vorgehensschritte jeweils ausgeführt. In Abbildung 5-1 erhalten Sie einen Überblick über den Aufbau der jeweiligen Kapitel und auf welche Inhalte in den einzelnen Schritten eingegangen wird.

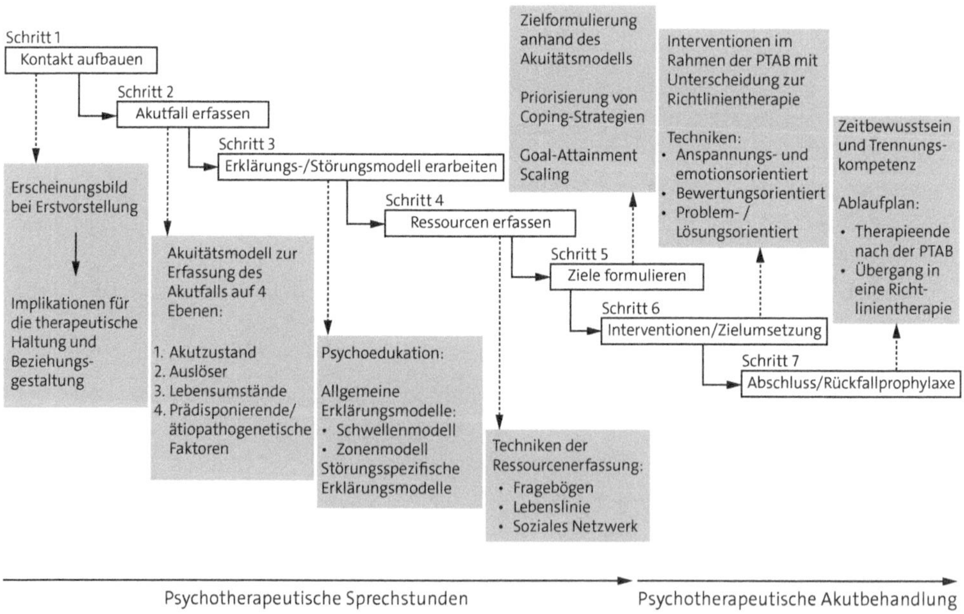

Abb. 5-1: Vorgehensschritte in der PTAB und Aufbau der folgenden Unterkapitel.

5.2 Schritt 1: Kontakt aufbauen

In diesem Unterkapitel erfahren Sie, ...

- in welchem Zustand der Patient bei der Erstvorstellung zur PTAB in der Regel erscheint,
- wie sich seine Symptomatik auf sein Funktionsniveau auswirkt,
- wie das Konzept der Immobilität einer Einordnung des Erscheinungsbildes dient,
- welche Implikationen das Erscheinungsbild für die therapeutische Beziehungsgestaltung hat,
- welche Voraussetzungen für die Schaffung eines sicheren und entlastenden Rahmens beim Kontaktaufbau berücksichtigt werden sollten und
- welche Probleme bei der therapeutischen Beziehungsgestaltung in diesem Kontext entstehen können.

5.2.1 Erscheinungsbild bei der Erstvorstellung

Der psychische Akutzustand kann beschrieben werden als die Endstrecke eines eskalierenden Prozesses erfolgloser Versuche im Umgang mit einer überfordernden Lebenssituation. Die Dauer jenes eskalierenden Prozesses ist über die Auslöser und Betroffenen hinweg variabel und kann sich über Stunden, Tage und Wochen erstrecken. Nach Dross (2001, S. 11) besteht dieser Prozess aus einem »Hin-und-her-Schwanken zwischen emotionalen und instrumentellen Techniken«, zwischen »Annäherungs- und Vermeidungsverhalten« und einem »Wechsel zwischen Kopf-in-den-Sand-stecken und aktivem, hektischem Tätigwerden«. Bei ausbleibender Bewältigung, erlebtem Selbstwirksamkeits- und Kontrollverlust und damit einhergehendem Hilflosigkeits- und Ohnmachtserleben kommt das Individuum zunehmend in einen psychischen Überforderungs- und Ausnahmezustand. Das Vermeidungsverhalten nimmt mit der sich einstellenden Erschöpfung zu, »während ungelöste Bedürfnisse eine immer größere Spannung erzeugen« (Dross, 2001, S. 11).

> **Merke!** Der psychische Akutzustand eines Patienten ist vorwiegend durch ein hohes (emotionales und damit einhergehend psychophysiologisches) Anspannungsniveau gekennzeichnet und hat charakteristische Auswirkungen auf das Funktionsniveau der betroffenen Person. Dies prägt deren Erscheinungsbild bei der Erstvorstellung, was im Erstkontakt schnell erfasst und in der Beziehungsgestaltung und therapeutischen Haltung im Rahmen des Kontaktaufbaus (→ Kap. 5.2.4) berücksichtigt werden sollte.

5.2.2 Einfluss des emotionalen und physiologischen Anspannungsniveaus auf das Funktionsniveau

Die Herausforderung, die sich dem Akuttherapeuten oft anfänglich stellt, ist ein Betroffener, der sich auf einem hohen Erregungs- und Anspannungsniveau befindet und dessen Funktionsniveau stark beeinträchtigt ist. Verdeutlichen lässt sich dies anhand der umgekehrt U-förmigen Beziehung zwischen Aktivationsniveau und Performanz in der der Aktivationstheorie von Hebb (1955), basierend auf dem Yerkes-Dodson-Gesetz (Yerkes & Dodson, 1908; →Abb. 5-2). Dieses Gesetz scheint in seiner Einfachheit und seiner breiten Anwendung auf Zusammenhänge unterschiedlichster psychologischer Konzepte eine gewisse Vagheit und mangelnde Spezifität aufzuweisen (Teigen, 1994). Es kann jedoch dem Behandler beim Kontaktaufbau dienen und vor allem für den Betroffenen hilfreich sein: Bei der Psychoedukation (→Kap. 5.4) erhält er damit ein anschauliches Modell, mit dem er die Funktionsbeeinträchtigungen in einem akuten psychischen Krisenzustand einordnen kann.

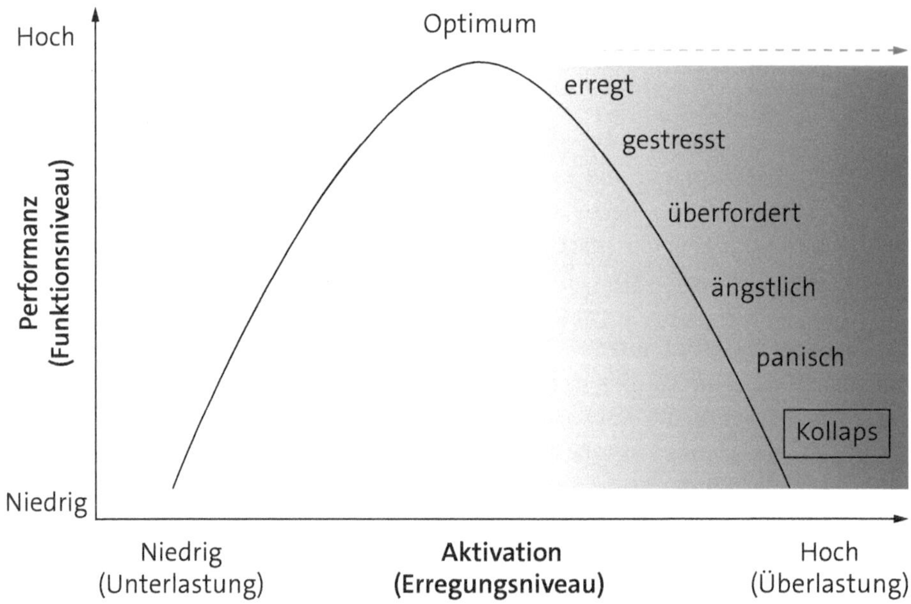

Abb. 5-2: Umgekehrte U-förmige Beziehung zwischen Aktivation (Erregungsniveau) und Performanz (Funktionsniveau), in Anlehnung an Hebb (1955) und Yerkes und Dodson (1908).

Zentral für das Verständnis psychischer Prozesse ist die Annahme, dass diese auf der geordneten Erregung von Strukturen im neuronalen Netzwerk beruhen (in »Phasensequenzen«). Organismen sind in der Auswahl von und im Umgang mit Reizumgebungen stets bestrebt, ein mittleres Aktivationsniveau herzustellen und aufrechtzuerhalten. In der Konfrontation mit Reizen und Reizkonstellationen, die sich durch eine mäßige Inkongruenz, Neuheit, Komplexität auszeichnen, bleibt der Organismus auf einem mittleren Aktivationsniveau und kann sein optimales Leistungsniveau abrufen, das heißt, die geordnete neuronale Phasensequenzierung bleibt intakt. Bei einem zu geringen Aktivationsniveau zeigt ein Organismus vor allem Such- und Orientierungsverhalten nach Reizen und Umgebungen, die ihn stimulieren.

Bei Konfrontation mit einer unerwarteten, erwartungsdiskrepanten, komplexen oder intensiven Reizumgebung gerät der Organismus in ein sehr hohes Aktivationsniveau. Reaktiv entstehen Vermeidungstendenzen, um Reizkomplexität und Überforderungserleben zu reduzieren. Im Extrem, also im Falle der Unvermeidbarkeit der Situation, ist ein Zusammenbruch des geordneten Ablaufs der Phasensequenzen im Umgang mit dieser Situation und eine zunehmende Desintegration des Denkens, Fühlens und Verhaltens (z. B. im Sinne eines Panikzustands) zu beobachten. Lupien et al. (2007) geben einen Überblick über Untersuchungen, die diese Annahmen stützen. So zeigte sich beim Menschen ein entsprechend umgekehrt U-förmiger Zusammenhang zwischen der Konzentration von Stresshormonen (Glukokortikoide) und kognitiver Leistungsparameter (z. B. Gedächtnisleistung) sowie Parameter neuronaler Plastizität (z. B. Langzeitpotenzierung).

Diese Beeinträchtigungen zeigen sich bei Betroffenen im psychischen Akutzustand mit folgenden kognitiven Aspekten: (1) Einengung des Aufmerksamkeitsfokus, (2) vorwiegend Zustands- oder stimmungskongruente Gedächtnisinhalte werden abgerufen und enkodiert und (3) die Reizverarbeitung und Reaktionsaktivierung verläuft zunehmend automatisch. Diese sind im folgenden Kasten erörtert.

KASTEN Kognitive Aspekte des psychischen Akutzustandes

- *Der Aufmerksamkeitsfokus wird eingeengt,* um im Sinne einer Reduktion von Informationsquantität und -komplexität kognitive Ressourcen zu sparen. Hierbei blendet die Person Informationen oder Aspekte, die möglicherweise einer Problemlösung dienen, zunehmend aus (cue utilization theory; Easterbrook, 1959) und richtet ihren Fokus stark auf sich selbst (Berger & Riecher-Rössler, 2004a; Tschacher & Jacobshagen, 2002), das heißt, sie zeigt ein vermehrt auf die eigene Person orientiertes Denken sowie eine stark auf den eigenen psychischen Akutzustand fokussierte Wahrnehmung.
- *Zustands- oder stimmungskongruente Gedächtnisinhalte werden abgerufen* und enkodiert (Grawe & Grawe-Gerber, 1999), was die Problemebene weiter in den Vordergrund rückt und den Abruf eigener Ressourcen und geordneter Problemlöse- und Bewältigungsstrategien erschweren kann.
- *Reizverarbeitung und Reaktionsaktivierung verläuft zunehmend automatisch* (Humphreys & Revelle, 1984). Der Betroffene greift zurück auf automatisierte Reiz-Reaktions-Muster (Hull, 1943) mit eher universal-instinktivem und reflexartigem »Notprogramm«-Charakter (flight, fight, freeze). Er zeigt Verhaltensmuster, die er in der Lerngeschichte erworben und durchaus erfolgreich angewendet hat, die jedoch für den aktuellen Lebenskon-

text hinderliche Bewältigungsversuche darstellen können. Dies kann auch bedeuten, dass er auf Verhaltensmuster und Regulationsstrategien zurückgreift, die er früher in einer psychischen Störung entwickelt hat (z. B. Zwangsverhalten, Substanzmissbrauch, Selbstverletzung, sozialer Rückzug) und die sich somit in einer Exazerbation ausdrücken.

Im Kontakt mit dem Betroffenen zeigen sich die genannten Symptome beispielsweise in einer hektischen, eher unstrukturierten, fragmentarischen, nervösen, (emotional) eingeengten oder sehr einseitigen Darstellung der Sachlage. Zeitweise ist die Symptomatik den Betroffenen durchaus bewusst, manchmal wurde sie ihnen auch von ihrem sozialen Umfeld rückgemeldet. Typische Symptome, von denen sie berichten, sind z. B. Konzentrationsstörungen, Vergesslichkeit, Gedankenchaos, Grübeln, Tunnelblick, »keinen klaren Gedanken mehr fassen können«, »Gedanken drehen sich im Kreis«, »Gedanken überschlagen sich und können nicht sinnvoll zu Ende gedacht werden«. Sich selbst so wahrzunehmen, verstärkt abermals das Hilflosigkeits- und Ohnmachtserleben und die Verzweiflung des Betroffenen, in diesem »desolaten« Zustand niemals die aktuelle Lebenssituation bewältigen zu können.

Zeitweise kommt es zu einem so hohen Erregungs- und Anspannungsniveau, dass eine differenzierte Wahrnehmung und Benennung der erlebten Gefühlszustände kaum bis nicht mehr möglich ist (Berger & Riecher-Rössler, 2004b). Betroffene berichten von einem (Gefühls-)Chaos, einem undifferenzierten Schlecht-Gehen, einer oft in der Endstrecke der Erschöpfung beschriebenen »Taubheit« oder von nicht einordbaren und daher bedrohlichen psychophysiologischen Begleiterscheinungen des hohen Erregungs- und Anspannungsniveaus (z. B. Herzrasen, Schlafstörungen, Zittern, Schwindel, Schmerzen – oft bereits ärztlich abgeklärt). Typische Auswirkungen eines stark erhöhten Anspannungs- und Stressniveaus auf die Fähigkeit der Emotionsregulation sind nach Lammers (2015) folgende:

- Erhöhung der Intensität von Emotionen
- Hoher Handlungsdruck bis hin zur Impulsivität, die keine Zeit zur Auseinandersetzung mit der Emotion lässt
- Reduktion der kognitiven Regulationsfähigkeit
- Tendenz, bisher bewährte, automatisierte, jedoch zum aktuellen Zeitpunkt dysfunktionale Regulationsstrategien zu nutzen
- Einseitige Aufmerksamkeitsfokussierung auf reale oder vermeintliche Gefahren
- Reduzierte Aktivierung von Ressourcen und Nutzung möglicher Lösungswege

Nicht zu vernachlässigen ist auch die subjektive Bewertung des erlebten Akutzustands: Beispielsweise entsteht bei Betroffenen der Eindruck, »versagt« zu haben oder »zu schwach« zu sein. Hierbei werden lerngeschichtlich entwickelte Insuffizienz- und Wertlosigkeitserleben reaktiviert und als erneut bestätigt erlebt. Dies kann mit einem ausgeprägten Scham- oder Schulderleben oder einer starken Selbstverachtung einhergehen. Auf die systematische Erfassung oben genannter Aspekte von Bewertungsmustern und Regulationsstrategien wird in Kapitel 5.3 genauer eingegangen.

EXKURS: Konzept des Anspannungsniveaus in der Dialektisch-behavioralen Therapie

In der Dialektisch-behavioralen Therapie (DBT; Bohus & Wolf-Arehult, 2018; Linehan, 2014) ist das Konzept des (emotionalen) Anspannungsniveaus bei der Behandlung von Patienten mit einer emotional-instabilen Persönlichkeitsstörung (F60.3) ein etabliertes Therapieelement. Diese weisen in ihrem sehr starken emotionalen Schwingen und ihrer emotionalen Instabilität wiederholt und mit zum Teil hoher Frequenz psychische »Krisen« auf, die in selbstschädigenden Handlungen, (para-)suizidalem Verhalten (Borderline Typus) oder in Verhaltensausbrüchen (impulsiver Typus) münden können. Wie in der oben beschriebenen Aktivationstheorie (Hebb, 1955) wird in der DBT der Zustand von Hochanspannung (z. B. > 70 % auf einer Skala von 0 bis 100 %) mit einem beeinträchtigten Funktionsniveau beschrieben, gekennzeichnet durch einen beginnenden Kontrollverlust über Gedanken, Gefühle, Wahrnehmungen und Handlungsimpulse. Ein zentraler Therapiefokus in der DBT ist daher, mit dem Patienten funktionale (also nicht selbstwert- oder beziehungsschädigende) Fertigkeiten (Skills) der Anspannungsregulation zu entwickeln, um im Sinne der Selbstregulation einen wichtigen ersten Schritt im selbstständigen »Krisenmanagement« zu erlernen.

5.2.3 Immobilität als hilfreiches Konzept zur Einordnung des Erscheinungsbildes

Dienlich für die Einordnung des Erscheinungsbildes des Betroffenen auf der Verhaltensebene ist das Konzept der Immobilität. Immobilität (James & Gilliland, 2001; Myer & Conte, 2006) beschreibt den Grad der Überwältigung des Betroffenen, aufgrund dessen er in verminderter Weise auf das aktuelle Erleben (im Sinne von Regulationsversuchen) oder den Auslöser (im Sinne von Bewältigungsversuchen) reagieren kann. Mit zunehmender Immobilität fällt es schwerer, konkrete, koordinierte und zielgerichtete Handlungen zu initiieren. Der Grad der Immobilität kann für den Therapeuten als Orientierung dienen, in welchem Maß er aktiv und direktiv vorgehen kann (→ Kap. 5.2.4).

Dieses Konzept hat große Überschneidungen mit dem Konzept der Lageorientierung in der Handlungskontrolltheorie nach Kuhl (1983, 2001). Im Gegensatz zur Handlungsorientierung wird mit umfassender Lageorientierung die Unfähigkeit des Individuums bezeichnet, einen Entscheidungsprozess so abzuschließen, dass er in einen strukturierten und zielgerichteten Handlungsplan, in eine konkrete Handlungsinitiierung und koordinierte Handlungsdurchführung mündet.

In einem Zustand vollständiger Immobilität können Symptome auftreten, die eine Einordnung der Dekompensation in einen psychotherapeutischen Akutfall nicht erlauben, es handelt sich dann eher um einen psychiatrischen Notfall (→ Kapitel 4.4). Zu den Symptomen zählen starke Verengung der Wahrnehmung, Verwirrtheitszustände und Zerfahrenheit bis hin zu psychotischen Symptomen wie Wahn oder Halluzinationen (Ciompi, 1993; Stein, 2020). Gerade im Zustand vollständiger Immobilität ist die Gefahr einer Selbst- oder Fremdgefährdung besonders akut. Dieser Zustand macht es erforderlich, die Person unmittelbar in einen umfassend schützenden und fremdstrukturierten Rahmen zu übergeben.

5.2.4 Therapeutische Beziehungsgestaltung, Grundhaltung und Gesprächsführung in der psychotherapeutischen Akutbehandlung

Die Bedeutung der therapeutischen Beziehung für ein gutes Therapieergebnis gilt weitgehend als gesichert (Orlinsky et al., 1994). Generell sollten im Rahmen der therapeutischen Beziehungsgestaltung die Voraussetzungen dafür geschaffen werden, dass sich zwischen dem Betroffenen und dem Therapeuten zügig eine therapeutische Allianz bilden kann (Kanfer et al., 2012). Therapeutische Allianz bedeutet, dass sich beide über den Problemfokus, die Ziele sowie die notwendigen Mittel und Schritte zum Erreichen der Ziele einig sind.

Eine zeitnah vertrauensbildende Kontaktaufnahme für den zügigen Aufbau einer tragfähigen therapeutischen Beziehung ist im Rahmen der PTAB unabdingbar, denn die therapeutische Beziehung selbst wird (zumindest in den ersten Kontakten) als der zentrale Wirkfaktor in der Krisenintervention angesehen (Dross, 2001; Riecher-Rössler et al., 2004). Deren Gestaltung weist jedoch im Unterschied zu einem klassischen psychotherapeutischen Setting Besonderheiten auf:

- Betroffene in einem psychischen Ausnahmezustand kommen vorwiegend mit der Erwartung, Hilfe und Unterstützung in einer akut überfordernden Lebenssituation zu erhalten, weniger mit der Intention, von einer (psychischen) Störung befreit zu werden (Dross, 2001).
- Auch wenn Betroffene generell den Auslöser des psychischen Akutzustands bewältigen wollen und bereit sind, aktiv nach Lösungen zu suchen, benötigen die meisten von ihnen vorrangig emotionale Unterstützung und Zuspruch sowie eine Erklärung ihrer erlebten psychischen oder psychophysiologischen Dekompensation (→ Kapitel 5.4).
- Vordergründig gilt es, das emotionale Anspannungsniveau über emotionale Entlastung und Anleitung zu geeigneten Regulationsstrategien auf ein erträgliches Maß zu reduzieren, damit Betroffene die im Akutzustand beeinträchtigten Wahrnehmungs-, Aufmerksamkeits- und Informationsverarbeitungsprozesse wiedererlangen können.
- Nicht selten kann erst hierauf aufbauend auf persönliche Ressourcen und Bewältigungsstrategien zugegriffen oder kann die Entwicklung neuer auslöserorientierten Bewältigungsstrategien begleitet werden.

Der Therapeut sollte dem Betroffenen freundlich und respektvoll begegnen. Grundlagen sind hier ein aktives Erfragen, Zuhören und Nachfragen mit einem authentischen Interesse an der Situation und dem Erleben des Betroffenen. Dies beinhaltet, trotz oftmals Zeitdruck, möglichst ausführlich und wertfrei auf die Erlebensdarstellungen des Betroffenen einzugehen, sowie das ernste Bestreben, sich in die aktuelle Lebenslage und die Lebenshintergründe des Betroffenen hineinversetzen und einfühlen zu wollen (Dross, 2001).

Im Folgenden soll auf zentrale Aspekte der therapeutischen Beziehungsgestaltung im Rahmen der PTAB eingegangen werden.

Aktivität und Direktivität

Im Allgemeinen empfiehlt es sich, dass der Therapeut seine Grundhaltung und sein Interaktionsverhalten zum Beziehungsaufbau an den nach Rogers (2009) definierten Basisvariablen des *aktiven Zuhörens* ausrichtet:
- Empathische und offene Grundhaltung
- Authentisches und kongruentes Auftreten
- Akzeptanz und bedingungslose positive Beachtung der anderen Person

Diese gelten als notwendige und hinreichende Bedingungen, um ein vertrauensvolles Arbeitsbündnis zwischen dem Betroffenen und den Therapeuten zu schaffen, auf dessen Basis dann spezifische Problembearbeitungen stattfinden können (Sachse, 2000).

In Abbildung 5-3 werden drei unterschiedliche Ausprägungen der therapeutischen Haltung vorgestellt, die sich jeweils am Grad der Immobilität des Patienten orientieren.

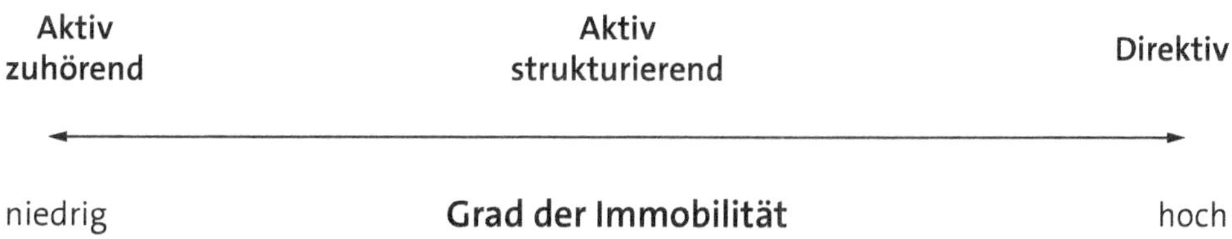

Abb. 5-3: Therapeutische Haltung in der PTAB (in Anlehnung an Berger & Riecher-Rössler, 2004b; James & Gilliland, 2001).

Mit zunehmender Beeinträchtigung des Funktionsniveaus und damit einhergehender verhaltensbezogener Immobilität weisen Patienten zunehmend Ich-Defizite und eine Schwächung der Autonomie auf (Arolt et al., 2017). In der PTAB ist der Therapeut in diesem Fall vor die Herausforderung gestellt, temporär die Verantwortung für den Patienten im Sinne einer »aktiv strukturierenden« bis hin zu einer klar »direktiven« therapeutische Haltung mit konkret anleitenden oder veranlassenden Maßnahmen zur Entlastung und zum Schutz des Patienten übernehmen zu müssen (James & Gilliland, 2001).

Ein *aktives Strukturieren* bedeutet beispielsweise für den Therapeuten das Eingrenzen, Priorisieren, Darstellen, Abbilden und Zusammenfassen von Gesprächsinhalten, die aktive Hilfe bei der Versprachlichung und Kategorisierung von Aspekten des aktuellen Erlebens oder die Strukturierung bei der Erzählung und Erfassung zeitlich aufeinanderfolgender Aspekte des Geschehenen. Der Therapeut sollte dies dem Patienten explizit ankündigen und ihn um Erlaubnis bitten, über aktiv strukturierendes Fragen und Nachfragen zeitweilig das Gespräch zu führen, um das Problem erfassen zu können.

Direktive Maßnahmen werden dann eingesetzt, wenn der Betroffene einen Grad der Immobilität aufweist (→Kap. 5.2.1), in dem er nicht mehr eigenständig und eigenverantwortlich Entscheidungen für Handlungen zur eigenen Entlastung sowie zum Schutz seines Umfelds treffen kann. Für die Ausrichtung der direktiven Haltung ist folgende Unterscheidung dienlich (→Akuitätsmodell in Kap. 4.1.2):

1. Bewältigungsstrategien, die auf die akute psychische Symptomatik ausgerichtet sind (Regulationsstrategien)
2. Bewältigungsstrategien, die auf den Auslöser ausgerichtet sind (Problemlösestrategien)

Direktive Maßnahmen sollten ausschließlich Erstere beinhalten. Das Ziel hierbei ist es, den Betroffenen vor weiterer Überlastung zu schützen und zügig auf Bedingungen zu reagieren, die die Intensität der Dekompensation verstärken können. Erst wenn ein ausreichendes Funktionsniveau erreicht ist, kann mit dem Betroffenen in einer nichtdirektiven Form an der Entwicklung von Bewältigungsstrategien gearbeitet werden. Dies erfolgt im Rahmen einer dann problem- und lösungsorientierten psychotherapeutischen Herangehensweise.

Im folgenden Kasten werden Beispiele für entlastende direktive und Entscheidungsverantwortung übernehmende Maßnahmen von Seiten des Therapeuten genannt.

KASTEN Beispiele für direktive Maßnahmen

Der Therapeut sollte dem Betroffenen die direktiven Maßnahmen explizit als Vorschlag unterbreiten. Er sollte erläutern, dass diese nach seiner fachkundigen Einschätzung in der aktuellen Verfassung des Betroffenen für eine erste Stabilisierung und Wiedererlangung von Handlungskontrolle indiziert sind und sinnvoll erscheinen.

- Der Therapeut bespricht die Möglichkeit einer medikamentösen Begleitbehandlung bei vorliegender leitliniengerechter Indikation und verweist, wenn von ihm selbst nicht durchführbar, auf entsprechende ärztliche Stellen.
- Macht sich der Betroffene starke Selbstvorwürfe, in seiner Verfassung alltäglichen Pflichten nicht mehr nachzukommen, so unterstützt ihn der Therapeut – soweit mit den Lebensumständen vereinbar – durch eine offizielle »Verordnung« notwendiger Ruhephasen.

- Dazu zählt auch die Empfehlung, Hilfesysteme (im Umfeld des Betroffenen oder im professionellen Kontext) in Anspruch zu nehmen, wobei der Therapeut unter Umständen aktiv an der Kommunikation und Weitervermittlung zu jenen beteiligt ist (z. B. gemeinsam geführte Telefonate oder Aushändigung von Befundberichten).
- Geht es um belastende Kontakte, kann die »Erlaubnis« des Therapeuten, zum aktuellen Zeitpunkt diese Kontakte zu meiden, für die Betroffenen sehr entlastend sein.
- Erste wichtige entlastende direktive Maßnahmen von Seiten des Therapeuten sind: konkrete Strukturierung der Folgetage nach einem Termin mit eingebauten Pausen und Handlungsanweisungen zur Anspannungsregulation.

In folgenden Fällen muss der Therapeut sehr zeitnah Maßnahmen zum Schutz des Betroffenen und dessen Umfelds treffen:

- Im Falle traumatischer Lebensereignisse und akut weiterbestehender Bedrohungs- oder Gefährdungslagen wird in enger Abstimmung mit dem Betroffenen ein schützender, aus der Gefahrenlage herausnehmender Rahmen organisiert.
- Ist der Grad der Immobilität so hoch, dass mit der Person kein Beziehungsaufbau im Sinne eines ambulanten therapeutischen Arbeitsbündnisses möglich ist, ist das Organisieren eines geschützten und fremdstrukturierenden Rahmens, also eine stationäre Einweisung, einzuleiten.
- Bei akuter Eigen- oder Fremdgefährdung ist zum Schutz aller Beteiligten, gegebenenfalls auch ohne Einwilligung des Betroffenen, das aktive Einleiten temporär freiheitsentziehender Maßnahmen durch den Therapeuten notwendig (→ Kap. 5.3.3).

Einen sicheren Rahmen schaffen: Eindeutigkeit, Klarheit und Transparenz

Ziel in der PTAB ist es, dem durch seinen psychischen Akutzustand verunsicherten Betroffenen einen sicheren, schützenden sowie Orientierung gebenden Rahmen bieten zu können. Von Betroffenen wird die subjektive Belastung oftmals als durchaus bedrohlich wahrgenommen, was sich in einer zeitweise verunsicherten und misstrauischen Haltung gegenüber Interaktionspartnern niederschlagen kann. Zentral sind deshalb besonders bei akuter Belastungssymptomatik die Kongruenz und damit einhergehende Authentizität des Therapeuten im Kontakt mit dem Betroffenen (Rogers, 2009). Schließt der Betroffene aus dem interaktionellen Verhalten des Therapeuten, dass jener ihm nichts »vormacht« und seine Aussagen in Kongruenz mit seinem Denken und Fühlen stehen, wird er ihn als vertrauenswürdig einstufen. Das interaktionelle Verhalten des Therapeuten sollte sich hierbei vor allem durch Klarheit, Transparenz und Eindeutigkeit auszeichnen (Arolt et al., 2017).

Indem der Therapeut zu anfangs die Verantwortung für die Struktur des Sitzungsablaufs übernimmt und gleichzeitig sein Vorgehen transparent macht (→ Kasten), wird es wahrscheinlicher, dass der Betroffene dem Therapeuten vertraut und ihm die Expertise zuschreibt, ihn begleiten und bei Bedarf auch direktiv führen zu können (Dross, 2001).

KASTEN Mögliche einleitende Aussagen zur Struktur des Sitzungsablaufes

»Wir sind hier in einer psychotherapeutischen Sprechstunde, in der ich versuchen werde, mir ein genaues Bild von Ihrer aktuellen Lage zu machen. Auf dieser Basis können wir dann besprechen, wie ich Ihnen am besten zur Seite stehen kann. Um mir recht zügig ein genaues Bild von Ihrer Lage machen zu können, würde ich, wenn Sie einverstanden sind, hier im Gespräch etwas die Führung übernehmen. Ich werde versuchen, Ihr aktuelles Erleben und den Hintergrund Ihrer aktuellen Situation nachzuvollziehen. Natürlich können Sie jederzeit Fragen stellen, falls diese aufkommen, oder mir rückmelden, wenn Sie auf einzelne Aspekte noch näher eingehen wollen oder Sie Fragen irritierend finden. Ich werde Ihnen dann natürlich den entsprechenden Hintergrund und was ich hierbei genau verstehen will, erklären!«

Klare Rollendefinitionen und Absprachen hinsichtlich des gegenseitigen Umgangs sind Grundvoraussetzung, um dem Betroffenen einen sicheren, vorhersagbaren und verlässlichen Rahmen zu schaffen.

Betroffene stellen sich in ihrem psychischen Akutzustand mit individuellen Befürchtungen und Erwartungen an das therapeutische Setting vor (Wampold, 2015). Nicht wenige von ihnen haben mit diversen Anlaufstellen – seien es Ärzte, Psychotherapeuten oder Sozialarbeiter – bereits Erfahrungen gemacht. Wenn es die Verfassung des Patienten zulässt, bietet es sich an, dies vor der Erfassung der Problemsituation zu erfragen (→ Kasten), um sie bei der therapeutischen Beziehungsgestaltung berücksichtigen zu können (Grawe, 1992). Gleichzeitig bekommt der Betroffene die Gelegenheit, zu äußern, was ihm im Kontakt mit dem Therapeuten wichtig ist, und erlebt eine erste wichtige Erfahrung von Einfluss und Kontrolle.

KASTEN Mögliche Fragen zu vorherigen Anlaufstellen zur Ausrichtung der Beziehungsgestaltung

»Ist dies das erste Mal in Ihrem Leben, dass Sie in einer belastenden Situation professionelle Hilfe aufsuchen? Welche Erfahrung haben Sie hier im Kontakt mit jenen Personen gemacht? Gibt es etwas, was ich beachten sollte, wenn ich jetzt gleich versuchen werde, mir ein genaueres Bild von ihrer aktuellen Lage zu machen?«

Merke! Das Ziel in der PTAB besteht darin, dem Betroffenen, der durch seinen psychischen Akutzustand stark verunsichert und überfordert ist, zu Beginn ein transparentes, eindeutiges und vorhersagbares therapeutisches

Setting und damit einen sicheren Rahmen zu bieten. Dieser Rahmen soll Orientierung, Struktur und Halt geben, um emotionale Entlastung zu ermöglichen und die aktuelle Lebenssituation des Betroffenen erfassen zu können.

Das dialektische Moment zwischen emotionaler Entlastung und Erfassung der Problemsituation

Vor allem in den ersten Kontakten der PTAB verfolgt der Therapeut zwei Ziele, die hinsichtlich ihrer Vereinbarkeit nicht selten in Spannung zueinanderstehen (Dross, 2001):

- Einerseits geht es darum, dem Betroffenen einen offenen Rahmen zu bieten, in dem er sich hinsichtlich seiner Erlebensdarstellung spontan dem Therapeuten präsentieren kann. Der Therapeut verhält sich hierbei vorwiegend rezeptiv.
- Andererseits steht der Behandler unter dem Zeitdruck einer ausführlichen Anamnese (→Kap. 5.3). Unabdingbar sind deshalb vom Therapeuten aktiv strukturierte und explorierende Gesprächsabschnitte. Diese sollten der betroffenen Person ausdrücklich angekündigt werden.

Beziehungsgestaltung und Gesprächsführung im Dienst der emotionalen Entlastung

Im Folgenden wird auf die Aspekte einer nicht-wertenden und angstfreien Grundhaltung sowie auf eine empathisch-validierende Gesprächsführung eingegangen. Ziel hierbei ist es,

- durch Fokussierung auf aktuelle Affekte (primär und sekundär) dem Patienten dabei zu helfen, seine Gefühle zum Ausdruck zu bringen, und
- durch Affektdifferenzierung und -benennung mehr Ordnung in das erlebte »innere Gefühlschaos« des Patienten zu bringen (Berger & Riecher-Rössler, 2004a).

Nicht-wertende und angstfreie Grundhaltung. Eine nicht-wertende und angstfreie Grundhaltung bedeutet, ohne Vorurteile und ohne Angst vor starken emotionalen Reaktionen auf Menschen zugehen zu können. Dies erfordert die Bereitschaft, einfühlsam zu fragen und zuzuhören, um Gefühle zu erkunden und Raum für deren Ausdruck zu schaffen. Eine solche nicht-wertende, von Achtung, Respekt und Akzeptanz geprägte Haltung ist besonders für Betroffene wichtig, die sich in einem psychischen Akutzustand befinden. Viele verurteilen sich selbst aufgrund ihres »schwachen« Zustands oder erfahren Entwertung durch ihr Umfeld (Dross, 2001). Oft stellt sich dadurch zusätzlich ein Scham- oder Schulderleben ein, das einen ehrlichen Gefühlsausdruck und somit den Abbau der emotionalen Anspannung erschwert. Für den Betroffenen kann es beschämend sein, wenn er den Eindruck bekommt, dass der Therapeut Mitleid mit ihm hat, was einer emotionalen Entlastung entgegensteht.

Im Gegensatz dazu tragen die mitfühlende Achtung und Würdigung der Person in ihrem Leiden zu einer emotionalen Entlastung des Betroffenen bei. Ein Angenommenwerden in Ohnmacht, Verzweiflung und Hoffnungslosigkeit kann ein erster Schritt zur

Rückbesinnung und Wiedergewinnung von Handlungsmöglichkeiten sein (Schauenburg, 2004).

Emotionale Unterstützung erfährt der Betroffene dann, wenn der Therapeut angstfrei auf die emotionale Belastung eingeht und ihn ermutigt, seine Gefühle offen zu teilen. Dadurch vermittelt der Therapeut die Botschaft, dass er den Betroffenen wahrnimmt und nicht allein lässt. Er nimmt ihm dadurch auch die Sorge, seinen Therapeuten mit dem eigenen Erleben zu überfordern.

Empathisch-validierende Gesprächsführung. Solange ein Patient sich in seinem emotionalen Erleben nicht verstanden fühlt, wird er viel Energie aufwenden, um für dieses Verständnis zu kämpfen (Lammers, 2015). Bis dahin wird er für einen Veränderungsprozess kaum zugänglich sein. Deshalb ist das Ziel der empathisch-validierenden Gesprächsführung, ein Beziehungsangebot zu machen, in dem auf das emotionale Erleben der betroffenen Person mit Empathie und Validierung reagiert wird.

- Die empathische Komponente betont das Einfühlen des Therapeuten in die emotionale Welt der betroffenen Person. Der Therapeut sollte hierbei die Perspektive des Betroffenen einnehmen und sich in sein Erleben einfühlen können.
- Die validierende Komponente betont das Bestätigen der inhärenten Logik und der Nachvollziehbarkeit des emotionalen Erlebens der betroffenen Person vor dem Erfahrungshintergrund ihrer Lerngeschichte.

Von einer »empathisch-validierenden« Haltung des Therapeuten wird in der Regel gesprochen, weil die Komponenten oftmals nur schwer voneinander zu trennen sind. Beispielsweise ist eine Validierung in der Regel auch mit einem empathischen Prozess verbunden. Dennoch soll im Folgenden einzeln auf die Komponenten eingegangen werden.

Der *empathische* Prozess ist von Wechselseitigkeit geprägt und kann als konstanter Feedbackprozess zwischen dem Therapeuten und Betroffenen charakterisiert werden. Die Perspektive des Betroffenen einnehmend und sich in die innere Welt des Betroffe-

Element	Inhalt
Empathische Bestätigung	Dem Patienten wird vermittelt, dass es in Ordnung ist, in seiner Situation so zu empfinden und zu denken.
Empathische Exploration	Der Patient wird ermutigt, seine Aufmerksamkeit auf einzelne Aspekte seines Erlebens zu lenken.
Empathische Vermutungen	Der Therapeut drückt sein eigenes Erleben beim Bericht des Patienten aus, damit dieser die Möglichkeit hat, bislang vermiedene Gedanken und Gefühle besser explorieren und prüfen zu können.
Empathische Verbildlichung	Der Therapeut macht die komplizierten emotionalen Zustände des Patienten, die er nicht klar benennen kann, über Metaphern erfassbar Im weiteren Verlauf können diese dann durch konkrete Emotionsbegriffe ergänzt werden.

Tab. 5-2: Empathische Gesprächsführung (vgl. Bischkopf, 2013; Lammers, 2015).

nen einfühlend, teilt der Therapeut dem Patienten in regelmäßigen Abständen mit, was er von ihm verstanden zu haben glaubt, und stellt Rückfragen, ob dieser sich richtig verstanden erlebt. In Anlehnung an Bischkopf (2013) und Lammers (2015) sind in Tabelle 5-2 Beispiele für Gesprächselemente genannt, die einen empathischen Kommunikationsstil auszeichnen.

In der PTAB sollte eine empathische Exploration des emotionalen Erlebens erst dann angewendet werden, wenn der Grad der Stabilität und des Funktionsniveaus des Patienten (→Kap. 5.2.1) dies zulässt. Eine Kontraindikation für emotionsfokussierende Gesprächselemente ist vor allem unter folgenden Bedingungen gegeben: Suizidalität, Selbstverletzungen, Dissoziationen, unkontrollierte aggressive Durchbrüche, Impulsivität, akute Traumatisierung, akute Flashbacks bzw. Intrusionen, akuter Alkohol- oder Drogenmissbrauch, psychotische Symptome, Anzeichen einer schweren depressiven bzw. bipolaren Symptomatik sowie zu große Erschöpfung (Lammers, 2015).

Bei der *Validierung* geht es darum, die Nachvollziehbarkeit des emotionalen Erlebens einer betroffenen Person vor ihrem Erfahrungshintergrund zu bestätigen (Lammers, 2015). Tabelle 5-3 führt beispielhaft Gesprächselemente auf, die in der Dialektisch-behavioralen Therapie (DBT) als Validierungsstrategien benannt werden (Linehan, 2014).

Element	Inhalt
Aufmerksamkeit (teilnehmender Beobachter)	Der Therapeut signalisiert durch Gestik, Mimik und einzelne Worte sein Interesse.
Genaue Reflexion auf derselben Ebene	Der Therapeut reflektiert das vom Patienten Gesagte, ohne dass er dieses kritisiert.
Wiedergabe nicht ausgedrückter Emotionen	Der Therapeut benennt, was der Patient in den von ihm geschilderten Situationen gefühlt haben könnte, damit der Patient bislang vermiedene Gedanken und Gefühle explorieren und prüfen kann.
Verstehbarkeit aufgrund der Lerngeschichte oder Störung	Der Therapeut vermittelt dem Patienten, dass er die wesentlichen Erfahrungen, die das emotionale Erleben bedingen, verstanden hat.
Nachvollziehbarkeit aufgrund des gegenwärtigen Kontextes	Der Therapeut vermittelt dem Patienten, dass er die wesentlichen kontextuellen Begebenheiten, die das emotionale Erleben bedingen, verstanden hat.

Tab. 5-3: Validierende Gesprächsführung (vgl. Lammers, 2015; Linehan, 2014).

Neben der Unterstützung des Gefühlsausdrucks zum Abbau des emotionalen Anspannungsniveaus kann eine psychoedukative Informationsvermittlung (z. B. Einordnung des Erlebens in einem Erklärungsmodell, →Kap. 5.4) für eine erste emotionale Entlastung sorgen.

Merke! Durch die empathisch-validierende Gesprächsführung wird ein Beziehungsangebot gemacht, in dem das emotionale Erleben der Person nicht in Frage gestellt, sondern diesem mit Empathie und Validierung begegnet wird. Hierbei geht es darum, dem Patienten Raum für ihr emotionales Erleben zu bieten und Hilfestellung bei der Affektdifferenzierung zu geben. Generell ist das Ziel, eine therapeutisch unterstützte Ordnung des erlebten inneren Chaos zu erreichen.

Mögliche Probleme in der therapeutischen Beziehungsgestaltung

Distanzierte Befragung. Gerade im Zustand akuter Überforderung, Hilflosigkeit und emotionaler Anspannung braucht die Person Halt und Unterstützung. Der Therapeut sollte nicht emotional distanziert (unterkühlt, technisch vorgehend) Sachverhalte erfragen, sondern zugewandt und anteilnehmend sein, das heißt, er sollte eine konkrete menschliche Begegnung bieten (Arolt et al., 2017).

Zu starke Begrenzung. Vor allem am Anfang der PTAB weinen Patienten oft, drücken ihre Hoffnungslosigkeit aus etc. Therapeuten, die den Impuls haben, das aktuelle Leiden sofort lindern zu müssen, sollten diesem Impuls nicht folgen. Akzeptanz und gemeinsames Aushalten der Emotionen des Patienten ist notwendig. Der Therapeut sollte also die Gefühle des Patienten nicht zu stark begrenzen. Dass Patienten in der PTAB ihre Gefühle zeigen, ist zumeist kein Zeichen für eine fehlerhafte Intervention oder eine bedrohliche emotionale Dekompensation, sondern eher ein Zeichen für das Vertrauen des Patienten, sich in diesem Raum ausdrücken zu dürfen.

Fehlende Begrenzung und emotionale Führung. Der Therapeut sollte zwar dem Patienten ermöglichen, sein emotionales Erleben auszudrücken, jedoch sollte er über gezielte Aufmerksamkeitslenkung gewährleisten, dass es zu keinem eskalierenden Aufschaukeln von Emotionen und Kontrollverlust kommt (Berger & Riecher-Rössler, 2004b). Zum einen werden aus psychodynamischer Sicht durch ungünstige Affektüberflutung Regressionstendenzen ausgelöst (Arolt et al., 2017). Zum anderen zeigen viele Studien und klinische Erfahrungen, dass allein eine emotionale Katharsis, also das unkontrollierte Ausleben von starken Emotionen, therapeutisch nicht zielführend ist (Kennedy-Moore & Watson, 1999).

Disputation des emotionalen Erlebens. Eine Disputation über die »Angemessenheit« eines emotionalen Erlebens oder eine vorschnelle Anleitung zum Perspektivwechsel (»Wie könnte man es noch sehen?«) ist im Zustand hoher emotionaler Angespanntheit nicht zielführend und wird meist als invalidierend von Seiten des Betroffenen erlebt. Deshalb sollte der Therapeut den Fokus darauf lenken, wie der Patient mit seinen Gefühlen umgehen kann. Der Therapeut und der Patient sollten gemeinsam bedürfnis- und handlungsorientiert erste notwendige Strategien zur Regulation des Ausnahmezustands entwickeln.

Blinder Aktionismus. Vor allem im akutpsychotherapeutischen Kontext kann das Leiden des Patienten bei seinem Therapeuten den Druck auslösen, sofort konkrete Linderung bieten zu müssen. Eine solche therapeutische Überaktivität birgt Risiken:

- Bei dem Patienten kann der Eindruck entstehen, dass alles getan wird, um das aktuelle emotionale Erleben schnell »wegzumachen«. Dadurch können sich seine Angst oder Scham über seinen aktuellen emotionalen Ausnahmezustand verstärken.
- Durch schnelle Ratschläge reiht sich der Therapeut wahrscheinlich ein in eine Liste von gutgemeinten, aber oft wenig hilfreichen Ratschlägen aus dem sozialen Umfeld des Patienten. Dies wird von Patienten als invalidierend erlebt.
- Eine schnelle Parteinahme zum bestehenden Konflikt, schnelle Konfliktdeutungen oder die Übernahme von Verantwortung bei augenscheinlich drängenden Entscheidungen werden von Patienten nicht selten als übergriffig empfunden.
- Schließlich besteht die Gefahr, dass der Therapeut handlungsorientiert vorschnelle therapeutische Maßnahmen einleitet, die der Patient nicht nachvollziehen kann, hierzu aufgrund seines emotionalen Erlebens nicht bereit ist und sich dadurch übergangen und nicht verstanden fühlt.

Übertragung und Gegenübertragung. In der PTAB sollten Übertragungs- und Gegenübertragungsphänomene präzise wahrgenommen und kontrolliert werden, da sie dem vorrangigen Ziel der Stabilisierung des Patienten entgegenstehen (James & Gilliland, 2001; Stein, 2020). *Übertragung* bedeutet, dass alte Bindungen, Gefühle, Wünsche, Erwartungen etc. in der aktuellen Beziehung aktiviert werden. Viele Patienten im psychischen Ausnahmezustand sehen im Therapeuten den »Beschützer« oder »Retter« und zeigen regressives Verhalten. Gegenübertragung bezeichnet die emotionale Reaktion des Therapeuten auf die Übertragung des Patienten und zeigt sich z. B. darin, dass er Verantwortung für den Patienten (die Retterrolle) übernimmt. Drei Gegenübertragungsverstrickungen sind möglich (Peichl, 2000; Wilson & Lindy, 1994):

- Überidentifizierung: Diese kann zu unreflektiert positiven Beziehungsangeboten mit der Folge von Grenzverlust, aber auch Überlastung des Therapeuten führen.
- Eigenübertragung: Der Therapeut verwechselt eigene erlebte Ausnahmesituationen mit der Situation des Patienten und legt dem Patienten unreflektiert eigene Problemlösestrategien nahe.
- Abwehr: Der Therapeut versucht, unerwünschte Affekte zu vermeiden, die der Patient in ihm auslöst, und distanziert sich von ihm. Dies wird vom Patienten durchaus wahrgenommen und mit heftiger negativer Übertragung oder gar Therapieabbruch beantwortet.

Es ist wichtig, dass Therapeuten ihre Gegenübertragungen erkennen und am Patienten nicht ausleben. Eine kritische Haltung sich selbst gegenüber und Supervisionen können hier helfen. Die Wahrnehmung der Gegenübertragungen kann auch für den therapeutischen Prozess genutzt werden, da sie Aufschluss geben über ungünstiges Hilfesuch- oder Konfliktverhalten des Patienten. Nach ausreichender Stabilisierung des Patienten, können sie aufgegriffen und thematisiert werden.

Mangelnde Transparenz. Der psychische Ausnahme- und Krisenzustand ist meist durch ein starkes Gefühl von Kontroll- und Selbstwirksamkeitsverlust gekennzeichnet. Hierbei Vorgängen ausgesetzt zu sein, deren Grund man nicht nachvollziehen kann, trägt zu einem zusätzlichen Kontrollverlusterleben bei. Transparenz in der PTAB ist deshalb sehr wichtig. Sie hilft dem Patienten, Vertrauen zu fassen, das Gegenüber und seine Intentionen besser einzuschätzen, Bindung zu festigen und Zielsetzungen miteinander abzustimmen. Gerade im Rahmen einer aktiv-strukturierenden bis hin zu einer direktiven therapeutischen Haltung, die auf eine rasche Stabilisierung des Patienten abzielen, sollte das therapeutische Vorgehen für den Patienten so transparent wie möglich sein. Dies sollte den gesamten therapeutischen Prozess beinhalten: Offenlegung, Begründung und gemeinsame Prüfung des therapeutischen Prozesses.

5.3 Schritt 2: Akutfall erfassen

In diesem Unterkapitel ...

- erfahren Sie, wie die therapeutische Haltung bei der Erfassung behandlungsrelevanter Informationen bei hoher Akuität sein sollte,
- erfahren Sie, wie ein typischer Ablaufplan bei der Erfassung behandlungsrelevanter Informationen in der PTAB aussieht,
- lernen Sie das von uns vorgeschlagene Akuitätsmodell zur strukturierten Erfassung des Akutfalls auf folgenden vier Ebenen kennen:
  - Akutzustand,
  - Auslöser,
  - Lebensumstände und Rahmenbedingungen,
  - prädisponierende und ätiopathogenetische Faktoren,
- erfahren Sie, welches Vorgehen bei der Abklärung akuter Selbst- oder Fremdgefährdung gewählt werden sollte.

Die Erfassung des Akutfalls findet klassischerweise bereits in den psychotherapeutischen Sprechstunden statt, von denen dem Patienten 3 × 50 Minuten (bzw. 6 × 25 Minuten) zur Verfügung stehen. Im Kapitel 3 wird ausführlich auf den allgemeinen Ablauf einer Sprechstunde eingegangen. Wesentliches Ziel bei der Erfassung des Akutfalls ist für den Therapeuten, den Anlass für den Behandlungswunsch des Patienten zu verstehen, seine Symptomatik zu erheben und sich ein Bild über ihren Verlauf zu machen. Darauf basierend bietet er ein Behandlungskonzept an, das dem Patienten eine Einordnung seines Leidensdrucks gibt, Zuversicht vermittelt und ihn im Sinne einer Stabilisierung frühzeitig in seiner akuten Symptomatik entlastet.

Der Therapeut sollte nach der Erhebung des Akutfalls folgende Fragen (in Anlehnung an Myer & Conte, 2006; Stein, 2020) beantworten können:

- Was war der Auslöser des psychischen Ausnahmezustands?
- Wie drückt sich die Symptomatik psychopathologisch bei der Person aus?
- Wie stark ist das Funktionsniveau des Patienten beeinträchtigt? Kann die Person noch für sich sorgen und eigenverantwortlich handeln?
- Besteht akute Selbst- oder Fremdgefährdung?
- Ist eine ambulante Behandlung ausreichend oder eine (teil-)stationäre Behandlung indiziert?
- Was waren bisherige funktionale und dysfunktionale akutzustandsorientierte Bewältigungsversuche und auslöserorientierte Bewältigungsversuche?
- Wie sind die aktuellen Lebensumstände der Person? Welche Folgen hat der vorliegende psychische Akutzustand für die Lebenssituation und Umwelt der Person?
- Gibt es prädisponierende und ätiopathogenetische Faktoren, die bei der aktuellen Problemsituation berücksichtigt werden müssen?
- Welche Ressourcen hat der Patient, um die aktuelle Problemsituation bewältigen zu können?

Entscheidungen, die sich daraus für den Verlauf der PTAB ableiten lassen, sind:
- Welches Erklärungsmodell, welcher Behandlungsansatz und welche Techniken sind bei dieser akuten psychischen Symptomatik zu wählen?
- Werden zusätzlich externe Unterstützungssysteme zur Stabilisierung benötigt (z.B. fachärztliche Begleitbehandlung, eine psychosoziale Einrichtung, eine kommunale Beratungsstelle)?

5.3.1 Therapeutische Haltung

Wird im Erstkontakt ersichtlich, dass die berichtete Symptomatik eine erhöhte Akuität aufweist, so muss der Behandler seine therapeutische Haltung (→Kap. 5.2) sowie den diagnostischen Prozess zur Erfassung des Akutfalls an den Zustand des Patienten anpassen (Dross, 2001). Im folgenden Kasten werden kurz die relevanten Kommunikationsregeln für die Gesprächsführung erläutert, die es bei der Erfassung des vorliegenden Akutfalls zu beachten gilt.

KASTEN Regeln für die Erfassung des Problems bei hoher Akuität

Folgende therapeutische Haltung in Anlehnung an Greenstone und Leviton (2010) und Stein (2020) erleichtert es dem akut belasteten Patienten, sich dem Therapeuten in der Anamnesephase zu öffnen:
- Zeigen Sie sich so ruhig und unaufgeregt wie möglich.
- Achten Sie darauf, dass der Patient so viel Kontrolle über den Anamneseprozess hat wie möglich. Dies bedeutet, den Ablauf des diagnostischen Prozesses eindeutig, transparent und vorhersehbar zu gestalten.
- Halten Sie die Evaluation kurz.

- Formulieren Sie Ihre Fragen kurz und direkt.
- Stellen Sie nicht mehrere Fragen auf einmal.
- Fragen Sie nach bei Unklarheit.
- Der Patient braucht ausreichend Zeit zu antworten, unterbrechen Sie ihn nicht.
- Stille ist erlaubt, Pausen werden gemeinsam ausgehalten. Der Patient braucht Zeit, sich zu sammeln. Achten Sie auch darauf, *was nicht gesagt wird.*
- Nutzen Sie Mimik und Körperhaltung des Patienten als zusätzliche Informationsquelle.

5.3.2 Das Akuitätsmodell – praktisches Vorgehen

Das bereits in Kapitel 4.1.2 vorgestellte Akuitätsmodell kann als schematische Grundstruktur dem Therapeuten dazu dienen, den vorliegenden psychotherapeutischen Akutfall in seiner Vollständigkeit zu erfassen (Abbildung 5-4).

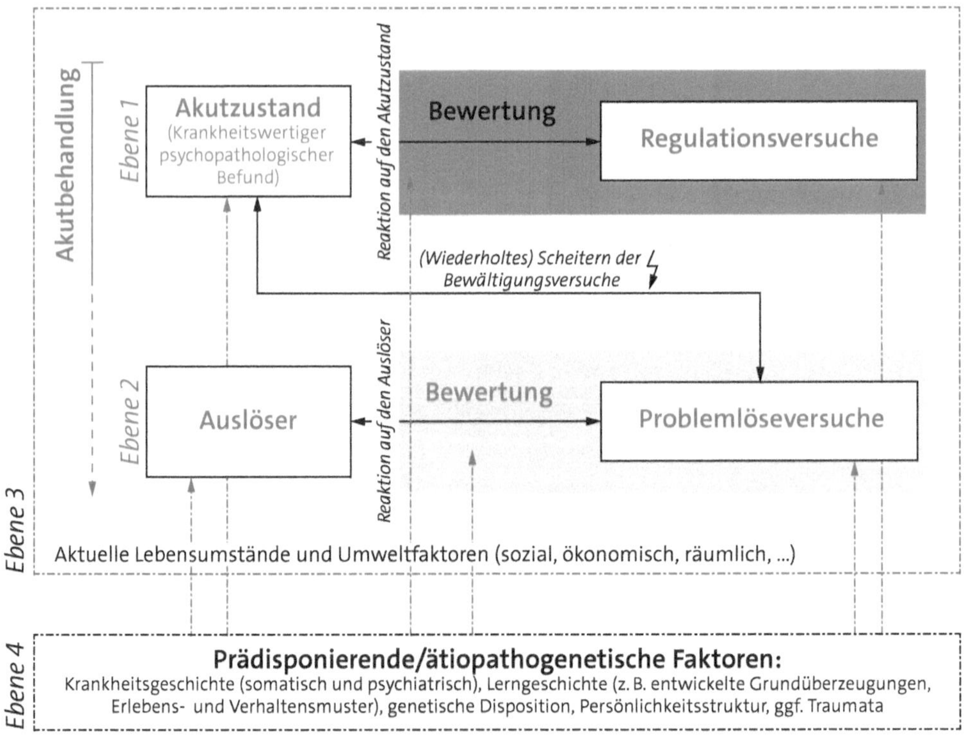

Abb. 5-4: Das Akuitätsmodell im Detail mit den vier vorgeschlagenen Ebenen zu Erfassung des Problems.

Abgeleitet von einer *bedingungsanalytischen* Herangehensweise (Bruch, 2000; Kanfer et al., 2012; Reinecker, 1998), werden folgende Informationen erhoben, um die Problemsituation des Patienten angemessen zu erfassen:

- Anamnese der krankheitswertigen Symptomatik des Akutzustands und der Reaktion der betroffenen Person hierauf
- Anamnese des Auslösers oder der Auslöser der akuten psychopathologischen Symptomatik und der Reaktion der betroffenen Person hierauf
- Anamnese der aktuellen Lebensumstände und Umweltfaktoren
- Anamnese behandlungsrelevanter prädisponierender und ätiopathogenetischer Faktoren

Der Mehrwert der Untergliederung in diese Ebenen liegt darin, dass der Therapeut kritische Aspekte der Problemsituation genauer differenzieren kann, um darauf basierend eine Hierarchisierung von Zielen und entsprechenden Interventionen für den therapeutischen Prozess ableiten zu können.

Die grafische Untergliederung in die verschiedenen Ebenen kann auch dem Patienten helfen, sich selbst besser zu verstehen, insbesondere wenn das Modell gemeinsam erarbeitet wird. Denn durch die grafische Strukturierung bekommt er ein Gerüst zur Hand, das ihm hilft, sein inneres Chaos besser einzusortieren (in Anlehnung an Rupp, 2004). Gleichzeitig kann er die »als übermächtig empfundene, von subjektivem Versagen gekennzeichnete Lebenswirklichkeit in überschaubare, beherrschbare und insbesondere bewältigbare Untereinheiten gliedern« (Gekle & Tschacher, 2004, S. 55).

Im Folgenden wird ein Ablaufplan zur strukturierten Erfassung des psychotherapeutischen Akutfalls vorgestellt (→Abb. 5-5). Zudem wird – angelehnt an das bereits vorgestellte Akuitätsmodell – ein Schema vorgestellt, an dessen Struktur hinsichtlich behandlungsrelevanter Informationen sich der Therapeut während der Anamnesephase orientieren kann (Abbildung 5-6 bis 5-8).

(1) Anlass erfragen
→ (2) Psychischen Akutzustand und akutzustandsorientierte Reaktionen erfassen
→ (3) Auslöser und auslöserorientierte Reaktionen erfassen
→ (4) Lebensumstände und Umweltfaktoren erfassen
→ (5) Prädisponierende und ätiopathogenetische Faktoren erfassen

Abb. 5-5: Ablaufplan zur Erfassung des Akutfalls.

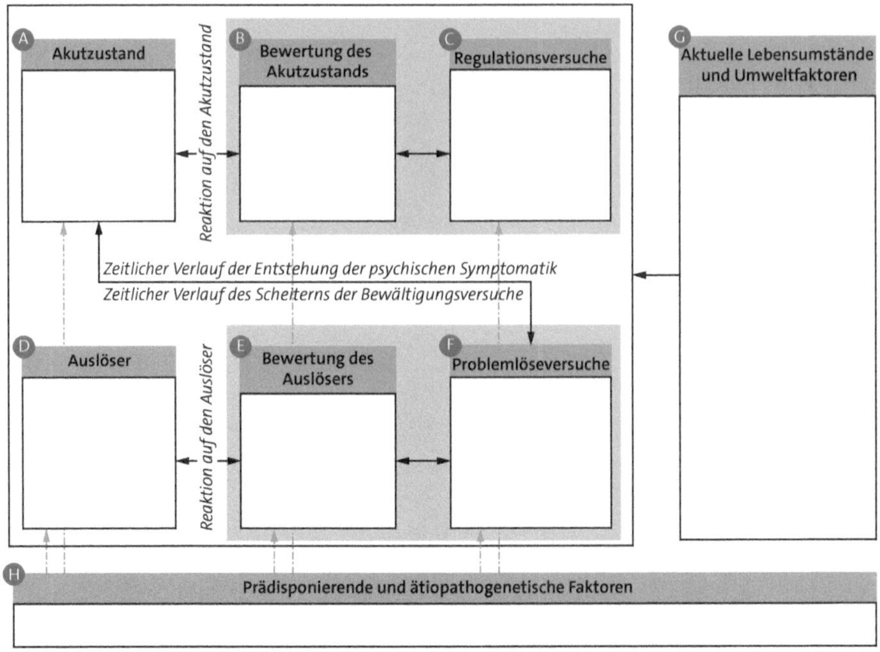

Abb. 5-6: Schema, an dessen Struktur sich der Therapeut während der Anamnesephase zur Erfassung des psychotherapeutischen Akutfalls orientieren kann.

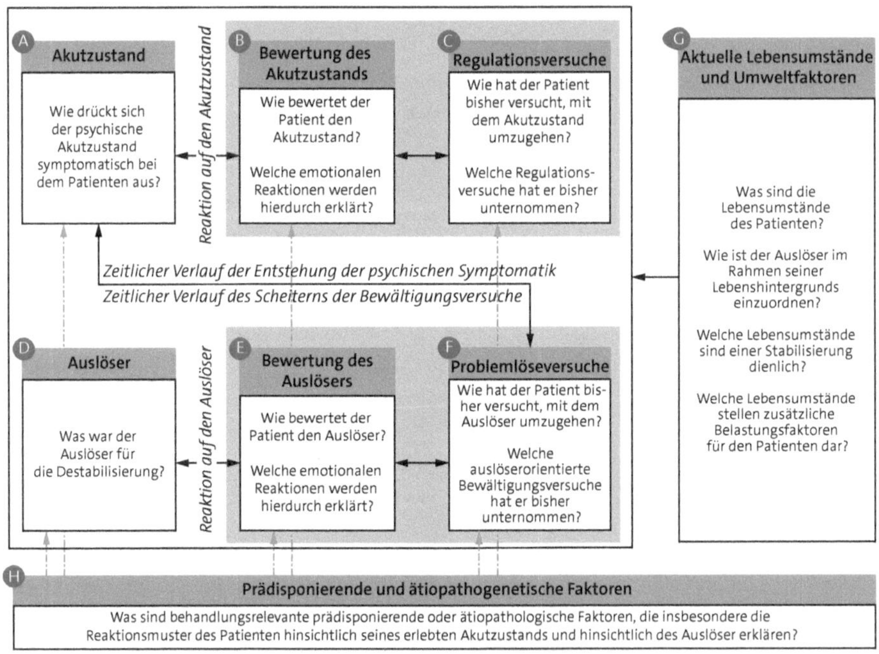

Abb. 5-7: Leitfragen, an denen sich der Therapeut während der Anamnesephase zur Erfassung des psychotherapeutischen Akutfalls orientieren kann.

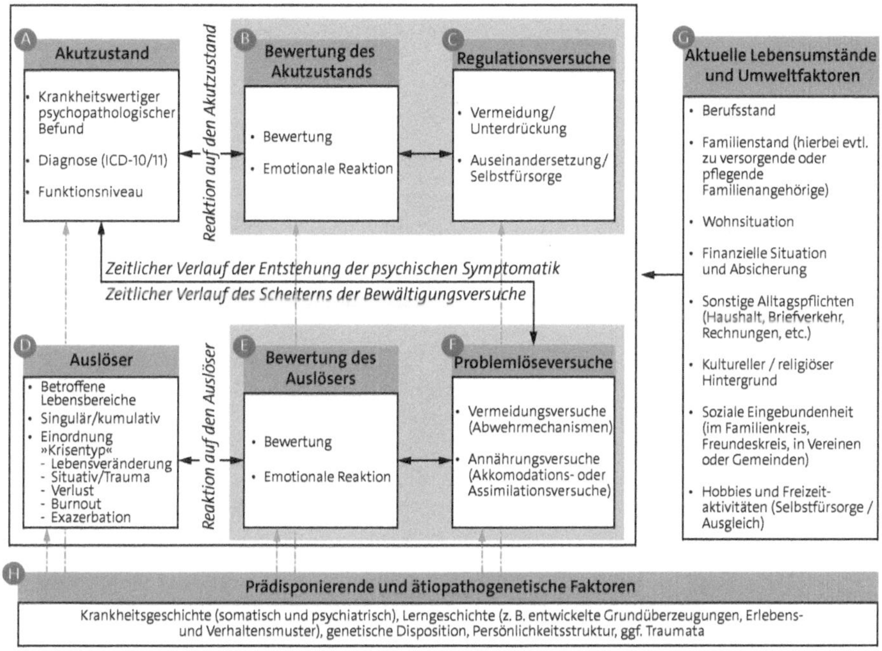

Abb. 5-8: Inhaltliche Aspekte, an denen sich der Therapeut während der Anamnesephase zur Erfassung des psychotherapeutischen Akutfalls orientieren kann.

(1) Anlass erfragen

Nach einer kurzen Einführung des Patienten in die Praxis (Vorstellen der eigenen Person, Hinweis auf Rahmenbedingungen und Schweigepflicht) wird der Patient nach dem Grund seines Behandlungswunsches gefragt. Dabei wird ihm die Möglichkeit gegeben, seine Situation in freier Form darzustellen. Beispielsweise kann der Therapeut sehr allgemein mit folgender Frage beginnen:

»Was ist der Anlass, der Sie zu mir bringt?« »Warum jetzt?«

Ist der Patient aufgrund von hoher emotionaler Anspannung oder der Intensität seiner Symptomatik nicht in der Lage, frei zu antworten, sollte der Therapeut frühzeitig eingreifen und ihm aktiv-strukturierend durch Fokussierung Hilfe anbieten. Mit Fortschreiten des Gespräches wird der Therapeut immer mehr Struktur einfließen lassen und gezielt vertiefende Fragen stellen.

Patienten werden entweder ihr aktuelles symptombezogenes Erleben schildern, was den Fokus zunächst auf die Exploration des psychischen Akutzustands legt (→Abb. 5-4, Ebene 1 des Akuitätsmodells). Oder sie berichten über den Auslöser, was eher zu einer chronologischen Anamnese führt, beginnend mit der Erhebung eines identifizierbaren Auslösers und endend mit der Entscheidung zur Vorstellung in der Praxis (→Abb. 5-4, Ebene 2 des Akuitätsmodells). Ein Vorteil der chronologischen Erhebung besteht darin, dass sie dem Patienten ein zeitliches Gerüst bietet, an dem er sich beim Erzählen orientieren kann.

(2) Psychischen Akutzustand und Reaktionen darauf erfassen

Abbildung 5-9 zeigt die Erfassung des Akutzustands einer Person und ihre Reaktionen darauf. Sie dient der Übersicht für den folgenden Text.

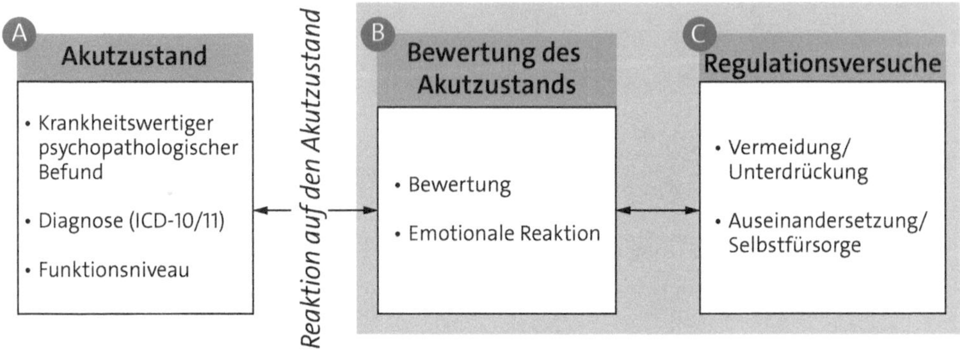

Abb. 5-9: Erfassung des psychischen Akutzustands (A) und die Reaktionen darauf (B und C) in Anlehnung an das Akuitätsmodell.

Psychischer Akutzustand. Zur Erfassung des psychischen Akutzustands (A) und der hierbei dominierenden psychischen Symptomatik sollte ein psychopathologischer Befund erstellt werden. Dieser kann z. B. erfolgen in Anlehnung an das AMDP-System (Arbeitsgemeinschaft für Methodik und Dokumentation in der Psychiatrie, 2023) zur standardisierten Erfassung und Dokumentation eines psychopathologischen Befundes. Zudem sollten die Diagnosen anhand des internationalen Klassifikationssystems ICD gestellt werden (Kasper & Volz, 2014). Auf die häufigsten Diagnosen wurde in Kapitel 4.3 bereits eingegangen. Zudem sollte der zeitliche Entwicklungsverlauf der psychischen Symptomatik und Diagnosen in der Vorgeschichte sowie vorliegende Komorbiditäten (→Abb. 5-4, Ebene 4 des Akuitätsmodells) erfasst und dokumentiert werden.

Zur systematischen Erfassung des vorliegenden psychischen Ausnahme- und Krisenzustands wurde von Myer et al. (enthalten in Myer & Conte, 2006) ein Triage-System (Triage-Assessment-Modell) entwickelt (→Kap. 4.2). Hierbei kann auch das Funktionsniveau des Patienten über den Grad der gezeigten Immobilität und den Grad der Beeinträchtigung von Informationsverarbeitungsprozessen erfasst und Implikationen für die einzunehmende therapeutische Haltung abgeleitet werden (→Kap. 5.2).

Reaktion auf den psychischen Akutzustand. Als nächstes werden die *Bewertungen (B)* des Betroffenen des eigenen psychischen Akutzustands erfasst, einschließlich der emotionalen Reaktionen. Schließlich erfolgt die Anamnese der akutzustandsorientierten Bewältigungsversuche, also der *Anspannungs- und Emotionsregulationsversuche (C). Wie der Patient seinen Akutzustand bewertet (B),* sollte der Therapeut nicht übergehen, da diese ihm wichtige Hinweise geben kann auf dessen akutes Erleben sowie dysfunktionale Denkmuster. In Tabelle 5-4 sind beispielhaft Bewertungen und emotionale Reaktionen der Betroffenen auf den psychischen Akutzustand dargestellt. Der Therapeut sollte prüfen, ob diese für die Aktivierung funktionaler Regulationsstrategien dienlich oder hinderlich sind.

Cave! Der Therapeut erfasst an dieser Stelle nicht die Bewertung des Auslösers, dies erfolgt im späteren Schritt (siehe folgenden Abschnitt »(3) Auslöser und auf den Auslöser bezogene Reaktionsmuster«).

Bewertungen	Emotionale Reaktion
»Ich komme hier nie wieder raus! Ich werde verrückt! Ich halte das nicht mehr aus!«	Angst, Panik, Verzweiflung
»Warum bin ich so schwach/sensibel/kompliziert?«	Ärger, Wut (selbstbezogen)
»Die haben mich fertig gemacht! Lasst mich alle in Ruhe! Die reiße ich mit in den Abgrund, mich in so einen Zustand zu bringen!«	Ärger, Wut (fremdbezogen)
»Die anderen denken sich sicher, ich bin verrückt! Das darf niemand erfahren!«	Scham
»Ich habe es soweit kommen lassen! Ich bin eine Enttäuschung für alle! Ich habe es verdient, in so einem Zustand zu sein!«	Schuld
»Jetzt ist alles aus! Jetzt ist alles verloren! Das wird nie wieder!	Niedergeschlagenheit, Resignation, Hoffnungslosigkeit
»Jetzt ist alles egal!«	Emotionale Taubheit

Tab. 5-4: Häufige kognitive Bewertungsmuster und emotionale Reaktionen auf einen psychischen Ausnahme- und Krisenzustand.

In Tabelle 5-5 sind Beispiele für Anspannungs- und Emotionsregulationsversuche (C) aufgelistet. *Funktionale* Regulationsstrategien sind kurzfristig hilfreich im Umgang mit dem akuten Krisenzustand, während sie langfristig nicht schaden. *Dysfunktionale* Regulationsstrategien hingegen stellen Versuche dar, die akute emotionale Anspannung zu vermeiden, zu unterdrücken oder vermeintlich zu lindern, und schaden langfristig der Person. Oft entscheidet das Ausmaß der Anwendung einer Regulationsstrategie, ob diese einen funktionalen oder dysfunktionalen Charakter bekommt. So kann beispielsweise eine bewusst eingesetzte und zeitbegrenzte Ablenkung dazu dienen, Grübelschleifen zu durchbrechen und Kraft zu tanken für eine spätere Auseinandersetzung mit dem Problem. Dysfunktional wird die Strategie, wenn sie zu häufig eingesetzt wird und schlussendlich der zeitüberdauernden Vermeidung einer Problemauseinandersetzung dient.

Häufige dysfunktionale Regulationsversuche	**Beispiele**
Ablenkung	Gesteigerter Medienkonsum, intensives Kümmern um Probleme anderer
Betäubung/Sedierung	Drogen- oder Medikamentenabusus, Essattacken
Reizkontrolle/Flucht	Sozialer Rückzug, Vermeidung von Reizen, die eine zusätzliche Herausforderung darstellen, z. B. alltägliche (Haushalts-)Pflichten
Soziales Klammern	Übermäßiges Einfordern sozialer Unterstützung, Vermeidung von Situationen, in denen die Person mit dem Zustand allein ist
Fokussierung auf (kontrollierbare) Einzelaspekte des Erlebens	Konstante Beschäftigung mit einzelnen körperlichen Begleitsymptomen (Schlafstörungen, kardiovaskuläre oder gastrointestinale Symptome)
Aggression gegen sich selbst oder andere	Überdauernde Gereiztheit, Selbstschädigung, Selbstverletzung, aggressiv-cholerische Durchbrüche, Fremdverletzung
Verleugnung	Fehlendes Anerkennen der erlebten Beeinträchtigung, oft in der Phase vor der Dekompensation und initialen Vorstellung für eine PTAB
Wiederaufflammen von Regulationsstrategien, die früher in einer psychischen Störung gezeigt wurden	Kontrollzwänge, Essensrestriktion, Essattacken mit anschließendem Erbrechen

Tab. 5-5: Beispiele für häufig beobachtete dysfunktionale Anspannungs- und Emotionsregulationsversuche in Reaktion auf einen erlebten psychischen Akutzustand.

Im folgenden Kasten sind beispielhaft Fragen aufgeführt, die der Erfassung der akutzustandsbezogenen Reaktionsmuster dienen können.

KASTEN Möglich Fragen, um akutzustandsbezogene Reaktionsmuster zu erfassen

- Was denken Sie von sich, wenn sie sich gerade in so einem Zustand erleben?
- Welche Gefühle löst es bei Ihnen aus, sich in so einem Zustand zu erleben?
- Wie gehen Sie mit sich in dieser Ausnahmesituation gerade um?
- Wie versuchen Sie, über den Tag zu kommen?
- Was haben Sie an sich beobachtet, wie Sie sich verhalten, wenn die erlebte Anspannung und Überforderung unerträglich erscheint?

(3) Auslöser und Reaktionen darauf erfassen

Abbildung 5-10 zeigt die Erfassung des Auslösers eines Akutzustands und die Reaktionen darauf. Sie dient der Übersicht für den folgenden Text.

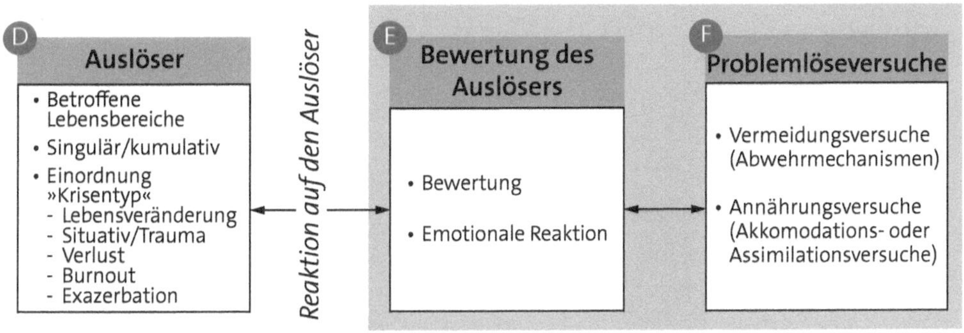

Abb. 5-10: Erfassung des Auslösers (D) und die Reaktionen darauf: Bewertung des Auslösers (E) und Bewältigungsversuche (F), in Anlehnung an das Akuitätsmodell.

Auslöser (D) für psychische Ausnahme- und Krisenzustände stellen kritische Lebenssituationen oder -ereignisse dar, die (1) einen Verlust oder eine entstandene Schädigung und/oder (2) eine Bedrohung oder (drohende) Überforderung in einem oder mehrerer wichtiger Lebensbereiche einer Person bedeuten. Folgende Lebensbereiche können betroffen sein (nach Berger & Riecher-Rössler, 2004a):

- Die körperliche Ebene, z. B. körperliche Gesundheit, Leistungsfähigkeit
- Die psychische Ebene, z. B. psychische Gesundheit, Leistungsfähigkeit
- Die Ebene der (moralischen) Identität, z. B. Selbstbild, Grundwerte
- Die soziale Ebene, z. B. Beziehungen, Arbeit, Freizeit

Auslöser können entweder singuläre Ereignisse oder Veränderungen sein (singulärer Stressor) oder aus mehreren Ereignissen oder Veränderungen bestehen, die zwar nicht einzeln gesehen, jedoch in ihrem zeitlichen Zusammentreffen hinreichend für eine Destabilisierung des Betroffenen sind (kumulative Stressoren).

Allen Auslösern psychischer Störungen ist gemein, dass sie die Bewältigungsmöglichkeiten der Betroffenen übersteigen. Sie sind nicht in der Lage, mit der Situation umzugehen oder sich an die Situation anzupassen. Zentral ist hierbei das Erleben einer starken Überforderung und eines ausgeprägten Verlusts an Selbstwirksamkeit im Umgang mit der aktuellen Lebenssituation.

Reaktion auf den Auslöser. Um die Bedeutung eines Auslösers für den Betroffenen zu verstehen, ist es wichtig, seine *Bewertung des Auslösers (E)* zu erfassen. Dadurch lassen sich auch die emotionalen Reaktionen besser einsortieren. Über die Bewertungen wird außerdem ersichtlich, welche Lebensbereiche des Patienten durch den Auslöser bedroht werden oder beschädigt wurden. Gerade bei alltäglichen Lebensveränderungskrisen mag die Bedeutung, die ein Auslöser für einen Patienten hat, für den Therapeuten nicht unmittelbar ersichtlich werden, doch durch die Erfassung der Bewertungen und damit einhergehenden emotionalen Reaktionen einer Person wird sie häufig nachvollziehbar.

In Tabelle 5-6 sind beispielhaft Bewertungen und emotionale Reaktionen *auf einen oder mehrere Auslöser dargestellt.*

Bewertungen	**Emotionale Reaktion**
»Das kann nicht wahr sein! Das kann so nicht passieren!«	Schock, emotionale Taubheit
»Ich komme hier nie wieder raus! Das schaffe ich nicht!«	Angst, Panik, Verzweiflung
»Warum ist das passiert? Warum bin ich so schwach/sensibel? Wie habe ich es soweit kommen lassen?«	Ärger, Wut (selbstbezogen)
»Das wurde mir angetan! Man hat mich nicht geschützt! Ich wurde ausgenutzt!«	Ärger, Wut (fremdbezogen)
»Wie konnte mir das passieren! Die anderen werden mich verurteilen! Das darf niemand erfahren!«	Scham
»Ich habe es soweit kommen lassen! Ich bin eine Enttäuschung für alle! Ich habe es verdient!«	Schuld
»Jetzt ist alles verloren! Das wird nie wieder! Jetzt hat alles keinen Sinn mehr!«	Resignation, Hoffnungslosigkeit

Tab. 5-6: Häufige kognitive Bewertungsmuster und emotionale Reaktionen auf Auslöser.

Den Bewertungsmustern liegen oft Denkverzerrungen zugrunde. Häufige Denkverzerrungen sind (Pitschel-Walz et al., 2017):

- Katastrophisieren (Ausgehen von dem schlechtesten Ausgang)
- Emotionale Beweisführung (Hypothesen werden aufgrund des eigenen emotionalen Erlebens aufgestellt, nicht aufgrund von Fakten)
- Dichotomes Denken (Alles-oder-Nichts-Denken)
- Selektive Wahrnehmung (Fokus auf das Negative, Ausblenden des Positiven)
- Generalisieren (Schlussfolgern von einzelnen Situationen auf das ganze Leben)
- Bezugnahme auf die eigene Person (negative Situationen werden mit eigenen Defiziten assoziiert, externe Einflussfaktoren außer Acht gelassen)

Über die Bewertungsmuster der Betroffenen werden auch ihre bisherigen *Bewältigungsversuche (F)* nachvollziehbar. Sie lassen sich in Vermeidungsverhalten oder Annährungsverhalten im Umgang mit dem Auslöser unterteilen.

Vermeidungsverhalten lässt sich beispielsweise durch Abwehrmechanismen charakterisieren. Häufige Abwehrmechanismen sind (in Anlehnung an Ermann, 2007):

- Verdrängung: Geschehen wird ins Unterbewusstsein geschoben, Geschehen wird vergessen.
- Gefühlsabspaltung: Gefühle werden nicht wahrgenommen, vom Erlebnis getrennt.
- Identifizierung mit dem Aggressor: Das Opfer identifiziert sich mit dem Täter, behandelt sich selbst so, wie es der Täter tat oder noch tut.
- Regression: Erlebnis- und Verhaltensweisen aus vergangenen Entwicklungsstufen werden wiederbelebt.
- Verleugnung: Geschehen wird nicht anerkannt, man verhält sich so, als wäre es anders.
- Wendung gegen das Selbst: Aggression wird nicht auf andere, sondern auf sich selbst gerichtet.
- Spaltung: Widersprüchliche Erlebensweisen wechseln einander ab, bilden einander exkludierende polare Erlebnis- und Reaktionsmuster.
- Projektion: Unerwünschte Impulse werden in die Außenwelt verschoben bzw. dieser zugeschrieben.

Beim Annährungsverhalten kann eine Unterscheidung zwischen Akkommodations- oder Assimilationsversuchen dienlich sein. Im Zweikomponenten-Modell zur Bewältigung kritischer Lebensereignisse oder -veränderungen (Brandtstädter & Renner, 1990; Brandtstädter & Rothermund, 2002) wird diese Unterscheidung getroffen (→Kasten).

Es sollte geprüft werden, ob bestimmte Bewertungen dazu beitragen, funktionale Bewältigungsversuche zu fördern oder zu behindern. »Funktionalität« bedeutet dabei, dass die Versuche dem Betroffenen helfen, sich an die gegebene Situation anzupassen, während langfristig negative Konsequenzen minimiert werden.

KASTEN Zweikomponenten-Modell zur Bewältigung kritischer Lebensereignisse oder -veränderungen

Kritische Lebenssituationen und -ereignisse entstehen durch Ist-Soll-Diskrepanzen zwischen dem erstrebten Selbst und dem wahrgenommenen Selbst (Brandtstädter, 2001; Brandtstädter & Greve, 1994; Higgins, 1987). Das heißt, durch einen Widerspruch zwischen Anspruch und Realität, der als unangenehm erlebt wird und eine innere Spannung erzeugt. Es gibt zwei Arten von Bewältigungsversuchen, um die Ist-Soll-Diskrepanz zu verringern:

- *Assimilierende Bewältigungsversuche* beschreiben aktive Anstrengungen, die Situation zu verändern (Ist-Seite), während eigene Ziele oder Vorstellungen über sich selbst (Soll-Seite) davon mehr oder weniger unberührt bleiben. Der Fokus liegt auf kompensatorischen Maßnahmen oder dem Erlernen neuer Verhaltensweisen und Fertigkeiten.
- *Akkommodierende Bewältigungsversuche* beschreiben hingegen bewusste Veränderungsanstrengungen auf der Soll-Seite. Die Realität wird als nicht veränderbar wahrgenommen und Erwartungen und Ziele an diese Realität angepasst (z. B. durch Anpassung von Zielen, Veränderung des Anspruchsniveaus, Umdeutung von Sachverhalten, Anpassung des Selbstkonzepts).

Nicht selten geht der Initiierung assimilierender oder akkommodierender Bewältigungsversuche eine Phase mit sogenannten immunisierenden Prozessen voraus (Brandtstädter, 2001; Brandtstädter & Greve, 1994). Sich abzeichnende Ist-Soll-Diskrepanzen werden anfänglich ignoriert, geleugnet oder selbstschützend umgedeutet. Wir verweisen hier auf die oben genannten Abwehrmechanismen als Vermeidungsstrategien bei der Auseinandersetzung mit Auslösern.

Oft ist ein dynamisches Zusammenspiel assimilierender und akkommodierender Prozesse notwendig, um sich an eine Lebensveränderung anpassen zu können, und nicht selten gehen akkommodierende Prozesse mit einem Trauerprozess einher, da von alten Vorstellungen über das Selbst oder Ansprüchen an die eigene Lebenssituation Abschied genommen werden muss.

Merke! Die gemeinsame Formulierung von Assimilations- und Akkommodationszielen im Umgang mit einem oder mehreren identifizierten Auslösern (→ Kap. 5.6) sowie der Umgang mit den hierbei miteinhergehenden Hindernissen, Widerständen und Trauerprozessen ist ein wesentlicher Bestandteil der PTAB.

Im folgenden Kasten sind Beispiele für Fragen aufgeführt, die der Erfassung auslöserorientierte Reaktionsmuster dienen können.

KASTEN Mögliche Fragen, um auslöserorientierte Reaktionsmuster zu erfassen

- Was dachten Sie, als sich das Geschehen ereignete? Was dachten Sie in diesem Moment, was dachten Sie danach?
- Welche Gefühle löste das Geschehen bei Ihnen aus? Was fühlten Sie in diesem Moment? Welche Gefühle kamen danach?
- Wie haben sie versucht, darauf zu reagieren oder damit umzugehen?
- Wie verhalten Sie sich, wenn Erinnerungen an das Geschehen oder Gedanken über das Geschehen aufkommen?

(4) Lebensumstände und Umweltfaktoren erfassen

Nach der Erhebung der Symptomatik sollten die *aktuellen Lebensumstände und Umweltfaktoren (G)* (→ Abb. 5-9) erfasst werden. Hierzu zählen beispielsweise soziale, ökonomische, kulturelle oder religiöse Faktoren im Leben der Person. Sie sollten hinsichtlich des Aspekts erfasst werden, ob sie den Betroffenen als Ressourcen dienen oder ob sie symptomverstärkend wirken. Die erfassten Lebensbereiche können aber auch selbst durch die akute psychische Symptomatik oder den zugrunde liegenden Auslöser belastet sein (beispielsweise können aufgrund des reduzierten Funktionsniveaus Alltagspflichten nicht mehr nachgegangen werden). Folgende Bereiche sollten über die Erhebung der Lebensumstände identifiziert werden:

- Berufsstand
- Familienstand (hierbei evtl. zu versorgende Familienangehörige)
- Wohnsituation
- Finanzielle Situation und Absicherung
- Soziale Eingebundenheit (im Familienkreis, Freundeskreis, in Vereinen oder Gemeinden)
- Hobbies und Freizeitaktivitäten (Selbstfürsorge/Ausgleich)
- Sonstige Alltagspflichten (Haushalt, Briefverkehr, Rechnungen etc.)
- Kultureller Hintergrund

Eine Möglichkeit, diese Bereiche grafisch zu erfassen (als stabile und instabile »Zonen«) wird in Kapitel 5.4.2 vorgestellt.

(5) Prädisponierende und ätiopathogenetische Faktoren erfassen

Auch wenn im Zentrum der Erfassung die gegenwärtige Problemsituation steht (→Abb. 5-4, Ebenen 1 bis 3 des Akuitätsmodells), ermöglicht eine kurze biografische Anamnese dem Therapeuten, die Symptomatik in ein größeres Gesamtbild einzusortieren und wichtige Schlüsse über *prädisponierende und ätiopathogenetische Faktoren (H)* (→Abb. 5-9) zu erhalten. Diese erklären oft die Bewertungs- und Bewältigungsprozesse der Patienten in ihrer aktuellen Situation. Zudem erschließt sich nicht selten die Bedeutung eines Auslösers für einen Patienten erst durch ein tieferes Verständnis seiner Lebensgeschichte.

Eine ausführliche biografische Anamnese wird meist aufgrund der Akuität der psychischen Symptomatik nicht möglich sein. Entsprechend ist es hilfreich, sich auf wesentliche Elemente zu konzentrieren, die einen lerngeschichtlichen Zusammenhang zum aktuellen Befinden und Erleben aufweisen können. Wichtige zu erfassende Bereiche im Rahmen einer kurzen biographischen Anamnese sind im folgenden Kasten abgebildet.

KASTEN Biografische Anamnese in der PTAB

- Familie:
  - Familiäres Klima, elterlicher Erziehungsstil, interaktionelles Konfliktverhalten
  - Psychische Erkrankungen in der Familie
- Kindheit und Jugend:
  - Charakterzüge des Patienten
  - Soziale Eingebundenheit
  - Sonstige Auffälligkeiten
- Schule und Ausbildung:
  - Umgang mit schulischen Herausforderungen
  - Umgang mit sozialen Herausforderungen im schulischen Kontext
  - Sonstige Auffälligkeiten

- Krankheiten:
  - Psychische Erkrankungen oder Formen pathologischer Affektregulation in der Vergangenheit
  - Bisherige psychiatrisch und/oder psychotherapeutische Behandlungen (ambulant und stationär)
  - Schwere körperliche Erkrankungen in der Vergangenheit
- Belastende Lebensereignisse und Traumata

Da im Rahmen erster Stabilisierungsmaßnahmen oft die Zeit für eine ausführlichere biografische Anamnese fehlt, empfiehlt es sich, dem Patienten im Nachgang einen kurzen Anamnesebogen mitzugeben. Diesen kann er dann zuhause (ggf. mit Hilfestellung eines Angehörigen) ausfüllen und zu einer folgenden Sitzung mitbringen.

Zu den behandlungsrelevanten prädisponierenden und ätiopathogenetischen Faktoren zählen folgende:
- Vorbestehende psychische Störungen (→ Kasten Vertiefung 1)
- Aktuelle und frühere körperliche Krankheiten
- Genetische Dispositionen
- Lerngeschichtlich entwickelte Grundüberzeugungen (→ Kasten Vertiefung 2)
- Aspekte der Persönlichkeitsstruktur
- Bereits in der Vorgeschichte erlebte Traumata

KASTEN Vertiefung 1: Erstmanifestation versus vorbestehende psychische und Verhaltensstörungen (F00–F99)

Zur Einordnung des Auslösers und des psychischen Akutzustands eines Hilfesuchenden ist eine Anamnese vorbestehender psychischer Erkrankungen und Vulnerabilitätsfaktoren unabdingbar. Es sollte unterschieden werden zwischen
- einem Akutfall bei einem zuvor psychisch unauffälligen Menschen im Sinne einer Erstmanifestation und
- einem Akutfall bei einem Menschen mit vorbestehender psychischer Erkrankung und Vulnerabilität.

Erstere Gruppe zeigt ein vergleichsweise hohes vorheriges Funktionsniveau, meist sind Ressourcen (→ Kap. 5.5) in ausreichender Form vorhanden, und es besteht die Chance, dass bei einer rechtzeitigen Therapie der psychische Akutzustand erfolgreich bewältigt und somit das Risiko einer Fixierung oder Chronifizierung psychischen Leidens verhindert werden kann.
Die zweite Gruppe weist oft eine erhöhte Anfälligkeit für krisenhafte Anlässe auf. Sie verfügen nur über begrenzte Ressourcen, die schwer zu mobilisieren sind (→ Kap. 5.5). Selbst bei vergleichsweise kleinen Belastungen kann es bei ihnen zu einer psychischen Dekompensation mit eher unspezifischer Stö-

rungssymptomatik kommen. In Folge einer ausbleibenden Intervention droht ein Rezidiv der bereits in der Vorgeschichte bestehenden psychischen Störung (Exazerbation) (Arolt et al., 2017).

Merke! Eine fachkundige Exploration und Einordnung vorbestehender psychischer Erkrankungen und Vulnerabilitätsfaktoren ist unabdingbar, um den psychischen Akutzustand einer Person einschätzen und die Behandlung in der PTAB entsprechend ausrichten zu können. Weiter sollte bei Vorliegen einer psychischen Grunderkrankung bereits in der PTAB eine Indikation für eine auf die Grunderkrankung ausgerichtete Folgebehandlung geklärt und diese in die Wege geleitet werden.

KASTEN Vertiefung 2: Einfluss von Grundüberzeugungen auf Bewertungsmuster in Belastungssituationen

Unsere Vergangenheit prägt unser heutiges Denken und damit unser Verhalten. In akuten Belastungssituationen können lerngeschichtlich entwickelte Denkmuster, sogenannte Grundüberzeugungen, aktiviert werden, die durch unsere Biografie und frühere Erfahrungen geprägt wurden (Schaub et al., 2013). Sind die Denkmuster tiefgreifend verankert, überdauernd und leicht reaktivierbar, so haben sie einen direkten Einfluss darauf, wie wir eine Situation und unsere Reaktion darauf bewerten (Faßbinder et al., 2015).

In der Regel werden die Grundannahmen und die Ursprünge der gegenwärtigen Gedanken eingehend analysiert. Sie zu explorieren erfordert meist mehrere Gespräche, denn Grundannahmen sind uns häufig nicht direkt zugänglich, insbesondere unter erhöhtem Stresserleben (Rupp, 2004). Folglich kann der Therapeut sie im Rahmen der PTAB nicht in Ruhe mit dem Patienten gemeinsam erarbeiten. Dennoch sollte der Therapeut (wenn möglich mit dem Patienten gemeinsam) im Verlauf der PTAB erste Hypothesen zu den lerngeschichtlich entwickelten Grundüberzeugungen des Patienten generieren. Denn sie erklären oft die in der akuten Problemsituation wirksamen und die auf den Akutzustand und den Auslöser bezogenen Bewertungsprozesse der Person.

Metaemotionale Grundüberzeugungen, die sich im Laufe der Lerngeschichte entwickeln, können oft erklären, warum eine Person bestimmte Anspannungs- und Emotionsregulationsstrategien (→ Ebene 1 des Akuitätsmodells in Abb. 5-4 in Kap. 5.3.2) verwendet.

Beispiele für metaemotionale Grundüberzeugungen (Lammers, 2015, S. 79):

- »Ohne Emotionen lebt man besser.«
- »Emotionen haben keine Bedeutung und sind nur lästig beim Erreichen meiner Ziele.«
- »Was ich fühle, ist immer richtig.«
- »Was ich fühle, ist immer falsch.«
- »Wenn ich meine Gefühle zeige, werde ich abgelehnt.«

- »Ich bin meinen Gefühlen hilflos ausgeliefert.«
- »Gefühle kann man nicht verändern, sondern nur vermeiden oder unterdrücken.«
- »Wenn man problematische Gefühle zulässt, dann werden sie immer schlimmer und gehen nie wieder weg.«
- »Negative Emotionen sind immer schlecht.«
- »Über seine negativen Gefühle sollte man nicht sprechen, um andere nicht zu belästigen.«

5.3.3 Eigen- und Fremdgefährdung

Eigengefährdung

Werden bestimmte Stressoren und/oder die akute Belastungssymptomatik von Betroffenen als nicht mehr aushaltbar erlebt, kann es zu Suizidgedanken und -verhalten kommen. Bei der Betrachtung verschiedener Ätiologiemodelle können einzelne Variablen identifiziert werden, die die Wahrscheinlichkeit suizidaler Absichten erhöhen. Dazu zählen psychische sowie physische Vorerkrankungen, soziale Variablen wie Isolation, kognitive Faktoren wie Hoffnungslosigkeit, Unaushaltbarkeitsüberzeugungen oder Einengung der Gedanken auf das Thema Suizidalität und verminderte Furcht vor Schmerz und Tod (Teismann & Dorrmann, 2013).

Abgesehen von Kurzschlusshandlungen gehen einer suizidalen Handlung in der Regel präsuizidale Entwicklungen voraus (Pöldinger, 1968). Diese lassen sich unterteilen in drei Stadien:

1. In der *Erwägungsphase* betrachten Betroffene den Suizid als eine Option im Umgang mit einer Belastung. Hierbei spielen suggestive Elemente (z. B. Suizid im sozialen Umfeld, Bericht darüber in der Presse) sowie psychodynamische Faktoren (z. B. unterdrückte Aggression, soziale Isolierung) eine Rolle.
2. Es folgt die *Phase der Ambivalenz,* in der sich selbstbewahrende und selbstzerstörerische Energien gegeneinanderstellen. In diesem inneren Kampf sucht der Betroffene oft Kontakt zu anderen Menschen, sei es durch Notrufe, Andeutungen oder direkte Äußerungen über Suizid. Diese Appelle sind von großer Bedeutung, da Studien gezeigt haben, dass 80 % aller Suizide angekündigt waren.
3. Schließlich tritt die *Phase der Entschlussfindung* ein. In dieser Phase werden die Betroffenen ruhiger und treffen gegebenenfalls Vorbereitungen für einen Suizid. Häufig wird diese Ruhe im sozialen Umfeld fehlinterpretiert; es wird angenommen, dass die Gefährdung vorüber ist. Tatsächlich ist jedoch lediglich die Krise der Entscheidungsfindung überwunden. In dieser Phase ist es umso wichtiger, direkt und ausführlich nachzufragen, warum die Person sich für das Leben entschieden hat (Pöldinger, 1982).

Im Umgang mit suizidalen Patienten sollten bestimmte therapeutische Elemente im Gespräch besonders berücksichtigt werden. Der Aufbau einer vertrauensvollen Beziehung zum Patienten steht an erster Stelle, während gleichzeitig eine Einschätzung des aktuellen Gefährdungsgrads vorgenommen wird. Abhängig von der Dringlichkeit der Gefährdung geht es darum, Zeit zu gewinnen und den Patienten dazu zu ermutigen, seine Absichten vorläufig aufzuschieben. Sofern der Patient dazu bereit ist, werden im nächsten Schritt Strategien zur Selbstkontrolle gefördert. Wenn der Patient Schwierigkeiten damit hat oder nicht kooperativ ist, wird eine direktivere Haltung zur Gefahrenabwendung gewählt. Schließlich wird je nach Absprachefähigkeit die geeignete Behandlungsumgebung ausgewählt: ambulant, stationär oder geschütztes Setting (Dorrmann, 2003).

Die Abklärung von Suizidalität sollte ein unabdingbarer Bestandteil eines jeden ersten Gespräches zwischen dem Therapeuten und Patienten im Rahmen der PTAB sein. Vor allem in akuten Belastungssituationen sollte man mit einer erhöhten Gefahr eines Suizides rechnen, denn aufgrund des als unerträglich empfundenen psychischen Erlebens scheint für den Betroffenen oft der Suizid als letzte Möglichkeit, um dem Leiden ein Ende zu setzen (Rudd, 2000). Deshalb ist eine regelmäßige Erhebung der Suizidalität während des gesamten Behandlungszeitraumes der PTAB wichtig. Die Befürchtung, dass durch eine direkte Ansprache des Themas die Wahrscheinlichkeit suizidaler Handlungen steigt, gilt als unbegründet (Gould et al., 2005).

Der Therapeut kann sich bei der Einschätzung der Gefährdung seines Patienten an folgenden Punkten orientieren (Dross, 2001, S. 56):

- »Äußerungen von Hoffnungslosigkeit und keiner Perspektive
- Schwere Kränkungen
- Als aussichtslos erlebte Konfliktlage, vor allem zwischen Partnern
- Massive Selbstabwertung, Enttäuschung von sich selber, Selbsthass
- Schuldgefühle
- Als unerträglich empfundener psychischer Schmerz
- Dichotomes Denken
- Gereiztes, aggressives und agitiertes Verhalten
- Hinweise auf mangelhafte Impulskontrolle und riskantes Verhalten
- Wunsch, andere durch den Suizid zu kränken und zu beeindrucken
- Wunsch, einer verstorbenen Person oder einem Idol nachzufolgen
- Mangel an materiellen, sozialen und persönlichen Ressourcen
- Isolation, Ablehnung und Gleichgültigkeit von Seiten primärer Bezugspersonen
- Fehlen von Verantwortung gegenüber anderen, z. B. Kindern
- Fehlen eines unterstützenden sozialen Netzes
- Schlechte materielle Lage
- Fehlen religiöser oder ideeller Werte
- Interessenverlust«

Hinweise auf Suizidalität können sehr unterschiedlich ausfallen – von direkten Äußerungen einer konkreten Absicht bis hin zu Verschweigen oder Nicht-Wahrhaben-Wollen der eigenen Gefährdung durch einen Suizid. Viele Patienten wollen ihre Suizidgedanken oder -absichten nicht äußern aufgrund von Scham und Sorge vor Verurteilung, aber auch aufgrund der Angst, eingewiesen und »weggesperrt« zu werden (Flüchter, 2011). Umso wichtiger ist eine offene, erklärende therapeutische Haltung im Gespräch, mit einem Einsortieren der Gedanken als ein gängiges und deshalb auch ernstzunehmendes Symptom, das die seelische Bedrängnis ausdrückt.

BEISPIELFRAGEN ZUR ERFASSUNG VON SUIZIDALITÄT

»Menschen in sehr belastenden Lebenssituationen berichten nicht selten davon, am Sinn des Lebens zu zweifeln oder es für das Beste zu halten, nicht mehr zu leben. Wie ist das bei Ihnen? Kamen bei Ihnen solche Gedanken auch auf? Wie sehen diese Gedanken konkret aus? Wie oft am Tag haben Sie diese Gedanken?

Haben Sie auch darüber nachgedacht, wie Sie sich töten werden? Haben Sie auch über andere Methoden nachgedacht? Stehen Ihnen die notwendigen Mittel zur Verfügung? Wann haben Sie sich diese besorgt? Wo sind die Mittel jetzt? Haben Sie andere Dinge zur Vorbereitung unternommen (Internet nach Suizidmethoden abgesucht, Abschiedsbrief geschrieben etc.)? Wann haben Sie das gemacht? Weiß jemand davon, dass Sie den Gedanken tragen, sich das Leben zu nehmen?« (in Anlehnung an Teismann & Dorrmann, 2013)

Fremdgefährdung

Bei psychischen Akutzuständen muss auch Fremdgefährdung – also die Gefahr, dass Betroffene andere körperlich oder seelisch schädigen – kontrolliert werden. Dabei sollte unterschieden werden zwischen Gewaltanwendung im Rahmen einer psychiatrischen Erkrankung und Gewaltanwendung im Rahmen einer psychosozialen Krise. Bei Beziehungskrisen tritt Fremdgefährdung oft als letzte Eskalationsstufe auf, dabei richten sich aggressive Handlungen meist an Personen, zu denen eine nahe Beziehung besteht (z. B. Angehörige wie Partner oder Kinder), seltener gegen öffentliche Personen (z. B. Vorgesetzte). Bei den Betroffenen paart sich meist das Gefühl von Überforderung, Rat-, Hilf- und Ausweglosigkeit mit einer ohnmächtigen Wut und verminderten interaktionellen Problemlösungs- und Kommunikationskompetenzen (Stein, 2020).

Bei der Abklärung von Eigengefährdungsaspekten sollten daher Fremdgefährdungsaspekte nicht außer Acht gelassen werden (z. B. die Drohung, die Partnerin und danach sich selbst umzubringen). Gewaltanwendungen unterlaufen meist einer stufenweisen Eskalation (→Kasten) und sollten entsprechend bei der Exploration von Fremdgefährdung im Rahmen bestehender Beziehungskonstellationen erfragt werden.

KASTEN Eskalationsstufen (nach Rupp, 1996, 2004; aus Stein, 2020)

1. Zunahme emotionaler Spannung
2. Grenzüberschreitendes Denken

3. Zunehmende Verletzung interaktioneller Spielregeln, hierbei vor allem verbale Gewalt
4. Entwicklung einer generell feindseligen Stimmung
5. Drohungen oder Androhung von Gewalt
6. Gewalt gegen Gegenstände
7. Gewalt gegen andere Personen
8. Gewalt gegen Autoritäten

Bei psychischen Akutzuständen besteht bei vielen Betroffenen die Tendenz, Alkohol oder Drogen zum Spannungsabbau zu konsumieren. Bei der Exploration des Substanzkonsums sollte immer das Risiko einer verminderten Impulskontrolle und eine sinkende Hemmschwelle für Gewalt in Betracht gezogen werden. Weitere Risikofaktoren für Fremdgefährdung sind im folgenden Kasten aufgelistet.

KASTEN Risikofaktoren für Fremdgefährdung (in Anlehnung an Stein, 2020)

Allgemein:

- Vorbestehende Psychopathologie oder psychische Störung
- Persönlichkeitsfaktoren:
  - Impulskontrollstörung
  - Hohe Kränkbarkeit
- Gewalterfahrungen in der Kindheit und Jugend
- Gewalthandlungen oder impulsives Verhalten in der Vorgeschichte
- Geringe kommunikative Kompetenzen
- Soziale Isolation

Situativ:

- Besitz von Waffen
- Alkohol- oder Drogenkonsum
- Auseinanderlaufende Interessen nahestehender Personen (z. B. bei Männern: Trennungswunsch der Partnerin)

5.4 Schritt 3: Psychoedukation und Erstellung eines Erklärungsmodells

In diesem Unterkapitel ...

- erfahren Sie, welche Relevanz Psychoedukation in der PTAB hat,
- lernen ein Schwellenmodell und ein Modell stabiler und instabiler Zonen als mögliche Erklärungsmodelle im Kontext der PTAB kennen,
- bekommen einen groben Überblick über störungsspezifische Erklärungsmodelle.

Primäres Ziel der PTAB ist die Reduktion der emotionalen, kognitiven, verhaltensbezogenen und physiologischen Überforderung und Konfusion bei psychischen Ausnahme- und Krisenzuständen. Psychoedukation informiert über weitverbreitete Reaktionsformen bei psychischen Akutzuständen (Angenendt, Nyberg & Stieglitz, 2004). Durch den Aufbau eines gemeinsamen Erklärungsmodells soll die Problemsituation des Patienten aufgezeigt werden, die ihm den Grund und Verlauf der Dekompensation greifbarer macht und ihm dabei hilft, einen Überblick über seine aktuelle Lebenssituation zu erhalten. Zudem können hierbei Anhaltspunkte für mögliche erste Stabilisierungsmaßnahmen abgeleitet werden.

5.4.1 Psychoedukation

Die somatischen und psychischen Reaktionsmuster in einem psychischen Akutzustand (→ Kap. 4.1.2) werden von dem Betroffenen oft als sehr bedrohlich erlebt und führen zu einer starken Verunsicherung. Durch die Einordnung, dass diese Reaktionen in Belastungssituationen weit verbreitet sind, als physiologische »Notfallreaktionen« biologisch angelegt sind und durchaus einen adaptiven oder schützenden Charakter haben können, soll der Betroffene eine »Normalisierung« seiner erlebten Beschwerden erfahren. Dabei kann die Bedrohlichkeit der erlebten Symptomatik gemindert und einer Interpretation als Folge einer Schwäche entgegenwirkt werden (Angenendt et al., 2004). Die sachliche Informationsvermittlung sollte hierbei an das Funktionsniveau des Patienten und an seine aktuellen kognitiven Informationsverarbeitungskapazitäten angepasst werden. Dienlich zur Strukturierung und Orientierung sind hierbei graphische Abbildungen der Sachverhalte, die der Patient auch nach der Sitzung nochmals in Ruhe betrachten kann.

Wichtig ist, dass die Normalisierung der Symptomatik vom Patienten nicht als Invalidierung oder Bagatellisierung seines Erlebens aufgefasst wird. Der Patient sollte sich in seiner Wahrnehmung seiner Beschwerden bestätigt fühlen und durch deren Einordnung als normale und nachvollziehbare Reaktionsmuster in Belastungssituationen entlastet werden.

5.4.2 Ein gemeinsames Erklärungsmodell erstellen

Ein allgemeiner Wirkfaktor in der Psychotherapie ist die gemeinsame Entwicklung eines nachvollziehbaren Erklärungsmodells für die Problematik des Patienten, um daraus ein nachvollziehbares Therapierational und einen Problemlösungsweg ableiten zu können (Pfammatter et al., 2012). Die Einordnung der Überforderung und Dekompensation macht diese für die betroffene Person greifbarer und bestätigt die »Nachvollziehbarkeit« des Erlebens in der aktuellen Lebenssituation. Ein Erklärungsmodell wirkt daher in der Regel emotional entlastend (James & Gilliland, 2001). Das bereits vorgestellte Akuitätsmodell zur Erfassung des psychotherapeutischen Akutfalls (→Kap. 5.3.2) kann auch hier dienlich sein.

Im Folgenden sollen zwei weitere Modelle vorgestellt werden, die im Rahmen einer PTAB herangezogen werden können: ein Schwellenmodell und ein Modell stabiler und instabiler Zonen.

Schwellenmodell

Dem folgend vorgestellten Schwellenmodell liegt das Diathese-Stress-Modell nach Wittchen und Hoyer (2011) zugrunde. Der Grundgedanke ist hierbei, dass die Dekompensation und Destabilisierung Folge des Überschreitens einer kritischen Überlastungsschwelle ist, die durch einen oder mehrere Stressoren verursacht wurde (→Abb. 5-11).

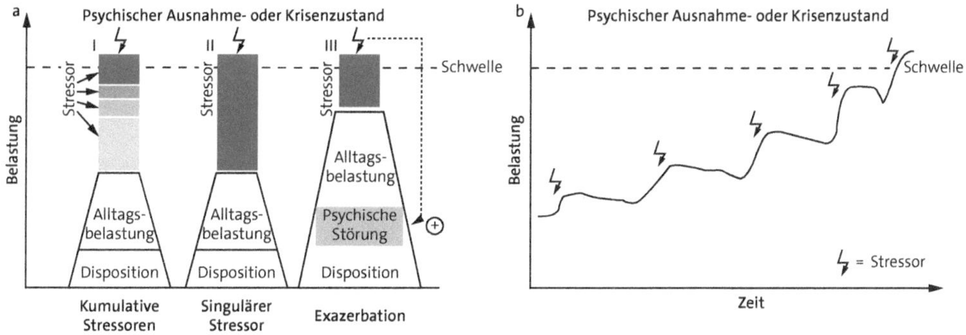

Abb. 5-11: Schwellenmodell in Anlehnung an das Diathese-Stress-Modell (Wittchen & Hoyer, 2011).

In Abbildung 5-11 (a) wird die Problemsituation als ein Zusammenspiel aus Diathese (also der Vulnerabilität oder Disposition der Person) und aktuell auf die Person einwirkenden Stressoren dargestellt. Sind die Belastungen (Disposition, Alltagsbelastungen etc.) zu groß und überschreiten sie eine Überlastungsschwelle, kommt es zur Destabilisierung und Dekompensation. Dabei gibt es drei Optionen, das heißt Faktoren, die zur Disposition und Alltagsbelastung hinzukommen und zur Dekompensation beitragen: (I) Kumulation von mehreren Stressoren, die einzeln keinen Übertritt über die Überlastungsschwelle verursachen würden. (II) Ein Stressor, der allein stark genug ist, um die Schwelle zu überschreiten. (III) Durch einen Stressor ausgelöstes Wiederaufflammen einer bereits bestehenden psychischen Erkrankung (Exazerbation). Abbildung 5-11 (b) zeigt den zeitlichen Verlauf (beim Vorliegen kumulativer Stressoren) bis zur Überschreitung der kritischen Belastungsschwelle. Es wird deutlich, dass in der Endstrecke auch ein vergleichsweise unbedeutender Stressor das Überschreiten der kritischen Überlastungsschwelle verursachen und zur Dekompensation führen kann.

Modell stabiler und instabiler Zonen

In dem folgenden von uns dargestellten Modell stabiler und instabiler Zonen werden die Lebensbereiche des Patienten an dessen Lebenshintergrund angepasst und in sogenannten »Zonen« abgebildet (→Abb. 5-12). Diese können entweder einen stabilen oder einen instabilen Charakter aufweisen, z. B. durch einen oder mehrere Stressoren (Aus-

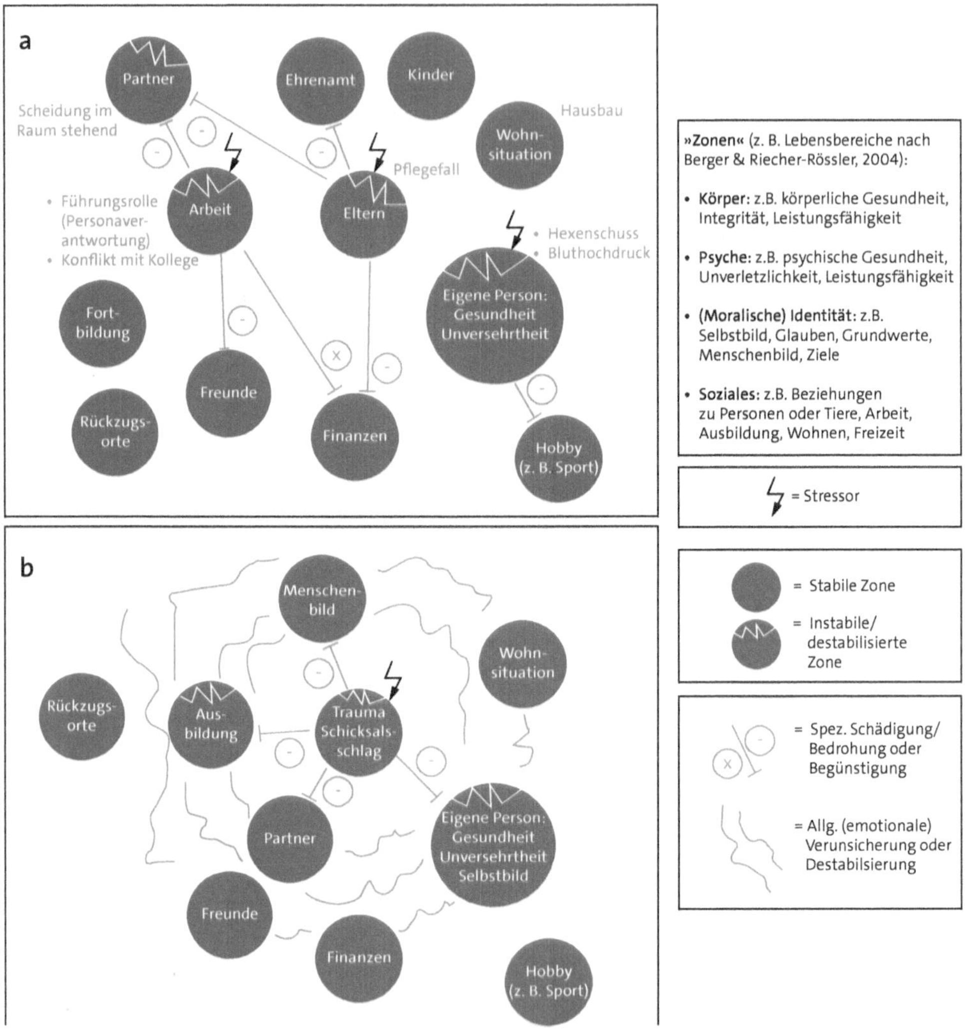

Abb. 5-12: Modell stabiler und instabiler Zonen. Jedes Zonenmodell unterscheidet sich von Patient zu Patient. Es werden exemplarisch ein Modell von Person a und Person b vorgestellt. Abbildung a: Zonenmodell zur Abbildung von kumulativen Stressoren und deren Auswirkung auf die Lebenswirklichkeit eines Patienten. Abbildung b: Zonenmodell zur Abbildung eines singulären Stressors und dessen Auswirkungen auf die Lebenswirklichkeit eines Patienten.

löser) verursacht. Damit wird der Einfluss dieser instabilen Zonen auf die Destabilisierung des Patienten abgebildet. Dem Modell liegt die Annahme zugrunde, dass Menschen ein gewisses Ausmaß an instabilen Zonen tolerieren und kompensieren können, indem sie sich zur eigenen Stabilisierung auf bestehende stabile Zonen rückbeziehen können. Bei zu hoher Belastung können die Zonen allerdings eine derartige Destabilisierung erfahren, dass es zu einer akuten Dekompensation bzw. Gesamtdestabilisierung des Patienten kommt.

Ziel bei der Erarbeitung des Modells ist es, die Problemsituation hinsichtlich relevanter Einzelaspekte zu erfassen und zu strukturieren. Das Modell bietet dem Patienten und seinem Therapeuten somit ein grafisches Gerüst, das ihnen helfen kann, die »als übermächtig empfundene, von subjektivem Versagen gekennzeichnete Lebenswirklichkeit des Patienten in überschaubare, beherrschbare und insbesondere bewältigbare Untereinheiten« zu gliedern (Gekle & Tschacher, 2004, S. 55). Bei der Zielformulierung können dann auf einzelne instabile Zonen fokussiert und erste Stabilisierungsmaßnahmen mit dem Patienten abgeleitet werden (→ Kap. 5.6).

Störungsspezifische Modelle

Weist der Patient neben der akuten Belastungssymptomatik eine spezifische psychische Störung auf, so kann zudem auf bewährte störungsspezifische Erklärungsmodelle und hierbei ableitbare Therapiemaßnahmen zur Stabilisierung des Patienten zurückgegriffen werden (Günther & Willi, 2004). Im Folgenden sind beispielhaft einige Modelle aufgeführt.

- Für Angststörungen:
  - Teufelskreis der Angst (Margraf & Schneider, 1990)
  - Zwei-Faktoren-Theorie der Angst (Mowrer, 1960)
  - Kognitive Modell der sozialen Ängste (Clark & Wells, 1995)
  - Metakognitives Modell zu Sorgen (Wells, 2004)
  - Sich-Sorgen als kognitive Vermeidungsreaktion von Angst (Zubrägel & Linden, 2008)
- Für somatoforme Störungen:
  - Psychophysiologisches Modell (Rief & Hiller, 1998)
- Für Schlafstörungen:
  - Zwei-Prozess-Modell der Schlafregulation (Borbély, 1988)
  - Hyperarousal-Modell der Insomnie (Riemann et al., 2010)
- Für Depression:
  - Modell der erlernten Hilflosigkeit (Seligman, 1975)
  - Verstärker-Verlust-Modell (Lewinsohn, 1974)
- Für Zwangsstörungen:
  - Kognitives Modell der Zwangsstörung (Salkovskis, 1985)
- Für die posttraumatische Belastungsstörung:
  - Integratives Modell der PTBS (Foa & Hearst-Ikeda, 1996)
  - Kognitives Modell der chronischen PTBS (Ehlers & Clark, 2000)

- Für Suchterkrankungen:
  - Sozial-kognitives Rückfallmodell (Gordon & Marlatt, 1985)
  - Modell der Veränderungsbereitschaft (Prochaska & Diclemente, 1986)

5.5 Schritt 4: Ressourcen erfassen

In diesem Unterkapitel erfahren Sie ...

- was Ressourcen sind und wofür wir sie brauchen,
- welche zentrale Rolle die Ressourcenorientierung bei der Bewältigung akuter Belastungen spielt,
- woran man ressourcenorientiertes Arbeiten im Therapiealltag erkennt,
- mit welchen Techniken man Ressourcen erkennen kann,
- welche Fehler bei der Ressourcenarbeit entstehen können.

5.5.1 Definition Ressource

Unter Ressourcen werden alle Merkmale einer Person definiert, die von ihr positiv bewertet werden und die ihr helfen, ihre Ziele zu erreichen (Werner & Smith, 2001). Sie kommen bei der Bewältigung von alltäglichen und besonderen Herausforderungen zum Einsatz und werden von den Betroffenen als hilfreich erlebt. Wichtig zu verstehen ist, dass etwas erst dann zur Ressource wird, wenn es vom Handelnden in der aktuellen Situation zweckgebunden eingesetzt wird (Nestmann, 1996). Im Gegensatz zu den Defiziten eines Menschen stellen Ressourcen seine Stärken, seine Wirkungsfähigkeit, seine Widerstandskraft sowie die ihm zur Verfügung stehenden Mittel und Hilfesysteme gegen aversive Einflüsse dar.

Laut Flückiger (2009) lassen sich Ressourcen an folgendem Dreiklang erkennen:

- Positiver Affekt: Die Person verbindet mit der Ressource eine angenehme emotionale Reaktion, ein »gutes Gefühl«.
- Funktionalität: Die Ressource stellt praktische Instrumente dar, um mit den Anforderungen bestimmter Situationen zurechtzukommen, und dient dazu, die eigenen Bedürfnisse zu befriedigen.
- Zeitliche Begrenztheit: Der Einsatz von Ressourcen ist temporär und auf spezifische Situationen abgestimmt.

Die Theorie der Ressourcenerhaltung von Lazarus und Folkman (1984) gibt eine Erklärung, warum Menschen mit einem unterschiedlichen Ausmaß an Stressempfinden reagieren, wenn sie auf einen Stressor treffen. So aktivieren jene Personen, die bei Stressoren weniger Stress empfinden, ihre Ressourcen schon vor der Konfrontation mit dem Stressor, um besser damit umgehen zu können, z. B. praktizieren sie Entspannungstechniken, nehmen soziale Hilfe in Anspruch oder bereiten schwierige Aufgaben gut vor. Dahinter steht der Grundsatz, dass der Mensch jene Dinge erhalten, schützen oder vermehren möchte, die er für wertvoll erachtet. Dazu zählen beispielweise Gesundheit, soziale Unterstützung oder ein positives Selbstbild.

Bei der Wirkung von Stressoren spielen zwei Faktoren eine entscheidende Rolle: die subjektive Bewertung des Stressors und die Wahrnehmung der zur Verfügung stehenden Ressourcen für die Bewältigung des Stressors. Zu den Ressourcen, die hilfreich für die Bewältigung eines Stressors sind, zählen beispielsweise soziale Unterstützung, materielle Ressourcen, Selbstvertrauen, aber auch Fähigkeiten und Verhaltensweisen, die der Betroffene durch seinen früheren Umgang mit Stressoren entwickelt hat. Geht eine mit einem Stressor konfrontierte Person davon aus, bei der Bewältigung ausreichend Ressourcen zur Verfügung zu haben, so wird sie weniger Überforderung erleben, als wenn sie einen Mangel an Ressourcen wahrnimmt.

Es gibt unterschiedliche Arten von Ressourcen, die sich in verschiedene Kategorien einteilen lassen. Eine Systematisierung unternimmt Willutzki (2000, 2008), der Ressourcen unterteilt in »external«, »interpersonell« und »intrapersonell« (→Tab. 5-7).

Externe Ressourcen	**Interpersonelle Ressourcen**	**Intrapersonelle Ressourcen**
Hilfsmittel in der Umwelt, z. B. Wohn-/Arbeitsumgebung, soziales Netzwerk, Einkommen	Interaktions- und Beziehungsmuster, z. B. Respekt, Verlässlichkeit; bezieht sich vor allem auf Familie	Persönlichkeitsvariablen, Fähigkeiten und Fertigkeiten, z. B. Selbstwert, Optimismus, Resilienz, Flexibilität

Tab. 5-7: Systematik von Ressourcen (nach Willutzki, 2000).

Menschen unterscheiden sich inter- und intraindividuell, zu welchen Arten von Ressourcen sie greifen. Was jemandem in einem bestimmten Moment dienlich ist, mag ihm im nächsten Moment nicht weiterhelfen und einer anderen Person möglicherweise überhaupt nicht nützen (Groß et al., 2012).

In der PTAB zeigt sich häufig, dass Personen für die Bewältigung eines Auslösers nicht die passenden Ressourcen auswählen können, nicht zugänglich haben oder in ihrer Lerngeschichte nicht entwickelt haben. Ihre Wahrnehmung der eigenen Selbstwirksamkeit im Umgang mit dem Stressor ist deshalb deutlich beeinträchtigt. Typisch ist der Gedanke »Das schaffe ich nicht«. Ausgeprägtes Überforderung- und Hilflosigkeitserleben sowie Anstieg der emotionalen Anspannung sind die Folge (→Kap. 5.2.1).

5.5.2 Ziel einer ressourcenorientierten Anamnese

Der frühzeitigen *Ressourcenerfassung* kommt in der PTAB ein besonderer Stellenwert zu. Denn allein die Benennung von Ressourcen kann unmittelbar zu einer Mobilisierung verfügbarer Quellen im Umgang mit dem Auslöser bzw. der daraus entstandenen Akutsymptomatik führen und zu einem ersten Selbstwirksamkeitserleben des Patienten führen. Der Therapeut kann bereits in der Phase des Kennenlernens und des Beziehungsaufbaus mit dem Patienten Ressourcen identifizieren, die diesem in der aktuellen Krisensituation zur Verfügung stehen und keiner langwierigen therapeutischen Intervention bedürfen.

Das bewusste Wenden des Blickes des Patienten auf seine Ressourcen kann somit an dieser Stelle des therapeutischen Prozesses zu einer spontanen Reaktivierung vorhandener, durch die Symptomatik des psychischen Akutzustands überdeckter Hilfsmittel führen und somit eine erste Stabilisierung darstellen. Der Patient erkennt, dass er durch die Nutzung seiner Ressourcen seinen Handlungsspielraum erweitern kann, er erlebt dadurch Hoffnung und Zuversicht.

Merke! Unter Ressourcenaktivierung wird die Aktivierung bereits vorhandener Potenziale des Patienten und die Ermöglichung korrektiver Erfahrungen verstanden (Beesdo-Baum, 2011). Dadurch soll ein Rückkoppelungsprozess angestoßen werden, der sich im besten Fall nach einer anfänglichen therapeutisch gestützten Aktivierung selbständig aufrechterhält: Der Patient nimmt die positiven Aspekte seines Selbst wahr, erlebt erste positive Gefühle, ein verbessertes Selbstwirksamkeitserleben, was wiederum zu einem erhöhten Wohlbefinden und der Wahrnehmung führen kann, dass die Therapie wirkt und er durch Engagement einen Weg aus seinem Belastungserleben finden wird (Grawe, 1998).

Durch das Aktivieren von Ressourcen wird in der Regel auch die Motivation erhöht, sich auf Problemlösetechniken einzulassen (z. B. Konfrontation bei Ängsten) (Schaer et al., 2012). Macht die Person die Erfahrung, die Belastungssituation bewältigen zu können, so ist sie auch motiviert, neue Ressourcen zu entwickeln (Klemenz, 2003). Sie kommt wieder in Kontakt mit ihren Potenzialen und erlebt sich als selbstwirksam. Hier werden zwei Grundbedürfnisse angesprochen (Grawe, 1998, 2004):

- Bedürfnis nach Orientierung und Kontrolle: Der Patient erkennt, dass er selbst durch seine Fähigkeiten und sein Verhalten einen Einfluss auf die Erreichung seiner Ziele hat. Dies kann er seinem Passivitäts- und Ohnmachtserleben entgegenstellen.
- Bedürfnis nach Selbstwerterhöhung und Selbstwertschutz: Der Patient hat die Gelegenheit, seine positiven Seiten und Stärken zu beleuchten und diese mit seinem Gegenüber zu teilen. Er erlebt sich als fähig. Dadurch kann er einer selbstwerterniedrigenden Bewertung, beispielsweise psychisch »gestört« zu sein, und seinem ausgelösten Schamempfinden hierbei eine positive Erfahrung entgegensetzen.

5.5.3 Ressourcenorientierung im Verlauf des Therapieprozesses

In der PTAB können je nach Therapiephase verschiedene Ressourcen und verschiedene Techniken der Ressourcenaktivierung eingesetzt werden. In Anlehnung an Flückiger (2009) listen wir im Folgenden die Therapiephasen und die jeweils eingesetzten Elemente auf und übertragen sie auf das Vorgehen in der PTAB.

- Erste Therapiephase:
  - Ressourcen benennen und in den therapeutischen Prozess einbinden: Wir empfehlen, bereits zu Beginn der PTAB die Ressourcen des Patienten zu aktivieren. Denn in der Regel kommt der Patient in die erste Sitzung mit einem starken Demoralisierungserleben, das ihn überhaupt zur Therapie geführt hat. Gerade hier fördert Ressourcenaktivierung seine Selbsteffizienzerwartungen, vermittelt Hoffnung und erleichtert es ihm, die in der Therapie angebotenen Elemente anzunehmen (Willutzki & Teismann, 2013).
  - Therapieziele definieren: Die Definition von Therapiezielen vermittelt vielen Patienten, dass der akute Belastungszustand überwunden und die Situation verändert werden kann. Dies kann sich positiv auf die Therapiemotivation auswirken.
  - Erste Veränderungen fokussieren: Durch den Fokus auf erste Veränderungen im Laufe des Therapieprozesses wird das Selbstwirksamkeitserleben sowie die Autonomie des Patienten unterstrichen.
- Mittlere Therapiephase:
  - Problem- und Veränderungsmodell einsetzen: Damit wird das therapeutische Vorgehen dem Patienten verständlich und unterstützt ihn in der Befriedigung seines Grundbedürfnisses nach Orientierung und Kontrolle.
  - Eingesetzte Ressourcen herausarbeiten: Die Person erlebt ihre Fähigkeit zur Problembewältigung, was ihre Selbstwirksamkeit erhöht. Sie kann sich nun mehr der Bearbeitung von Problemen widmen.
  - Techniken an die Ressourcen anknüpfen: Der Therapeut sollte bei der Wahl der therapeutisch eingesetzten Techniken immer an den Ressourcen des Patienten anknüpfen. Dadurch werden bisher möglicherweise verdeckte Ressourcen reaktiviert und für den Patienten erlebbar gemacht.
  - Ressourcen und ihren Einfluss auf das Erleben sichtbar machen: Der Person wird bewusst gemacht, dass ihre Ressourcen Einfluss auf ihr Erleben haben, es sich also lohnt, sich der Ressourcen bewusst zu werden und sie zu (re)aktivieren.
- Therapieende:
  - Die erarbeiteten Ressourcen und Fähigkeiten festigen: Der Patient wird dazu angeregt, die erarbeiteten Ressourcen und Fähigkeiten in weitere Bereiche seines Lebens zu transferieren. Dadurch erkennt er, dass die erlernten Ressourcen ihm auch zukünftig bei der Bewältigung von Herausforderungen dienen können.
  - Rückfallprophylaxe: Zur Erhaltung der (re-)aktivierten Ressourcen dient die Rückfallprophylaxe, bei der die erlernten Problemlösestrategien zusammengetragen und festgehalten werden, optimalerweise in schriftlicher Form.

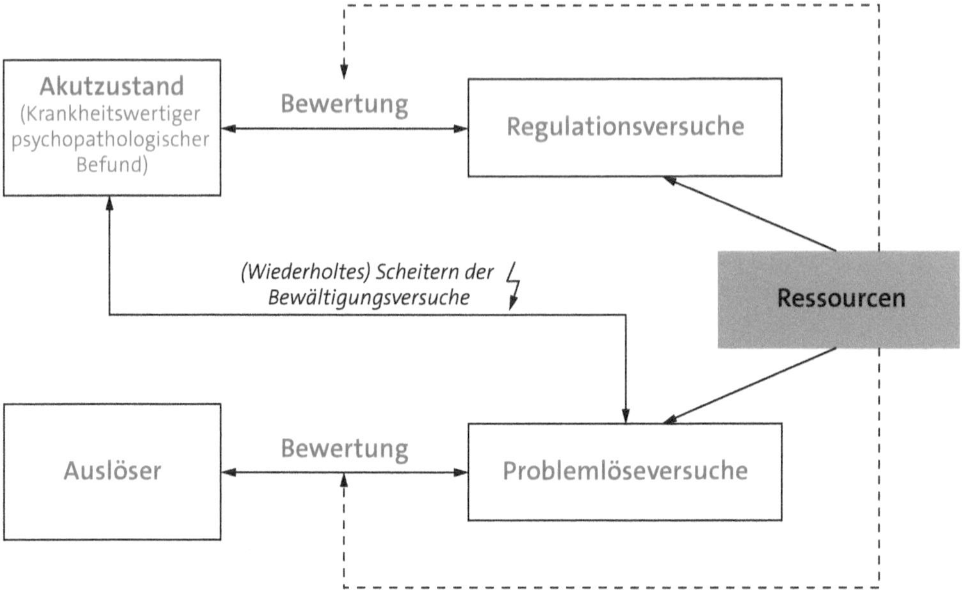

Abb. 5-13: Zuordnung von Ressourcen orientiert am vorgeschlagenen Akuitätsmodell.

Auf die Aktivierung verfügbarer Ressourcen sollte in allen Phasen der PTAB fokussiert werden (→ Abb. 5-13). Dafür lohnt es sich, nach einem ersten Sammeln der vorhandenen oder verdeckten Ressourcen zu prüfen, in welcher Phase des Modells diese sinnvoll eingesetzt werden können. So mag es Ressourcen geben, die vor allem der Anspannungs- und Emotionsregulation dienen (z. B. Bewegung, Achtsamkeitsübungen), während andere zur Bewältigung des Auslösers eingesetzt werden können (z. B. Abgrenzungstechniken bei übergriffigem Vorgesetzten).

Wichtig bei der Ressourcenarbeit ist der Fokus auf die Ressourcen, die dem Patienten zuerst im Umgang mit seinem Akutzustand für eine erste Stabilisierung und folgend bei der Bewältigung des Auslösers helfen können. Es besteht die Möglichkeit, dass Ressourcen vorhanden sind, die er durchaus benennen kann, deren Einsatz ihm in seiner aktuellen Situation aber nicht weiterhelfen.

Während im Kapitel 5.5 auf Strategien der Ressourcenerfassung eingegangen wird, um Zielformulierungen (→ Kap. 5.6) in der PTAB ableiten zu können, soll im Kapitel 5.7 konkret auf ressourcenaktivierende Interventionen eingegangen werden.

5.5.4 Techniken zur Ressourcenerfassung

Bereits bei der Indikationsstellung sollte darauf geachtet werden, dass jene Techniken und Strategien eingesetzt werden, die unmittelbar an den Ressourcen des Patienten anknüpfen und diese erfassen, denn in der Regel ist der Blickwinkel der Patienten in der akuten Belastungssituation eingeengt. Im Zustand der Hilflosigkeit werden neuronale Netzwerke aktiviert, die ihr Fokus auf Defizite und Verluste lenken. Je häufiger diese Netzwerke aktiviert werden, desto automatischer verfallen die Betroffenen in emotional stark aufgeladene dysfunktionale Denk- und Verhaltensmuster, ihr Gehirn ist immer weniger zu kreativen Lösungen fähig.

Cave! Unter hoher Anspannung ist der Zugang zu den eigenen Ressourcen erschwert bis hin zu unmöglich. Denn unter hohem Stresserleben können verbal abgespeicherte Gedächtnisinhalte nicht abgerufen werden. Durch die Vermittlung einer sicheren Atmosphäre fällt es Patienten leichter, ihre Ressourcen zu benennen bzw. einzusetzen (Ehlers & Clark, 2000).

Der therapeutisch gestützte Fokus auf Ressourcen lenkt den Blickwinkel weg von belastenden hin zu unterstützenden Gedächtnisinhalten und führt damit zu einer Aktivierung jener neuronalen Netzwerke, die das Stresserleben reduzieren und zur Bewältigung der Belastungen führen (Diegelmann & Isermann, 2011). Das Scheinwerfermodell (→Abb. 5-14) in Anlehnung an Popper (1979) veranschaulicht diesen Prozess.

Während der Blick des Patienten zu Beginn der Therapie vor allem auf seine Probleme fokussiert ist, kann der Therapeut bereits in der Anamnesephase den Patienten dazu anregen, seinen Blickwinkel im Sinne des Scheinwerfermodells (→Abb. 5-14) zu erweitern. Diese therapeutische Haltung zeigt sich an einer bewussten Wahrnehmung,

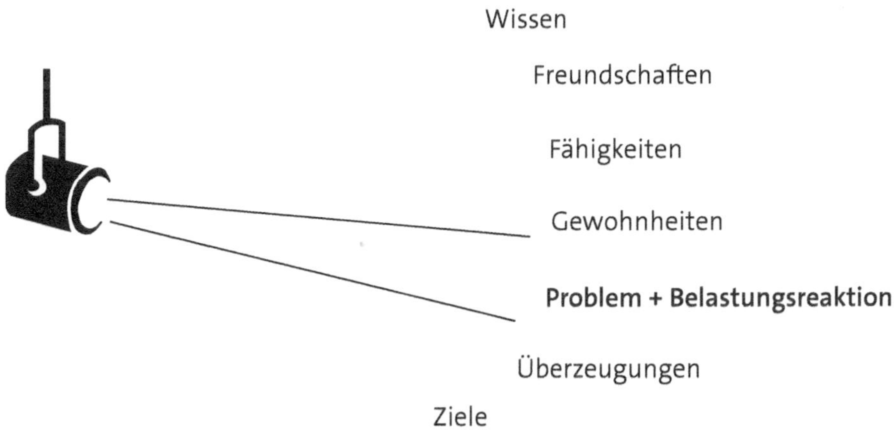

Abb. 5-14: Scheinwerfermodell in Anlehnung an Popper (1979). Ähnlich einem Scheinwerfer lenken wir unsere Aufmerksamkeit auf eine begrenzte Zahl an Erfahrungen und Eindrücken. Während das vom Scheinwerfer Erleuchtete überproportional viel Raum in unserer Wahrnehmung einnimmt, liegen andere Dinge im Verborgenen und sind uns nur begrenzt zugänglich. Bei diesem exemplarischen Scheinwerfermodell legt der Patient seinen Fokus auf das Problem und seine Belastungsreaktion, übersieht dabei die Ressourcen, die ihm eigentlich zur Verfügung stehen. Mit Hilfe von Ressourcenarbeit wird die Aufmerksamkeit des Patienten auf jene Dinge gerichtet, die ihm in der Bewältigung seiner Probleme nützlich sein können.

Benennung und Förderung der Ressourcen seines Gegenübers (→Kasten »Fragen zur Ressourcenidentifikation«). Dafür lohnt es sich, das eigene Auge zu schulen und auch Selbstverständlichkeiten in den Berichten des Patienten nicht zu übergehen, sondern verbal zu markieren und ausführlich zu beleuchten.

KASTEN Fragen zur Ressourcenidentifikation

Um die Ressourcen des Patienten im Gespräch zu identifizieren und zu nutzen, kann der Therapeut sich folgende Fragen stellen (in Anlehnung an Klemenz, 2003):

- Welche Ressourcen kann der Patient benennen und wie können diese aktiviert werden?
- Hat der Patient Ressourcen, die er nicht wahrnimmt und also nicht benennen kann? Welche könnten das sein und wie können sie ihm zugänglich gemacht werden?
- Wie können die vorhandenen Ressourcen optimiert werden?
- Welche zusätzlichen Ressourcen sollte der Patient zur Reduktion seines akuten Belastungserlebens bzw. zur Lösung seines akuten Problems entwickeln?

Nachfolgend werden vier Techniken vorgestellt, die der Erfassung von Ressourcen dienen können: ressourcenorientiertes Fragen, Einsatz von Fragebögen, ressourcenorientierte Lebenslinie, Arbeit mit dem sozialen Netzwerk.

Ressourcenorientiertes Fragen

Häufig stecken hinter Berichten des Patienten Ressourcen, die durch eine gezielte Fragetechnik zu Tage gefördert werden können (Grawe & Grawe-Gerber, 1999). Dafür geht der Therapeut bei den Berichten des Patienten weniger darauf ein, *was* passiert ist, sondern lenkt den Blick auf das *Wie*. Dabei werden einzelne Ereignisse aus dem Leben des Patienten granular, wie durch eine Lupe, betrachtet und der Patient wird dazu motiviert, den Blick für den eigenen Handlungsspielraum zu schärfen. Er betrachtet differenzierter seinen Einfluss und sein Wirken, die zu einem bestimmten Ergebnis geführt haben. Diese Methode zielt darauf ab, dem Patienten seine Selbstwirksamkeit vor Augen zu führen. Beispiele für Fragen werden in Tabelle 5-8 dargestellt.

Bei dieser Fragetechnik sollte darauf geachtet werden, zunächst die Berichte der Patienten angemessen zu validieren, bevor auf die Ressourcen eingegangen wird. Denn bei reiner Ressourcenfokussierung kann bei dem Patienten der Eindruck entstehen, in seinen Problemen nicht ernstgenommen oder überhört zu werden.

Vom »Was« ...	... zum »Wie«
Der Patient berichtet von einem belastenden Ereignis.	»Wie ist es ihnen gelungen, das Ereignis durchzustehen?« »Welche Ressourcen haben Sie dafür eingesetzt?«
Der Patient berichtet von belastenden Emotionen (Hilflosigkeit, Angst, ...).	»Wie haben Sie es geschafft, die Emotionen auszuhalten?« »Welche Ressourcen haben Ihnen geholfen, mit den Emotionen umzugehen?«
Der Patient berichtet von verbesserter Symptomatik.	»Durch welche Gedanken/Verhaltensweisen/... haben Sie es geschafft, dass die Symptomatik sich gebessert hat?«
Der Patient spricht von Ausweglosigkeit.	»Gab es früher ähnliche Situationen? Wie haben Sie es damals geschafft, die Situation durchzustehen?« (Bei geäußerter Ausweglosigkeit Abklären von Suizidalität!)

Tab. 5-8: Beispiele für eine ressourcenorientierte Fragen.

Einsatz von Fragebögen

Die Erhebung von Ressourcen kann auch mit Hilfe von Fragebögen geschehen. Bei der Fragebogendiagnostik von Ressourcen hat es sich bewährt, diese unmittelbar im Anschluss an die Erfassung der Problemsituation des Patienten durchzuführen (Klemenz, 2012). Beispielhaft seien folgende Erhebungsinstrumente genannt:

- Berner Ressourceninventar zur Erfassung der aktuellen Ressourcenrealisierung (RES): Dieses Inventar ist ein Selbstbeurteilungsfragebogen mit 117 Items und 8 Skalen, unter anderem mit der Skala »Krisenbewältigung« (Trösken, 2003).
- Bochumer Ressourcenfragebogen (RESO-B): Dieser Selbstbeurteilungsfragebogen besteht aus 58 Items und unterteilt sich in 3 Bereiche, einer dieser Bereiche ist »Erfolgreich bewältigte Krisen« (Willutzki, 2008).
- Wittener Ressourcenfragebogen (WIRF): Dieser Selbstbeurteilungsfragebogen hat 37 Items und unterscheidet 3 Kontexte, unter anderem den Kontext »Krisenbewältigung« (Victor et al., 2019).

Merke! Entscheidend für den richtigen Zeitpunkt der Ressourcenerhebung ist die Akuität der berichteten psychischen Symptomatik. Ist diese sehr hoch, sollten zunächst stabilisierende Interventionen durchgeführt werden. Die Ressourcendiagnostik, insbesondere die Diagnostik der auslöserorientierten Bewältigungsanstrengungen, sollte erst danach folgen.

Ressourcenorientierte Lebenslinie

Anders als bei einer herkömmlichen Lebenslinie (in Anlehnung an Rosner et al., 2015) liegt bei der *ressourcenorientierten Lebenslinie* der Fokus auf der Bewältigung besonderer Belastungen in der Vergangenheit. Bei dieser biografischen Arbeit wird der Blick des Patienten darauf gelenkt, welche Krisen- und Ausnahmesituationen er bereits in der Vergangenheit bewältigt hat, und er kann diese einer vertieften Analyse und Reflexion unterziehen. Der Einsatz der ressourcenorientierten Lebenslinie in der PTAB verbindet folgende Vorteile:

- Aufdecken aktuell verborgener Ressourcen
- Selbstwirksamkeit förderndes Element (»Ich habe schon andere Dinge bewältigt«)
- Vermittlung von Hoffnung (»Ich kann es wieder schaffen«)

Für die Technik wird folgendes Material benötigt: mehrere Din-A4-Blätter, Stift und Seil. Alternativ ist Arbeiten am Whiteboard/Flipchart möglich.

Der Ablauf ist wie folgt (in Anlehnung an Rosner et al., 2015):

1. Das Seil wird auf den Boden gelegt.
2. Der Patient wird gebeten, kritische Lebensereignisse (maximal 3) auf jeweils ein Papier zu schreiben. Diese legt er dann chronologisch in einer Linie mit genügend Abstand vor ihm auf dem Seil aus.
3. Der Patient stellt sich auf das Blatt, auf dem die erste Krise steht, und erinnert sich zurück:
   - Was hat er damals getan (Ausbildung/Beruf/Tätigkeit)?
   - Wer stand ihm damals nahe?
   - Was hat das Ereignis in ihm hervorgerufen (Symptomatik, Befinden)?
4. Der Patient wird gefragt, was er durch das Ereignis an Erfahrungen gesammelt hat: Welche Bewältigungsversuche (emotional, kognitiv, behavioral) hat er unternommen
   - im Umgang mit dem Auslöser bzw.
   - zur Regulation der eigenen Anspannung bzw. emotionalen Reaktion (in Anlehnung an das Akuitätsmodell, → Kap. 5.3.2)?
   - Was gab ihm Kraft?
5. Der Therapeut schreibt die benannten Ressourcen während des Berichtes durch den Patienten mit und verteilt die Ressourcen wie in Abbildung 5-15 aufgezeichnet um das Ereignis.
6. Der Prozess wird mit den anderen Ereignissen wiederholt.
7. Nachdem alle Ereignisse durchgearbeitet wurden, geht der Patient noch einmal entlang des Seiles durch die Ereignisse. Es wird weniger auf die Ereignisse, sondern auf die eingesetzten Ressourcen geachtet.
8. Therapeut und Patient stellen sich außerhalb des Schaubildes auf und betrachten das Dargestellte von außen. Dabei können folgende Reflexionsfragen helfen:
   - Gibt es wiederkehrende Ressourcen?
   - Welche Ressourcen fallen dem Patienten besonders auf?
   - Was sagt das Schaubild dem Patienten über seine aktuelle Situation?

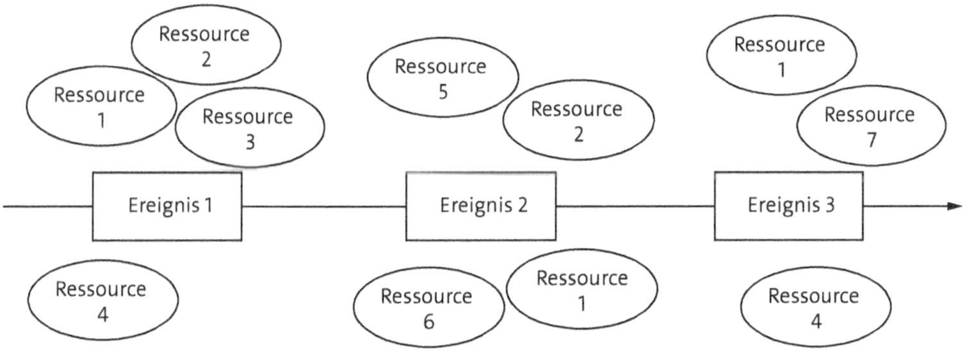

Abb. 5-15: Ressourcenorientierte Lebenslinie. Der Pfeil symbolisiert das Seil.

Arbeit mit dem sozialen Netzwerk

Vor allem in akuten Belastungssituationen spielt die Einbindung des sozialen Umfelds von Betroffenen in den therapeutischen Prozess eine wichtige Rolle (Riecher-Rössler et al., 2004). Durch die Aktivierung sozialer Ressourcen kann die Person Unterstützung durch andere bei der Bearbeitung konkreter Probleme erhalten. Gleichzeitig wird ihr Grundbedürfnis nach Bindung (Grawe, 1998) befriedigt.

Der Therapeut hat folgende Möglichkeiten, die er in den Prozess einbinden kann:

- *Angehörigengespräche:* Partner oder Familien sollten möglichst frühzeitig in die Änderungsabsichten des Patienten einbezogen werden. Sie können außerhalb des Therapiekontextes eine stützende Rolle bei der Umsetzung der Ziele einnehmen (Riecher-Rössler et al., 2004).
- *Therapeutische Beziehungsgestaltung:* Der Aufbau einer tragfähigen therapeutischen Beziehung stellt für den Patienten eine wichtige Ressource dar. Denn der Therapeut wird für ihn im Verlauf der Therapie zu einer »Übergangsressource« (Günther & Willi, 2004); er bietet für einen vorübergehenden Zeitraum einen verlässlichen, sicheren und vorhersehbaren Rahmen, an den sich der Patient halten kann (Riecher-Rössler et al., 2004). Für weitere Informationen zur therapeutischen Beziehungsgestaltung im Rahmen der PTAB siehe Kapitel 5.2.
- *Netzwerkaktivierung:* Unter dem sozialen Rückzug von Patienten leidet der Kontakt zu Personen, die unter anderen Umständen eine wertvolle Ressource für ihn darstellen. Eine Möglichkeit, das Netzwerk zu reaktivieren, stellt das Aufzeichnen einer Netzwerkkarte dar (→ Abb. 5-16).
- *Einbinden weiterer Fachkräfte:* Je nach Bedarf sollte der Therapeut weitere Professionen (Fachärzte, Sozialberater etc.) in den Therapieprozess einbinden. Für nähere Informationen zur Einbindung weiterer Fachkräfte siehe Kapitel 6.
- *Gruppentherapie:* Neben der PTAB kann auch eine Gruppentherapie oder eine Selbsthilfegruppe für den Patienten eine wichtige Ressource darstellen. Er macht hier die Erfahrung, dass auch andere Menschen psychische Probleme haben, und erfährt gegenseitige Unterstützung unter Gleichgesinnten (Yalom, 2007). Für weitere Informationen siehe Kapitel 2.3 zur GPGV.

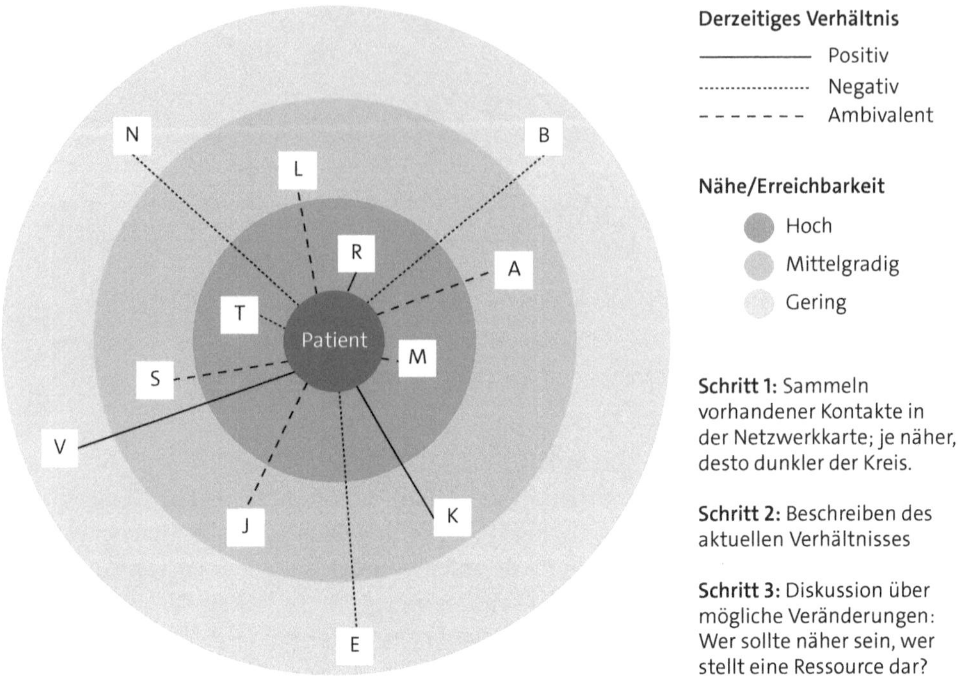

Abb. 5-16: Netzwerkerfassung. Beispielhaft die Netzwerkkarte einer Patientin (in Anlehnung an Weigl, 2016).

Bei der Aktivierung des eigenen Netzwerkes erarbeiten Patient und Therapeut gemeinsam, welche sozialen Kontakte der Patient in seinem Umfeld hat. Dabei hat sich folgendes Vorgehen bewährt:

- *Schritt 1:* Sammeln vorhandener Kontakte und Einsortieren der Nähe/Erreichbarkeit in der Netzwerkkarte. Je näher, desto dunkler ist der Kreis.
- *Schritt 2:* Beschreiben des aktuellen Verhältnisses. Je nachdem wird die Verknüpfung zwischen Patient und Kontaktperson unterschiedlich markiert.
- *Schritt 3:* Diskussion über mögliche Veränderungen: Wer sollte näher sein, wer stellt eine Ressource dar? Welche Schritte kann der Patient gehen, um seinem Ziel näherzukommen?

5.5.5 Mögliche Schwierigkeiten bei einem ressourcenorientierten Vorgehen

Folgende Probleme können im therapeutischen Prozess auftreten, die das Arbeiten mit ressourcenorientierten Techniken erschweren:

- *Problem- statt Ressourcenorientierung:* Die wahrscheinlich größte Schwierigkeit bei ressourcenorientierten Interventionen entsteht, wenn diese entweder

  - gar nicht in den Fokus des therapeutischen Arbeitens kommen, da einzig die berichtete belastende Symptomatik und die Probleme das Gespräch dominieren, oder
  - die Ressourcen für den Patienten nicht aktiviert und damit erlebbar gemacht werden.
- *Falsche Hoffnung:* Im Patienten werden durch die Therapie Wünsche und Hoffnungen erweckt, zu deren Erreichung ihm die Ressourcen fehlen. Dies kann sich im therapeutischen Prozess einerseits durch Schuldgefühle und Ängste, andererseits durch Widerstand und Abwehr zeigen (Grawe & Grawe-Gerber, 1999).
- *Bagatellisieren:* Fokussiert der Therapeut zu stark auf die Ressourcen, ohne ausreichend auf die berichteten Probleme eingegangen zu sein, so entsteht bei dem Patienten der Eindruck, er werde in seiner Symptomatik nicht ernst genommen werden. Dies zeigt sich typischerweise in schnellen »aber dafür«-Reaktionen (»Ja, aber dafür können Sie so gut ...«). Es gibt Sitzungen, in denen der Patient seinem Frust und seiner Trauer freien Lauf lassen möchte. Hier ist es wichtig, ihm ein offenes Ohr zu geben und sein Leid anzuerkennen (Schaer et al., 2012).
- *Arbeit mit irrelevanten Ressourcen:* Geht der Therapeut auf Ressourcen ein, die dem Patienten in seiner aktuellen Situation nicht weiterhelfen, so wird dieser mit einer Abwehrhaltung und Ärger reagieren. Eine genaue Analyse der aktuellen Situation und das Zurückgreifen auf (bewährte oder neu zu erlernende) Ressourcen, die in diesem Moment zielführend sind, kann zur Vermeidung dieses Fehlers beitragen.

5.6 Schritt 5: Ziele definieren

In diesem Unterkapitel ...

- erfahren Sie, warum die Formulierung von Therapiezielen in der PTAB essenziell sind,
- erfahren Sie, wie das Akuitätsmodell bei der Formulierung von Therapiezielen genutzt werden kann,
- lernen Sie einen Ablaufplan zur Definition von Zielen in der PTAB anhand der Goal Attainment Scale kennen.

Die Definition von Zielen gemeinsam durch Therapeut und Patient trägt dazu bei, dass die Therapie effizienter und effektiver gestaltet wird (Michalak et al., 2007). In der PTAB ermöglicht sie eine klare Struktur und Ausrichtung, was von besonderer Bedeutung ist, da es vor allem akut belasteten Patienten oft schwerfällt, sich zu orientieren und zu strukturieren. Durch klare Ziele erhalten sie ein Gerüst, an dem sie sich vor allem zu Beginn, aber auch im weiteren Verlauf der Therapie orientieren können. Dieses hilft ihnen, Prioritäten zu setzen und ihrem inneren Chaos etwas entgegensetzen zu können. Da die verfügbaren Ressourcen der Betroffenen anfänglich häufig begrenzt sind, ist es hilfreich, sich auf die wichtigsten Probleme zu konzentrieren. Dies ermöglicht eine sinnvolle Nutzung der verbleibenden Ressourcen mit dem Ziel, eine erste Stabilisierung zu erreichen und ein schnelles Selbstwirksamkeitserlebnis in der aktuellen Überforderungssituation zu ermöglichen.

Durch die Definition von klaren und realistischen Zielen entsteht bei vielen Patienten zu Beginn der Therapie Hoffnung und damit Motivation für den Veränderungsprozess (Berking & Kowalsky, 2012). Durch gute Formulierung der Ziele können sie erkennen, dass diese erreichbar sind und ihr Leiden lindern können. Bereits dieses Wissen um eine mögliche Veränderbarkeit der aktuellen Lage kann zu einer Reduktion der psychischen Belastung führen. Die Ziele sollten explizit, das heißt offen zwischen Therapeut und Patient formuliert sein, um einen Konsens bei den Entscheidungen für die jeweils eigesetzten Interventionen zu erlangen (Reimer et al., 2000).

Im Verlauf der Therapie dienen Ziele als Maßstab, an dem man den Therapiefortschritt beurteilen kann. So kann der Therapieprozess entsprechend angepasst werden. Das dadurch erreichte gemeinsame Verständnis über den Prozess fördert die Zusammenarbeit zwischen dem Patienten und dem Therapeuten.

5.6.1 Theoretischer Hintergrund

Coping-Strategien nach Lazarus und das Akuitätsmodell

In der Krise greifen Menschen auf unterschiedliche Bewältigungsmuster, auch Coping-Strategien genannt, zurück. Diese spielen somit bei der Setzung von Therapiezielen eine wichtige Rolle. Durch das Wissen um verschiedene Coping-Strategien kann der Therapeut gemeinsam mit dem Patienten realistischere und spezifischere Therapieziele setzen. Er kann dabei auf vorhandenen Bewältigungsmechanismen des Patienten aufbauen und gleichzeitig darauf abzielen, dysfunktionale Bewältigungsstrategien zu verbessern.

Das in diesem Buch vorgeschlagene Akuitätsmodell liefert eine Struktur zur Unterscheidung von Coping-Strategien im Umgang mit Krisensituationen (→Kap. 4.1.2, Kasten »Zur Unterscheidung von akutzustandsbezogenen und auslöserbezogenen Reaktionsmustern«). Nachdem der Bericht des Patienten in das Akuitätsmodell einsortiert wurde, kann im nächsten Schritt daraus eine Hierarchie der Therapieziele in der PTAB abgeleitet werden (→Abb. 5-17 in Kap. 5.3.2).

Die drei Coping-Strategien – problem-, bewertungs- und emotionsorientiertes Coping – bieten einen wertvollen Rahmen zur Festlegung und Differenzierung therapeutischer Ziele je nach ihrer Ausrichtung. Sie gehen zurück auf Lazarus und Folkman (1984).

Die beiden Wissenschaftler setzten sich mit verschiedenen Reaktionsmustern unter akutem Stresserleben auseinander. Dabei identifizierten sie verschiedene Coping-Strategien als eine mögliche Palette an Techniken, um mit der belastenden Situation umzugehen: problem-, bewertungs- und emotionsorientiertes Coping (→Tab. 5-9).

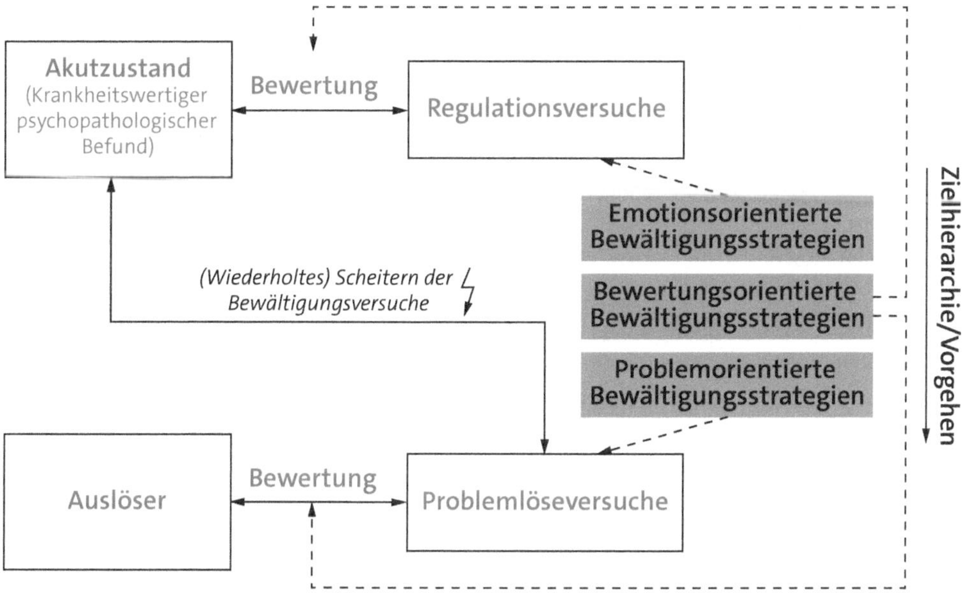

Abb. 5-17: Zielhierarchisierung von Coping-Strategien nach Lazarus und Folkman (1984) im Akuitätsmodell.

	Problemorientiertes Coping	**Bewertungsorientiertes Coping**	**Emotionsorientiertes Coping**
Fokus der Strategie	Das Problem wird direkt bearbeitet.	Bedeutung und Effekt des Problems werden neu bewertet.	Durch das Problem entstandene Emotionen werden reguliert.
Techniken	Der Auslöser der Stressreaktion wird identifiziert und Lösungen werden entwickelt.	Durch kognitive Umstrukturierung wird die eigene Sichtweise geändert und die Situation in einem anderen Licht gesehen.	Auseinandersetzung mit eigenen Gefühlen findet statt, z. B. durch Entspannungstechniken, Achtsamkeitsübungen, Meditation, Akzeptanz.
Zeitpunkt, zu dem die Strategie eingesetzt wird	Zu Beginn der Stresssituation.	Sobald erste Interventionen ergriffen wurden und die Dringlichkeit der Situation nachlässt.	Bei längerem Andauern der Stresssituation, wenn der Betroffene sich vermehrt mit seinen emotionalen Reaktionen auseinandersetzen muss.
Beispiele für beruflichen Stress	Arbeitsabläufe werden optimiert oder Konflikte mit Kollegen werden besprochen.	Die Relevanz der Arbeit wird in Frage gestellt, das Anspruchsniveau an die eigene Leistungsfähigkeit angepasst.	Abends wird entspannende Musik gehört und meditiert.

Tab. 5-9: Coping-Strategien in Anlehnung an Lazarus und Folkman (1984).

Cave! Die zeitliche Einteilung der unterschiedlichen Coping-Strategien ist nicht als starr anzusehen und kann von Person zu Person und von Situation zu Situation variieren. Es mag Personen geben, die in ihren Strategien immer wieder hin- und herwechseln oder jene, die unterschiedliche Strategien zeitgleich einsetzen.

Je nach Situation, individuellen Bedürfnissen und nach Persönlichkeit des Betroffenen werden unterschiedliche Coping-Strategien eingesetzt. Durch ein besseres Verständnis der drei Techniken können Patienten ihre Stressbewältigungsfähigkeiten stärken und damit selbstheilende Kräfte fördern (Lazarus, 1993). Oft ist eine Kombination verschiedener Strategien am effektivsten.

In akuten Stress- und Belastungssituationen werden Betroffene häufig überwältigt von intensiven Gefühlen wie Trauer, Angst, Verzweiflung oder Wut. In ihrer Not setzen sie häufig dysfunktionale Emotionsregulationsstrategien ein und laufen damit Gefahr, zu einer Verschlechterung der bereits vorhandenen Symptomatik beizutragen (Ding et al., 2021).

Deshalb sollte zu Beginn der PTAB der Fokus vor allem auf anspannungs- und emotionsbasierte Coping-Strategien gesetzt werden (→Abb. 5-17 in Kap. 5.6.1), um den Betroffenen zu ermöglichen, rasch auf ein »normales« Funktionsniveau zurückzukommen (Till, 2004). Dadurch kann einer Chronifizierung der Symptomatik sowie der Entwicklung weiterer psychischer und physischer Gesundheitsprobleme entgegengewirkt werden. Vor allem bei länger anhaltenden Stressoren und Unveränderbarkeit einer Belastungssituation wird der frühzeitige Fokus auf anspannungs- und emotionsbasierte Coping-Strategien den Patienten helfen, die neuen Gegebenheiten besser zu bewältigen. Dieser Fokus der Therapie lässt sich auch aus den Psychotherapie-Richtlinien ableiten, nach denen die PTAB der »Besserung akuter psychischer Ausnahme- und Krisenzustände« (Gemeinsamer Bundesausschuss, 2024, S. 12) dient.

Letztendlich entscheiden am Ende die aktuelle Situation sowie die Bedürfnisse der Patienten, welche der drei Coping-Strategien zu Beginn der Therapie in die Formulierung von Therapiezielen einbezogen wird. So konnte in Studien gezeigt werden, dass in kontrollierbaren Belastungssituationen vor allem problemorientiertes Coping am effizientesten ist, während emotionsorientiertes Coping vor allem dann sinnvoll eingesetzt wird, wenn die Situation nicht unmittelbar durch den Betroffenen gelöst werden kann (Endler, 1997; Main et al., 2011), oder eine erste Stabilisierung notwendig ist, damit der Patient auf ein Funktionsniveau gelangt, in dem er wieder Zugriff auf seine Ressourcen hat.

Assimilations- und Annäherungsziele in der PTAB

Assimilations- und Akkommodationsziele. Bei der Definition von Therapiezielen kann zwischen Assimilations- und Akkommodationszielen unterschieden werden. Eine kleine Vertiefung soll dem Leser ermöglichen, den Unterscheid der beiden Ziele zu verstehen: Krisen entstehen, wenn neue Erfahrungen unvereinbar mit den bisher bestehenden Annahmen über die Welt und das Selbst sind. Durch diese Ist-Soll-Diskrepanz zwischen neuen Erfahrungen und bisher Angenommenem entsteht bei Betroffenen eine innere Spannung, die so lange anhält, bis eine Anpassung der beiden unterschiedlichen Realitäten aneinander stattgefunden hat. Dabei gibt es zwei unterschiedliche Anpassungsstrategien: die Assimilation und die Akkommodation (Brandtstädter & Renner, 1990), die wir bereits in Kapitel 5.3.2 angesprochen haben. *Assimilierende Strategien* sind aktive Anstrengungen, die aktuelle Situation zu verändern (Ist-Seite), während eigene Ziele oder Vorstellungen über sich selbst (Soll-Seite) davon mehr oder weniger unberührt bleiben. Der Fokus liegt auf kompensatorischen Maßnahmen oder dem Erlernen neuer Verhaltensweisen und Fertigkeiten. *Akkommodierende Strategien* sind hingegen bewusste Veränderungsanstrengungen auf der Soll-Seite. Dabei werden Erwartungen und Ziele an die als nicht veränderbar wahrgenommene Realität angepasst (z. B. durch Anpassung von Zielen, Veränderung des Anspruchsniveaus, Umdeutung von Sachverhalten, Anpassung des Selbstkonzepts). Oft ist ein dynamisches Zusammenspiel assimilierender und akkommodierender Prozesse notwendig, um sich an eine destabilisierende Lebenssituation anpassen zu können. Nicht selten gehen akkommodierende Prozesse mit einem Trauerprozess einher, da von alten Vorstellungen über das Selbst oder Ansprüchen an die eigene Lebenssituation Abschied genommen werden muss.

Merke! Die gemeinsame Formulierung von Zielen unter dem Aspekt der Assimilation (z. B. »Was will ich lernen, zu verändern?«) und Akkommodation (z. B. »Was will oder muss ich lernen, anzunehmen?«) ist im Rahmen der PTAB für deren Ausrichtung durchaus dienlich.

Annäherungsziele. Bei der Formulierung von Therapiezielen sollte auf die exakte Formulierung und die Gerichtetheit der Ziele geachtet werden: Sind sie formuliert als »hin zu« oder »weg von«? Nach der Konsistenztheorie von Grawe (1998, 2004) streben Menschen danach, ihre Bedürfnisse zu befriedigen und vor Schaden zu bewahren. Grawe unterscheidet zwei Arten von Zielen:

- Annäherungsziele: Diese zielen darauf ab, die Erfüllung grundlegender Bedürfnisse zu erreichen.
- Vermeidungsziele: Diese dienen dem Schutz vor Bedrohung, Frustration oder Verletzung der Grundbedürfnisse.

Meist sind beide Zielerreichungssysteme gleichzeitig aktiviert. Allerdings zeigt sich häufig, dass das Formulieren von Annäherungszielen mit größerer Wahrscheinlichkeit zu einer Erreichung der Therapieziele führt als das Formulieren von Vermeidungszielen.

In Hinblick auf die PTAB kann das Formulieren von Annäherungszielen von großem Nutzen sein. Denn sie fokussieren auf das Befriedigen von Bedürfnissen, sind deshalb positiv besetzt und ermöglichen in der Krise, den Blick auf Besserung zu lenken. Sie ermutigen die Patienten darin, ihre Ressourcen (z. B. soziale Unterstützung oder eigene Stärken) zu aktivieren. Anstatt Energie in die Vermeidung von Problemen zu investieren, konzentriert sich der Patient auf Entwicklung und Wachstum, wodurch sein Selbstwertgefühl und seine Selbstwirksamkeitserwartungen gefördert werden.

5.6.2 Die Goal Attainment Scale

In akuten psychischen Belastungssituationen, wenn der Druck und die Anspannung überwältigend werden, neigen Menschen dazu, verschiedenste Bewältigungsstrategien eine nach der anderen auszuprobieren. Lösungen, die auf den ersten Blick zielgerichtet erscheinen, erweisen sich dabei aufgrund ungünstiger Bedingungen als kontraproduktiv; trotz investierter Energie bleibt das erhoffte Ergebnis aus (Brunstein & Maier, 2002). Patienten unter Belastungen von hoher Akuität laufen dabei Gefahr, wertvolle kognitive und emotionale Ressourcen zu verschwenden. Sie geraten in Aktionismus und hoffen, dass sie durch vermehrte Anstrengung ihre Symptome reduzieren können. Es entsteht ein Teufelskreis aus überstürzten Handlungen und Enttäuschung gepaart mit verminderter Selbstwirksamkeitserwartung. Dieser Prozess kann durch klar definierte Therapieziele durchbrochen werden.

Kiresuk und Sherman (1968) entwickelten mit der Goal Attainment Scale (GAS) ein Messinstrument, das Patienten hilft, gemeinsam mit dem Therapeuten Therapieziele zu formulieren und schnell in den Therapieprozess involviert zu werden. Im Verlauf der Therapie können sie anhand ihrer eigens gesteckten Kriterien überprüfen, inwiefern sie die Ziele erreicht haben. Vorteile der Zieldefinition mit Hilfe der GAS sind:

- Die Therapieziele und der darauf aufbauende Therapieprozesses wird konkretisiert.
- Realistische Ziele werden gesetzt. Das führt zu einer Vermeidung von überhöhten Erwartungen an die Therapie und Enttäuschung.
- Der Therapiefortschritt wird im Verlauf der Therapie überprüft.

Der Einsatz der GAS in der PTAB kann bei Betroffenen in einer Krisensituation einen positiven Effekt haben. So zeigen sie auch trotz akuter Belastungen ein höheres Selbstwertgefühl, mehr Motivation zur Umsetzung der Ziele und Zufriedenheit, sobald sie erkennen, dass sie die angestrebten Ziele erfolgreich umsetzen können (France, 1985).

5.6.3 Praktisches Vorgehen – ein Ablaufplan

Allgemeine Verhaltensregeln

Bei der Formulierung von Therapiezielen im Akutkontext sollte der Therapeut folgende Gedanken im Hinterkopf behalten:

- *Gefährdungen erkennen und begrenzen:* Therapeuten sollten sich in der PTAB vor allem auf die unmittelbaren Gefahren sowohl für den Patienten wie auch den Therapieprozess konzentrieren und ihnen adäquate Maßnahmen entgegensetzen. Dies ist besonders wichtig, wenn ein Patient Anzeichen von Suizidalität zeigt. Eine Einweisung in eine Klinik sollte in solchen Fällen immer in Betracht gezogen werden. Aber auch maladaptive Strategien, wie Medikamenten- und Alkoholabusus oder Drogenkonsum sowie selbstverletzendes Verhalten, sollten bei der Setzung von Therapiezielen primär beachtet werden, da diese den therapeutischen Fortschritt gefährden.

- *Fokus auf akute Symptomatik:* Oft erfordert die Dringlichkeit der Situation und die Schwere der Symptome, dass die Therapieziele sich zunächst auf die Erweiterung des Funktionsniveaus fokussieren. Denn unter massivem Stresserleben, Erschöpfung oder Ängsten ist Therapie nur begrenzt möglich. Das primäre Ziel ist deshalb, die Betroffenen so zu stabilisieren, dass ihr Anspannungsniveau sinkt und sie in der Lage sind, sich auf vertiefte therapeutische Schritte einlassen zu können. Hier kann das Konsultieren eines Facharztes für begleitende Medikation als Therapieziel eine wichtige Rolle spielen.
- *Therapieziele zur Strukturierung des Prozesses:* Die Formulierung von Therapiezielen zu Beginn der PTAB sollte nicht gesehen werden als das reine Definieren eines gewünschten Ergebnisses von Psychotherapie. Vielmehr dient sie als geeignete Methode, um den gesamten Ablauf der Therapie von Beginn an gut zu strukturieren (Mattejat & Quaschner, 2012). Der Patient kann seine dringlichsten Anliegen somit an den Beginn der PTAB legen und gemeinsam mit dem Therapeuten reflektieren, ob die gewählte Reihenfolge seiner aktuellen Situation und Symptomatik angemessen ist. Durch das Formulieren von Zwischenzielen können bereits während der Therapie Verlaufskontrollen eingefügt und Teilerfolge validiert und gefeiert werden. Selbstverständlich ist eine Restrukturierung der Therapieziele während des gesamten Therapieverlaufes möglich.
- *Zeitliche Begrenztheit:* Beim gemeinsamen Sammeln von Therapiezielen wird sich in der PTAB zeigen, dass im Therapiekontingent von 12 × 50 Minuten (bzw. 24 × 25 Minuten) möglicherweise nicht alle Ziele erreicht werden können. Der Fokus der PTAB sollte deshalb auf der kurzfristigen Besserung akuter Symptome liegen. Eine vertiefte Bearbeitung der zugrunde liegenden Einflussfaktoren kann im Nachhinein in einer Richtlinientherapie durchgeführt werden.
- *Reaktivieren von Ressourcen:* Auch wenn aufgrund der akuten Symptomatik der Blick auf die eignen Ressourcen verblendet sein mag, sollte bei der Formulierung von Therapiezielen darauf geachtet werden, diese zu reaktivieren. Hierunter kann auch der (Wieder-)Aufbau bereits vorhandener Verhaltensweisen verstanden werden, der sich häufig einfacher gestaltet als das Etablieren komplett neuer Verhaltensweisen. Für eine Vertiefung des Themas Ressourcenaktivierung siehe Kapitel 5.5.

Ablauf

Der Einsatz der Goal Attainment Scale (GAS) gilt als bewährte Technik zur Beschreibung, Bewertung und Messung von Therapiezielen. Ein Ablaufplan (in Anlehnung an Kolip & Schaefer, 2011) wird im Folgenden detailliert beschrieben.

1. Zieldefinition. Basierend auf Anamnese und Einbettung der Symptomatik in ein Erklärungsmodell definieren Patient und Therapeut gemeinsam Therapieziele. Eine hilfreiche Unterstützung bei der Erstellung der Ziele ist die SMART-Technik (Eremit & Weber, 2016). Der Therapeut kann sie seinem Patienten als eine Vorlage vorstellen, bevor beide die Ziele ausformulieren. Die Technik wird in Tabelle 5-10 dargestellt.

Specific (spezifisch)	Es sollte nicht allgemein, sondern eindeutig formuliert werden, welche konkreten Veränderungen durch die Therapie bewirkt werden sollen.
Measurable (messbar)	Zur Überprüfung des Therapieprozesses sollte das Ziel objektivierbar, das heißt anhand beobachtbarer Kriterien messbar sein.
Accepted (akzeptiert)	Das Ziel sollte vom Patienten als erstrebenswert angesehen werden. Seine Akzeptanz ist abhängig von der persönlichen Attraktivität des zu erreichenden Zieles.
Realistic (realistisch)	Das Ziel sollte weder zu hoch, noch zu niedrig gesetzt werden. Dafür wird geprüft, ob die benötigten Ressourcen und Fähigkeiten zur Zielerreichung vorhanden sind und welche Hindernisse auftreten können.
Timely (terminiert)	Das Ziel sollte in einem festgesetzten Zeitrahmen umgesetzt werden können. Das Definieren von Meilensteinen sorgt für Präzision des Prozesses und Vermeidung von Unsicherheit im Verlauf der Therapie.

Tab. 5-10: Die SMART-Technik (Eremit & Weber, 2016).

Ein kurzes Notieren der SMART-Technik am Flipchart gibt dem Patienten Sicherheit bei der Zieldefinition. Im Anschluss formuliert der Patient – gegebenenfalls mit Unterstützung des Therapeuten – seine Ziele. Diese sollten unbedingt schriftlich festgehalten werden.

2. Priorisierung nach Wichtigkeit Im Anschluss werden die einzelnen Ziele vom Patienten in einer Rangfolge angeordnet, um ihre relative Wichtigkeit zu bestimmen. Der Therapeut sollte darauf hinweisen, dass die Zeit der PTAB begrenzt ist und in der Regel maximal ein bis zwei Ziele erreicht werden können. Dies verhilft dem Patienten zu einer realistischeren Einschätzung des gegebenen Zielhorizontes.

Bei der Priorisierung kann das Akuitätsmodell inklusive der Coping-Strategien (→ Abb. 5-17 in Kap. 5.6.1) zu Rate gezogen werden, um anhand dessen mit dem Patienten zu besprechen, an welchen Aspekten seiner Symptomatik er arbeiten möchte. Zur Reduktion der akuten Symptomatik und für eine erste Stabilisierung werden erfahrungsgemäß vor allem anspannungs- und emotionsorientierte Ziele priorisiert, um dem Patienten eine Reduktion seiner quälendsten Symptome zu ermöglichen und seine Handlungsfähigkeit wiederherzustellen. Je nach verbleibender Zeit können im nächsten Schritt bewertungs- und problemorientierte Ziele verfolgt werden.

Alle weiteren langfristigen Therapieziele, die nicht in der PTAB bearbeitet werden, sollten dennoch nicht verworfen und ignoriert, sondern vielmehr aufgehoben und für eine mögliche Anschlusstherapie behalten werden.

3. Festlegen von Indikatoren für den Fortschritt. Für die Überprüfung der Zielerreichung reicht die Definition der Ziele nicht immer. Deshalb werden im nächsten Schritt pro Zielsetzung konkrete Indikatoren festgelegt, anhand derer der therapeutische Fortschritt gemessen werden kann. Die Indikatoren werden ebenfalls schriftlich festgehalten. Der Indikator sollte quantitativ oder qualitativ erhebbar, einfach verständlich und beobachtbar sein.

4. Festlegung von Skalenpunkten. Zur genaueren Differenzierung des Indikators wird im nächsten Schritt eine fünfstufige Skala verwendet, anhand derer der zukünftige Fortschritt bewertet werden kann. Dabei werden folgende Bewertungen vorgenommen:

- +2: »viel mehr als erwartet«
- +1: »mehr als erwartet«
- 0: »erwartetes Ergebnis«
- −1: »weniger als erwartet«
- −2: »viel weniger als erwartet«

In einer Tabelle, wie beispielsweise in Abbildung 5-18, können die einzelnen Skalenpunkte festgehalten werden. Die Skala sollte bestimmte Merkmale aufweisen, um zu einem späteren Zeitpunkt eindeutige Bewertungen zuzulassen:

- Sie sollte nur einen Indikator enthalten.
- Zwischen den Skalenstufen sollten keine Überschneidungen vorliegen.
- Die Abstände zwischen den Skalenstufen sollten gleich groß sein.

Ziel: Entspannung fördern zum Abbau von Stress	**Indikator:** Konsequent Spazieren	+2	Ich spaziere morgens und abends je 15 Minuten in der Natur.
		+1	Ich spaziere jeden Tag 15 Minuten in der Natur.
		0	Ich spaziere jeden zweiten Tag 15 Minuten in der Natur.
		-1	Ich spaziere unregelmäßig, ca. 1 x pro Woche.
		-2	Ich spaziere nicht.

Abb. 5-18: Beispiel für einen Aufbau einer Goal Attainment Scale.

Bewertung und Überwachung. Während der PTAB haben Therapeut und Patient mit Hilfe der GAS die Möglichkeit, regelmäßig den Fortschritt in Bezug auf die definierten Ziele zu beurteilen. Die Bewertung erfolgt anhand der zuvor tabellarisch festgelegten Kriterien, so dass geprüft werden kann, ob das Ziel erreicht, übertroffen oder verfehlt wurde. Wichtig für den Prozess ist eine regelmäßige Überprüfung des Fortschrittes, am besten anhand von vorher festgelegten Zeitpunkten.

Stellt sich im Verlauf der PTAB heraus, dass der Patient sich seinen Zielen nicht nähert, kann dies als Gesprächsgrundlage zur Reflexion des Therapieprozesses verwendet werden. Anhand der GAS haben Therapeut und Patient nun eine Möglichkeit, sich die Hintergründe für die Stagnation genauer anzusehen und konkrete Veränderungen im Therapieprozess oder an der Formulierung der Ziele einzuleiten.

Am Ende der PTAB erfolgt eine abschließende Bewertung, bei der der Fortschritt in Bezug auf die Ziele gemessen wird. Auch nach Abschluss der PTAB kann die GAS dem Patienten eine wichtige Struktur geben, um seinen weiteren Fortschritt zu beobachten und seine gesetzten Ziele zu verfolgen. Dies kann bei Bedarf auch in einer Anschlusstherapie erfolgen.

5.7 Schritt 6: Interventionen in der psychotherapeutischen Akutbehandlung aus der Verhaltenstherapie

In diesem Unterkapitel erfahren Sie, ...

- welche verhaltenstherapeutischen Interventionen sich aus dem vorgeschlagenen Akuitätsmodell ableiten lassen,
- welche anspannungs- und emotionsfokussierten Strategien eingesetzt werden am Beispiel von Anspannungsprotokollen, Achtsamkeitstechniken, Skills und Tagesstrukturplänen,
- welche bewertungsorientierten Strategien eingesetzt werden am Beispiel von kognitiver Umstrukturierung, Arbeit mit dem inneren Kritiker und Grübelstopp-Technik,
- welche problemorientierten Strategien eingesetzt werden am Beispiel von Problemlösetraining, Rollenspielen und Angehörigengesprächen.

Im Umgang mit akut belasteten Patienten werden Interventionen eingesetzt, die primär an der Stabilisierung hinsichtlich des psychischen Akutzustands und sekundär an der Bewältigung des aktuellen Stressors ansetzen. Zeitnahe psychische Entlastung und Stabilisierung sowie Hilfe im Umgang mit dem auslösenden Ereignis stehen im Mittelpunkt der Behandlung (Bengel, 2003). An folgender Hierarchie (in Anlehnung an Bengel, 2003) kann sich der Therapeut bei dem Einsatz von Interventionen im Umgang mit akut belasteten Patienten orientieren:

1. Gewährung von Schutz und Sicherheit, Vermeiden von Selbst- und Fremdgefährdung
2. Herausnehmen aus der belastenden Umgebung, Schaffen von Erholungsphasen, um zusätzliche Überforderung und psychische Dekompensation zu vermeiden.
3. Psychische Entlastung und Unterstützung bei der Wiedergewinnung von emotionaler Stabilität
4. Identifizieren von stressaufrechterhaltenden Faktoren (z. B. soziale Isolation, Substanzmissbrauch) und Entwickeln von Bewältigungsverhalten und Problemlösungsansätzen

Inhaltlich unterscheiden sich Interventionen in der PTAB nicht von störungsspezifischen Techniken. Die Kognitive Verhaltenstherapie zeichnet sich aus durch unterschiedliche Interventionstechniken bei verschiedensten Störungsbildern. So eignen sich diagnosespezifische Techniken auch für akut belastete Patienten.

Dennoch zeigt sich ein deutlicher Unterschied zur Richtlinientherapie aufgrund der Akuität der Symptomatik und der zeitlichen Begrenztheit. Diese erfordert eine klare Fokussierung auf eine rasche Reduktion des emotionalen Anspannungserlebens. Der Unterschied zwischen der PTAB und einer Richtlinientherapie lässt sich anhand eines praktischen Beispiels aus der Zahnmedizin darstellen, wie in Abbildung 5-19 gezeigt.

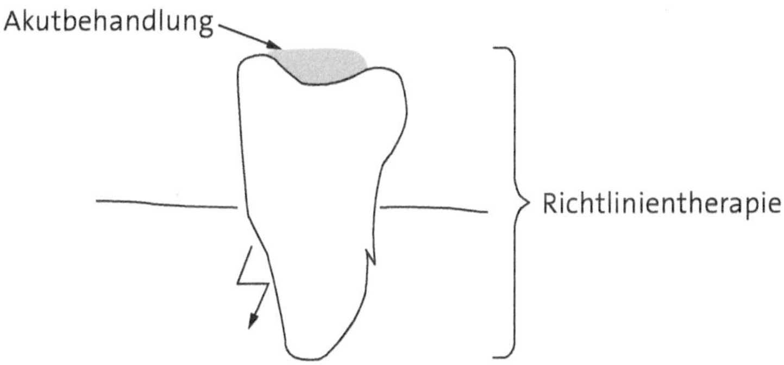

Abb. 5-19: Unterschied zwischen PTAB und Richtlinientherapie. Die PTAB setzt eher die »Plombe«. Sie erwirkt damit eine rasche Linderung der Symptomatik und verhindert ihre Ausbreitung. Durch eine Richtlinientherapie besteht bei Bedarf die Möglichkeit, im Sinne einer »Wurzelbehandlung« ätiopathogenetisch den Ursachen auf den Grund zu gehen.

So wollen wir – basierend auf der (noch spärlichen) Literatur und dem eigenen Erfahrungsschatz in der PTAB – den Versuch wagen, einzelne Therapietechniken gesondert hervorzuheben, die sich im Umgang mit akuten Krisen als besonders effizient erwiesen haben. Als Rahmen dient uns dabei das in Abbildung 4-1 (→ Kap. 4.1.2) dargestellte Akuitätsmodell, erweitert durch die Coping-Strategien nach Lazarus (1993), die sich in dieses Modell einfügen lassen.

Durch die Integration der Coping-Strategien in das Akuitätsmodell lässt sich eine gute Vorgehensweise in der PTAB ableiten (→ Abb. 5-17 in Kap. 5.6.1). Die daraus gewonnenen Strategien bilden einen ganzheitlichen Ansatz, der zunächst bei der Linderung der akuten Symptomatik ansetzt und sich dann zunehmend mit ihren Ursachen beschäftigt.

Merke! Idealerweise deckt sich die Hierarchisierung der Interventionen mit den Therapiezielen (→ Kap. 5.6) des Patienten und lässt sich logisch ableiten aus der psychoedukativen Phase (→ Kap. 5.4), in der ein Erklärungsmodell für die akute Symptomatik und deren Auswirkungen gegeben wurde.

Das Fokussieren auf funktionale Anspannungs- und Emotionsregulationstechniken zu Beginn der Therapie dient der Stabilisierung des Patienten. Er lernt, seine Gefühle zu verstehen und zu regulieren. Gleichzeitig dienen emotionsorientierte und anspannungsreduzierende Interventionen, in denen der Therapeut empathisch validierend auf die Ängste, Sorgen und das Hilflosigkeitserleben des Patienten eingeht, dem Aufbau einer vertrauensvollen Arbeitsallianz. Der Patient erhält das Gefühl, verstanden und unterstützt zu werden, was die Wirksamkeit nachfolgender Interventionen verbessern kann.

Häufig legen emotions- und bewertungsorientierte Interventionen den Grundstein dafür, dass der Patient sich ausreichend stabilisiert, um sich dann konstruktiv mit der Bewältigung ursächlicher Stressoren auseinanderzusetzen. Dann kommen problem- und lösungsorientierte Interventionen zum Einsatz, bei denen konkrete Auslöser identifiziert und Lösungen oder Umgangsmöglichkeiten erarbeitet werden.

In den folgenden Kapiteln wird vertieft auf die drei Coping-Strategien eingegangen. Dabei werden beispielhaft Interventionen kurz angerissen, um ein grobes Verständnis für die Arbeit mit Patienten in der PTAB zu vermitteln (→ Abb. 5-20). Die Interventionen stellen einen verallgemeinerten Ablauf dar und sollten je nach individuellen Symptomen und Bedürfnissen angepasst werden. So mag es Situationen geben, in denen die Auseinandersetzung mit problemorientierten Ansätzen vorrangig ist, da dadurch eine Entlastung auf der emotionalen Ebene erst möglich ist. Manche Interventionen können auch gleichzeitig auf verschiedenen Ebenen ansetzen.

Cave! Neben den beziehungssetzenden (→ Kap. 5.2.4) und psychoedukativen Interventionen (→ Kap. 5.4.1) soll mit der im vorliegenden Kapitel beschriebenen Sammlung an Techniken kein Anspruch auf Vollständigkeit erhoben werden. Zudem werden im Einzelfall die beschriebenen Techniken auch in ihrer Gesamtheit weder benötigt noch sich in der begrenzten Zeit der PTAB umsetzen lassen. Viel eher werden einzelne Techniken kurz angerissen, um einen Eindruck typischer, vorwiegend verhaltenstherapeutischer und handlungsorientierter Therapietechniken im Kontext einer PTAB zu vermitteln. Für weitere Interventionen aus verschiedenen Therapieschulen sei beispielsweise auf Riecher-Rössler et al. (2004) verwiesen.

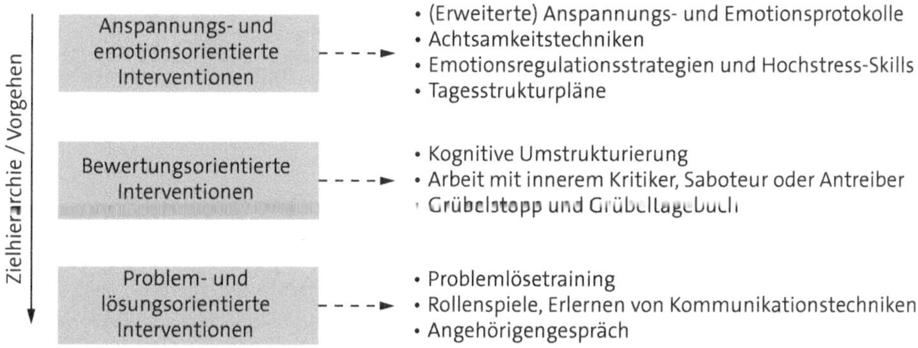

Abb. 5-20: Mögliche Techniken in der PTAB für eine erste Stabilisierung.

Für eine vertiefte Auseinandersetzung mit den einzelnen Techniken wird die entsprechende Literatur empfohlen. Auf Beispiele wird in den nachfolgenden Unterkapiteln hingewiesen.

5.7.1 Anspannungs- und emotionsorientierte Interventionen

In der akuten Belastungsreaktion intensivieren sich Emotionen und werden von den Betroffenen als überwältigend beschrieben. Gefühle wie Angst, Verzweiflung oder Wut werden als bedrohlich und die Anspannung oft als schwer aushaltbar erlebt. Häufig kann man bei Patienten Vermeidungsverhalten beobachten; sie versuchen z.B. ihre Gefühle zu unterdrücken oder Situationen auszuweichen, die negative Emotionen hervorrufen.

Um wieder auf ein angemessenes Funktionsniveau zu kommen, richten emotionsorientierte Interventionen den Fokus der Patienten darauf, Emotionen zu erkennen, sie zu verstehen und zu regulieren bzw. aufkommende Emotionen zu akzeptieren. Durch konkrete Anleitungen lernen Patienten, wie sie durch Emotionsregulationsstrategien ihr Stressempfinden reduzieren und Entspannung fördern können. Techniken, die in der PTAB häufig eingesetzt werden, sind in Tabelle 5-11 aufgelistet.

Technik	Ziele	Beispielhafter Ablauf
(Erweiterte) Anspannungs- und Emotionsprotokolle	▪ Aktive Wahrnehmung, Überwachung und Bewältigung von Emotionen ▪ Schärfen der Introspektionsfähigkeit und Selbstbeobachtung	▪ Psychoedukation zu Emotionen, Erklärung, was Anspannungsprotokolle sind, Verteilen von Aufgabenblättern zur Protokollierung (Materialien z.B. in Bohus & Wolf-Arehult, 2018) ▪ Anleitung des Patienten, die eigenen Emotionen zu identifizieren und einzuordnen

Technik	Ziele	Beispielhafter Ablauf
	▪ Differenziertes Auseinandersetzen mit dem eigenen Anspannungsspektrum ▪ Verbessertes Verständnis, warum Emotionen auftreten; Reflexion über Auslöser und Effekt	▪ Identifizieren der Symptome, die der Patient protokollieren möchte (Anspannungsniveau, Emotionen, Verhaltensweisen, Stimmung, Gedanken, ...) ▪ Protokollieren der Symptome – erst gemeinsam in der Sitzung, dann als Hausaufgabe, dafür Festlegen der Frequenz, in der dokumentiert wird (stündlich / 3 x täglich / 1 x abends usw.) ▪ Anhand der Anspannungsprotokolle differenziertes Betrachten des Zusammenhangs von Auslösern und Symptomatik ▪ Gemeinsames Erarbeiten von funktionalen Bewältigungsstrategien im Umgang mit den Stressoren ▪ Regelmäßige Überprüfung der Umsetzung, Anpassungen des Vorgehens bei Bedarf, Förderung der langfristigen Integration in den Alltag des Patienten
Achtsamkeitstechniken	▪ Reduzieren von Überstimulation in der akuten Belastungsreaktion durch Fokussieren auf den gegenwärtigen Moment ▪ Reduzieren von impulsivem Verhalten, Etablieren von Reaktionsverzögerung und Etablieren von metakognitiven Techniken ▪ Förderung von Selbstmitgefühl, Reduktion negativer Emotionen	▪ Erklärung des Begriffes Achtsamkeit, Klärung der Erwartungen des Patienten an den Einsatz von Achtsamkeitstechniken ▪ Anleitung von Achtsamkeitsübungen, z. B. Atemmeditation, Nachbesprechung zum gegenseitigen Verständnis der internen Abläufe während der Übung ▪ Vertiefen einzelner Aspekte der Achtsamkeit – Fokus auf das Hier und Jetzt, Loslassen von Gedanken an Vergangenheit und Zukunft – Auseinandersetzung mit den Achtsamkeitsfertigkeiten, den »Was-Fertigkeiten« (Wahrnehmen, Beschreiben, Teilnehmen) und den »Wie-Fertigkeiten« (konzentriert, annehmend, wirkungsvoll) (Materialien z. B. in Schug, 2016) – Förderung von Akzeptanz und Selbstfürsorge – Umgang mit radikaler Akzeptanz gegenüber dem gegenwärtigen Moment und aufkommenden Emotionen – Achtsames Distanzieren von Gedanken (Materialien z. B. in Anderssen-Reuster, 2011) ▪ Regelmäßiges Praktizieren von Achtsamkeitsübungen (formale und informelle Übungen), gemeinsames Reflektieren der Übungen und ihrer Effekte, Förderung der langfristigen Integration in den Alltag

Technik	Ziele	Beispielhafter Ablauf
Emotionsregulationsstrategien und Hochstress-Skills	▪ Vermitteln von Techniken zur Bewältigung von intensiven Emotionen wie Angst, Trauer oder Wut ▪ Stärkung der Selbstregulationsfähigkeiten, verbessertes Selbstwirksamkeitserleben ▪ Förderung von Selbstreflexion, verbessertes Bewusstsein für eigene Bedürfnisse und Verhaltensmuster	▪ Evaluierung des emotionalen Zustands, Identifizieren von Stressoren, die einen Einfluss auf Gefühle haben ▪ Psychoedukation zu Emotionsregulation, Differenzieren zwischen funktionalen und dysfunktionalen Emotionsregulationsstrategien ▪ Identifizieren von bisher eingesetzten funktionalen Emotionsregulationsstrategien und ihren Effekten auf das Stressempfinden ▪ Brainstorming und Identifizieren weiterer Bewältigungsstrategien; hier eignet sich das gemeinsame Durchgehen von Skills (Materialien z. B. in Bohus & Wolf-Arehult, 2018) ▪ Einsortieren der Strategien je nach Anspannungsniveau, Erstellen eines Notfallplans, Erarbeiten von Skills-Ketten ▪ Trainieren von Emotionsregulationsstrategien, zunächst gemeinsam in der Therapie und dann als Hausaufgabe im Alltag, Ermutigung zur regelmäßigen Übung ▪ Förderung der langfristigen Integration in den Alltag des Patienten
Tagesstrukturpläne	▪ Entwickeln einer strukturierten Tagesroutine, um den Tag sinnvoll zu gestalten ▪ Fördern von positiven Verhaltensweisen, die das Stressempfinden reduzieren und die Lebensqualität verbessern ▪ Verbesserung der Selbstmanagementfähigkeiten, das eigene Leben sinnvoll zu organisieren, Erhöhung des Selbstwirksamkeitserlebens	▪ Psychoedukation zum Zusammenhang zwischen Aktivitäten und Emotionen, Erkenntnisse aus der Lerntheorie, warum Verhaltensweisen vermehrt / selten auftreten (Materialien z. B. in Faßbinder et al., 2015) ▪ Beobachtung des Zusammenhangs zwischen Aktivitäten und Emotionen bzw. Anspannung, Identifizieren von dysfunktionalen Verhaltensmustern ▪ Identifizieren entspannungsfördernder Aktivitäten ▪ Erstellen eines Tagesstrukturplans, in dem im Sinne der Selbstfürsorge eine angemessene Balance zwischen energieziehenden und energiegebenden bzw. entspannungsfördernden Aktivitäten enthalten ist ▪ Umsetzung im Alltag, Überprüfen des Fortschritts und ggf. Anpassung des Geplanten; zur Überprüfung, ob die Aktivitäten sich positiv auf das Stresserleben auswirken, können Anspannungsprotokolle mit Tagesstrukturplänen verknüpft werden

Tab. 5-11: In der PTAB häufig eingesetzte Techniken.

5.7.2 Bewertungsorientierte Interventionen

Das hohe Anspannungserleben in akuten Krisen wirkt sich neben Emotionen auch auf kognitive Vorgänge negativ aus. So berichten Betroffene von massiven Konzentrationsroblemen oder der Unfähigkeit, Entscheidungen zu treffen. Ihre Denkmuster sind oft negativ gefärbt, irrationale Überzeugungen werden beobachtet.

Sobald das emotionale Anspannungsniveau der Betroffenen mit Hilfe von anspannungs- und emotionsregulierenden Techniken auf ein erträgliches Maß reduziert wurde, macht der Einsatz von bewertungsorientierten Techniken Sinn (→Kap. 5.2.2). Die Patienten lernen, wie sie negative Denkmuster durchbrechen können, und sie lernen, welchen Einfluss ihre Bewertungen auf ihr Gefühlserleben und ihr Verhalten haben.

Techniken, die in der PTAB häufig eingesetzt werden, sind in Tabelle 5-12 aufgeführt.

Technik	Ziele	Beispielhafter Ablauf
Kognitive Umstrukturierung	▪ Verstehen des Zusammenhanges zwischen (dysfunktionalen) Bewertungen und entsprechenden emotionalen- und Verhaltensreaktionen ▪ Linderung von akuten emotionalen Symptomen wie Angst, da damit verbundene negative Denkmuster hinterfragt und durchbrochen werden ▪ Etablierung von konstruktiven Bewertungen; Lernen, Überzeugungen in Einklang mit der Realität zu bringen	▪ Identifizieren von Bewertungen, die zu emotionalen Belastungsreaktionen führen, Aufdecken kognitiver Verzerrungen mit Hilfe des ABC-Modells ▪ Erkennen des Einflusses von Bewertungen auf Emotionen und Verhaltensreaktionen ▪ Identifizieren von negativen Gedanken, die zu Leidensdruck führen; Einsortieren dysfunktionaler Denkmuster z. B. in Katastrophengedanken oder Schwarz-Weiß-Denken (Materialien z. B. in Pitschel-Walz et al., 2017) ▪ Einsortierung der negativen Gedankenmuster in die Lerngeschichte ▪ Einsatz von Strategien im Umgang mit dysfunktionalen Gedanken durch kognitive Umstrukturierung, z. B. durch Konkretisieren, Realitätschecks, Zu-Ende-Denken, Wahrscheinlichkeitsrechnung (Materialien z. B. in Hagena & Gebauer, 2014) ▪ Erarbeiten von Bewältigungsstrategien basierend auf den neuen, funktionaleren Gedanken; Instruktion zum aktiven Einsatz dieser Strategien bei auftretenden negativen Gedanken ▪ Förderung der langfristigen Integration in den Alltag des Patienten

Technik	Ziele	Beispielhafter Ablauf
Arbeit mit dem inneren Kritiker, Saboteur oder Antreiber	▪ Reduktion von Selbstkritik und Förderung des Selbstwertgefühls ▪ Reduktion von belastenden Emotionen wie Schuld, Scham oder Angst, die häufig mit selbstabwertenden Gedanken einhergehen ▪ Förderung der Selbstreflexion, kritisches Hinterfragen und Anpassen der eigenen Gedanken Entwickeln eines positiven Selbstdialogs, Entwickeln von Selbstakzeptanz und Mitgefühl mit sich selbst	▪ Identifizieren des »inneren Kritikers« durch das Sammeln selbstkritischer Gedanken; Reflexion, in welchen Situationen die Instanz auftaucht ▪ Herausarbeiten der destruktiven Rolle des Kritikers (Saboteurs, Antreibers) und seiner Folgen wie Entmutigung, Unzufriedenheit und Gefährdung des Selbstwertes ▪ Stuhlarbeit zur Aktivierung des emotionalen Erlebens: Dialog mit dem Kritiker (Saboteur, Antreiber) (Materialien z. B. in Hedlund, 2011) ▪ Hinterfragen der selbstkritischen Gedanken (möglich auch im Stuhldialog), Entwickeln alternativer Denkmuster, die von Mitgefühl und Verständnis geprägt sind ▪ Förderung eines positiven Selbstdialogs durch z. B. Positivtagebuch ▪ Anleitung zum regelmäßigen Trainieren im Alltag
Grübelstopp und Grübeltagebuch	▪ Reduktion von Grübeln und negativen Gedankenspiralen ▪ Verbesserte Kontrollierbarkeit der eigenen Gedanken aufgrund von Aufmerksamkeitslenkung ▪ Förderung von Selbstreflexion, Bewusstmachung und Reflexion der Grübelmuster	▪ Beispielhafter Ablauf (in Anlehnung an Teismann et al., 2012) ▪ Psychoedukation zu Ursachen und Folgen depressiven Grübelns, z. B. Negativität, Passivität, hohes Anspannungserleben ▪ Aufmerksamkeitstraining zur Lenkung der Aufmerksamkeit auf bestimmte Lebensbereiche, z. B. Aktivitätenaufbau ▪ Anleitung zum Grübelaufschub: Grübelgedanken werden notiert, die Aufmerksamkeit dann bewusst auf andere Themen gelenkt. Patient darf anhand seiner Notizen 15 Minuten pro Tag grübeln, dann wird das Aufmerksamkeitstraining eingesetzt. ▪ Anleitung zum Einsatz des Grübeltagebuches als eine Option für die Auseinandersetzung mit den Grübelgedanken: Aufgezeichnet werden können z. B. Datum, Uhrzeit, Auslöser, Gedankeninhalte, emotionale Reaktion. ▪ Hinterfragen der Grübelgedanken mit Hilfe von kognitiver Umstrukturierung ▪ Regelmäßiges Einsetzen der Grübelstopptechnik und des Grübeltagebuches im Alltag, Reflexion der Fortschritte in der Therapie ▪ Förderung der langfristigen Integration in den Alltag des Patienten

Tab. 5-12: In der PTAB häufig eingesetzte bewertungsorientierte Techniken.

5.7.3 Problemorientierte Interventionen

Da häufig bestimmte Lebensumstände zur Entstehung und Aufrechterhaltung akuter Belastungsreaktionen geführt haben, sollte die Bearbeitung dieser Ursachen in die PTAB miteinfließen. Hierfür werden problemorientierte Interventionen eingesetzt, deren Ziel es ist, konkrete Lösungen zur Bewältigung der aktuellen Stressoren zu entwickeln.

Durch den Einsatz dieser Interventionen werden Patienten in die Lage versetzt, möglichst eigenständig Strategien zur Problemlösung zu entwickeln. Sie erleben sich dadurch wieder als handlungsfähig und selbstwirksam. Diese Beobachtung unterstützt sie darin, ihr Hilflosigkeitserleben zu reduzieren, es kommt zu Gefühlen der Hoffnung auf eine Besserung ihrer Situation. Da viele Patienten vor allem in der PTAB stark emotional betroffen und häufig sehr lageorientiert sind, kann der Einbezug von Angehörigen von besonderer Relevanz sein.

Techniken, die in der PTAB häufig eingesetzt werden, sind in Tabelle 5-13 aufgeführt.

Technik	Ziele	Beispielhafter Ablauf
Problemlösetraining	▪ Inneres Distanzieren von akuten Belastungen ▪ Erlernen einer problemlösenden Grundhaltung durch die Stärkung einer inneren Bereitschaft, Probleme anzunehmen und impulsive Lösungsversuche durch funktionale Verhaltensalternativen zu ersetzen ▪ Umgang mit erlernter Hilflosigkeit und aktives Einstehen für eigene Bedürfnisse	▪ Ablauf (in Anlehnung an Hinsch & Wittmann, 2010) ▪ Selbstbeobachtung zur Identifikation dysfunktionaler Verhaltensweisen (Patient beobachtet Stressoren und Belastungsreaktionen) ▪ Identifizieren des Problems, Identifizieren von Hindernissen und Barrieren, die eine Lösung erschweren ▪ Kreatives Sammeln von Lösungsansätzen zur Bewältigung der Situation, Berücksichtigung alternativer Perspektiven ▪ Bewertung der Lösungsoptionen, z. B. durch Pro-Kontra-Argumente ▪ Auswählen des geeigneten Lösungsansatzes für das konkrete Problem und Planen von einzelnen Schritten in der Umsetzung des Lösungsansatzes ▪ Umsetzung des Lösungsansatzes im Alltag und Evaluieren des Ergebnisses ▪ Anpassung und Weiterentwicklung des Handlungsplans ▪ Evaluation des Prozesses, Integration des Problemlöseprozesses in den Alltag als ein vielfältig einsetzbares Tool

Technik	Ziele	Beispielhafter Ablauf
Rollenspiele, Kommunikationstechniken	▪ Ausprobieren von neuen Verhaltensweisen in geschütztem Rahmen ▪ Lernen, seine Rechte durchzusetzen, eigene Bedürfnisse zu artikulieren und Grenzen zu setzen ▪ »Trockenübung« als Vorbereitung auf schwierige Gespräche	▪ Ablauf (in Anlehnung an Hinsch & Wittmann, 2010) ▪ Aufklärung über Rollenspiele: Erklärung, wie diese dabei helfen, die Kommunikationsfähigkeiten zu verbessern und sich in neuen Verhaltensweisen auszuprobieren ▪ Identifizieren von aktuellen Situationen, in denen es zu dysfunktionalem Verhalten gekommen ist (zwischenmenschliche Probleme beruflich oder privat) ▪ Einsortieren der Symptomatik in Erklärungsmodelle zu zwischenmenschlichem Verhalten, z. B. dem Kiesler-Kreis (Materialien z. B. in Guhn et al., 2019) ▪ Klärung der Ziele des Rollenspieles, Besprechen der Rollen und der Interaktionsregeln ▪ Durchführen des Rollenspiels, dabei sind Rollenwechsel und mehrfaches Durchspielen der gleichen Szene möglich; Ermutigen des Patienten, möglichst authentisch zu handeln ▪ Nachbesprechung des Rollenspieles, Reflexion der Verhaltensmuster und ihrer Wirkung; Prüfen, welche Erkenntnisse für zukünftige Situationen gezogen werden können ▪ Bei Bedarf Verhaltensanpassung, dafür gemeinsames Erarbeiten der Wirkmechanismen von z. B. selbstsicherem, unsicherem und aggressivem Auftreten ▪ Erneutes Üben im Rollenspiel und in realen Situationen; Unterstützung des Patienten, seine Erkenntnisse weiterhin im Alltag umzusetzen
Angehörigengespräch	▪ Einbeziehen wichtiger Bezugspersonen in den Therapieprozess ▪ Aktivieren von sozialen Ressourcen zur Entlastung des Patienten ▪ Psychoedukation Angehöriger zu einer verbesserten Compliance bezüglich des Therapieprozesses ▪ Erhalten therapierelevanter Informationen durch Fremdanamnese	▪ Aufklärung über die Möglichkeit und Sinnhaftigkeit von Angehörigengesprächen; Klärung, ob von Seiten des Patienten oder des Therapeuten Bedarf nach diesen besteht ▪ Einholen des Einverständnisses zu einem Angehörigengespräch vom Patienten ▪ Vorbereitung des Angehörigengespräches: Hier wird geklärt, – welche Themen im Angehörigengespräch angesprochen werden (optimalerweise schriftliches Festhalten eines groben Ablaufes), – welche Informationen der Therapeut an den Angehörigen weitergeben darf und welche nicht.

Technik	Ziele	Beispielhafter Ablauf
		▪ Führen des Angehörigengespräches, Ansprechen der Anliegen und vorbereiteten Themen, Einleiten von Lösungen für angesprochene Probleme ▪ Nachbesprechen des Angehörigengespräches und der Erkenntnisse auf Seiten des Patienten sowie des Therapeuten ▪ Integration des Besprochenen in den weiteren therapeutischen Prozess

Tab. 5-13: In der psychotherapeutischen Akutbehandlung (PTAB) häufig eingesetzte problemorientierte Techniken.

5.8 Schritt 7: Beendigung der psychotherapeutischen Akutbehandlung und Rückfallprävention

In diesem Unterkapitel ...

- erfahren Sie, welche Rolle das Zeitbewusstsein und die Trennungskompetenz des Therapeuten in der PTAB haben,
- lernen Sie Entscheidungskriterien darüber kennen, ob eine PTAB in eine Richtlinientherapie übergeht,
- lernen Sie einen Ablaufplan für die Beendigung der PTAB kennen, bestehend aus dem Einleiten der Abschlussphase, dem Abschlussgespräch sowie Rückfallprävention und Krisenplan,
- lernen Sie einen Ablaufplan für den Übergang zur Richtlinientherapie kennen, sei es bei Praxiswechsel oder Übernahme des Patienten in die eigene Praxis.

5.8.1 Vorbemerkungen

»Eine Therapie sollte niemals abrupt enden, sondern einen Übergang zur eigenverantwortlichen und selbstbestimmten Aufrechterhaltung der erlernten Veränderungen darstellen« (Brakemeier & Guhn, 2021, S. 55)

Auch wenn sich auf Basis der verfügbaren Literatur keine eindeutige Definition des Endes einer Therapie finden lässt, zeigt sich doch, dass in der Regel die Psychotherapie dann beendet ist, wenn

- die Therapieziele erreicht wurden;
- die Symptomatik in den subklinischen Bereich reduziert wurde (Schnell, 2018);

- eine »anhaltende Kongruenz von Selbstkonzept und Erleben besteht« (Nemeskeri & Stumm, 2018, S. 325);
- das durch die Krankenkasse vorgegebene Therapiekontingent ausläuft. Dies trifft auf 90 % der Fälle zu (Müller-Ebert, 2005).

Wie in jeder Therapie, beginnt die Abschlussphase der PTAB dann, wenn Therapeut und Patient das Thema des Beendens bewusst wahrnehmen, in der Sitzung ansprechen und ein Therapieende absehbar ist (Rieber-Hunscha, 2005).

Mit Ende und Abschied assoziieren wir in der Regel negative Emotionen. Wir meiden entsprechend das Thema, sprechen eine Trennung im Alltag oft nicht direkt an, sondern bagatellisieren sie in Floskeln wie »Wir bleiben in Kontakt« (Müller-Ebert, 2005). Auch in der Interaktion mit Patienten kann die Vorstellung von Abschied zu Trennungsunwillen oder -ängsten führen. »Für manche Patienten ist das Ende positiv und unproblematisch, für andere Patienten ist die Bearbeitung der Verluste am Ende der therapeutischen Beziehung der wichtigste Teil der Behandlung« (Zimmer, 2000, S. 479).

Der Therapeut, mit dem man durch die Krise gegangen ist, wurde im Laufe der Therapie zu einer wichtigen Bezugsperson, die Verständnis und Halt gegeben hat. Entsprechend kann das Therapieende für den Patienten erneut einen Verlust bedeuten und zu einer Symptomverschlechterung führen (Schnell, 2018). Und doch können in der Endphase, wenn diese therapeutisch bewusst genutzt wird, wichtige Erkenntnis- und Veränderungsprozesse eingeleitet werden, die durch den Ablösungsprozess in den Fokus kommen (Kappauf, 2007). Entsprechend trägt der Therapeut die Verantwortung dafür, dass Therapieende und Abschiedsprozess gut vorbereitet und besprochen werden. Dazu sei kurz auf die Aspekte Zeitbewusstsein und Trennungskompetenz eingegangen.

Zeitbewusstsein. Das Zeitbewusstsein des Patienten verändert sich im Verlauf einer Therapie phasenspezifisch. Vor allem in der Abschlussphase erkennt der Patient die Endlichkeit der Sitzungen, und der Umgang mit der verbleibenden Zeit rückt in den Fokus (Wilms & Broda, 2007). Da die PTAB insgesamt 12 Sitzungen umfasst, haben Patient und Therapeut von Anfang an ein höheres Zeitbewusstsein. Spätestens ab der sechsten Therapiestunde sollte vermehrt auf das Therapieende hingewiesen werden. Andernfalls läuft man Gefahr, dass das Ende überraschend kommt und in einer negativen Beziehungserfahrung für den Patienten endet.

Trennungskompetenz. Unter Trennungskompetenz werden die Fähigkeiten des Therapeuten zusammengefasst, mit Hilfe derer er eine Therapie adäquat auf ein gutes Ende hinsteuert. Hierunter können folgende allgemeine Kompetenzen (in Anlehnung an Müller-Ebert, 2005) zusammengefasst werden:

- Wissen um besondere Wünsche an die Beendigung durch den Patienten
- Klärung, durch wen die Beendigung ausgesprochen wird (Therapeut oder Patient)
- Adäquates Zeitmanagement

- Bei Bedarf Abbruchprophylaxe
- Besprechen von Übergangsritualen
- Verständnis über das Bindungsverhalten des Patienten

Vor allem in der PTAB liegt ein besonderer Fokus auf den Aufbau des Selbstwirksamkeitserlebens des Patienten. Der Patient wird frühzeitig an Coping-Strategien herangeführt, um mit seinem akuten Belastungserleben zurechtzukommen, Erfolge werden vor allem auf das Sich-Einbringen des Patienten attribuiert.

5.8.2 Wie geht es weiter – Richtlinientherapie oder Therapieende?

Die zeitliche Begrenztheit der PTAB auf 12 Sitzungen kann bei manchen Patientengruppen zu starkem Anspannungserleben führen. Nach dem ersten Aufatmen, dass eine kurzfristige Anbindung gefunden wurde, steigt die Sorge, wie es danach weitergehen soll. Diese Frage sollte möglichst früh geklärt werden.

Wann der richtige Zeitpunkt für das Ende einer Therapie gekommen ist, lässt sich kaum fallübergreifend beantworten, sondern ist viel eher Resultat eines individuellen Entwicklungsprozesses. Die Entscheidung darüber, ob eine PTAB in eine fortlaufende Richtlinientherapie übergeht, hängt von verschiedenen Faktoren ab. In Tabelle 5-14 sind Kriterien aufgelistet, die bei dieser Entscheidung eine Rolle spielen können.

Die Frage, ob Therapie im Anschluss an die PTAB weiter indiziert ist, wird mit dem Patienten gemeinsam besprochen. Therapeut und Patient können sich dafür an der Tabelle 5-14 orientieren. Dabei sollte gelten: »So wenig Therapie wie möglich und so viel wie nötig« (Broda, 2015, S. 203).

Zu folgenden drei Zeitpunkten sollte das weitere Vorgehen nach der PTAB besprochen werden:

- In den Sprechstunden: Hier gibt der Therapeut – wenn möglich – dem Patienten eine grobe erste Einschätzung darüber, ob die PTAB eine Stabilisierungsmaßnahme mit Vorbereitung für eine Anschlusstherapie darstellen oder ausreichend sein wird.
- Zur Mitte der Therapie: Hierbei lohnt es sich, die GAS und Testergebnisse einer Zwischentestung in den Entscheidungsprozess einzubeziehen.
- In der Abschlussphase der Therapie, wenn sich deutlich abzeichnet, was erreicht wurde und welche Anliegen offenbleiben.

Zu diesen drei Zeitpunkten sollte eine Verlaufstestung erfolgen. Zeichnet sich bei dem Therapeuten bereits ab, dass er den Patienten trotz indizierter Notwendigkeit nicht für eine Richtlinientherapie übernehmen wird, so sollte er dies dem Patienten möglichst frühzeitig rückmelden. So hat der Patient die Möglichkeit, bereits während der PTAB nach einer Anschlusstherapie zu suchen.

		PTAB ausreichend	Richtlinientherapie im Anschluss indiziert
Symptomatik vor Therapiebeginn	Krankheitsentwicklung	Erstauftritt der Symptomatik	Exazerbation einer chronischen Grunderkrankung
	Komorbiditäten	Keine Komorbiditäten	Weitere psychische Erkrankungen vorhanden
	Komplexität der Problematik	Akute Ursachen der Symptomatik	(Zusätzlich) tiefgreifende Ursachen der Symptomatik
Symptomverlauf während der Therapie	Ausprägung der Symptome in der 6. Sitzung	(Deutliche) Symptomreduktion	Symptomatik gleichbleibend oder verschlechtert
	Lebensfreude und Zuversicht	Gesteigert	Gleichbleibend gering oder Verschlechterung
Therapieziele	Erreichungsgrad der Therapieziele in der 6. Sitzung	(Deutliche) Verbesserung auf der GAS	Geringe Veränderung oder Verschlechterung auf der GAS
	Vollständigkeit der Therapieziele	Wesentliche Ziele sind ausreichend durch PTAB abgedeckt	Nach der PTAB bleiben Ziele, die einer vertieften Therapie bedürfen
Selbstwirksamkeit	Zutrauen in eigene Kompetenzen	Hohe Überzeugung, Probleme eigenverantwortlich meistern zu können	Geringe Überzeugung, Probleme eigenverantwortlich meistern zu können
	Kontrollierbarkeit der Symptomatik	Hoch, Erkenntnis der Beeinflussbarkeit	Gering, Gefühl des Ausgeliefertseins
	Durch den Patienten geäußerter Therapiebedarf	Der Patient gibt an, keine weitere Therapie zu benötigen	Der Patient äußert weiteren Therapiebedarf
Rückfallrisiko		Geringes Rückfallrisiko	Hohes Rückfallrisiko

Tab. 5-14: Entscheidungshilfe bei der Abwägung zwischen Therapieende oder Richtlinientherapie. GAS = Goal Attainment Scale.

5.8.3 Vorgehen bei Beendigung der Therapie

Die zeitliche Begrenztheit der PTAB kann sich für den therapeutischen Trennungsprozess positiv auswirken, da die Patienten hier von Anfang an darauf hingewiesen werden, dass die Trennung durch externe Faktoren (auslaufendes Stundenkontingent) bedingt ist und nicht durch die Beziehung zwischen Patient und Therapeut (Eckert, 2007).

Patienten haben ihre eigene Einstellung zum begrenzten Stundenkontingent, orientieren sich aber auch an der Haltung des Therapeuten: Zeigt der Therapeut seine Wertschätzung für die positiven Aspekte einer PTAB, wie z.B. der schnellere Beginn der Therapie, die höhere Strukturiertheit der Sitzungen und die größere Flexibilität im Umgang mit den Krankenkassen, so kann dies dem Patienten dabei helfen, das sich nahende Therapieende als Teil des gesamten Prozesses besser zu integrieren. Wählt der Therapeut hingegen einen fatalistischen Ansatz (»Wir können es nicht ändern«) oder spricht über Versäumnisse des Gesundheitssystems in der Versorgung, so kann dies zu Hilflosigkeitserleben bei dem Patienten führen.

Einleiten der Abschlussphase

Therapeuten sollten die Patienten bereits in der Sprechstunde darauf hinweisen, dass die Zeit der PTAB klar terminiert ist, also maximal 12 Sitzungen umfasst. Diese Transparenz gibt dem Patienten Orientierung (Rahm et al., 1993). Auch ist es hilfreich, während der Definition der Therapieziele mit dem Patienten einen inhaltlichen Rahmen abzustecken, der in der verfügbaren Zeit zu erreichen ist. Durch den Einsatz der Goal Attainment Scale (GAS) legen Therapeut und Patient optimalerweise fest, dass sie in regelmäßigen Abständen die Therapiefortschritte mit Hilfe der GAS überprüfen werden.

Vor allem zur Mitte der Therapie, in Sitzung 6, kann nun mit Hilfe der GAS Bilanz gezogen werden: Was hat der Patient bisher erreicht? Er erhält dadurch ein realistisches Bild davon, was durch Therapie möglich ist, und kann nun besser einschätzen, welche Ziele in den letzten 6 Sitzungen erreicht werden können. Dieser »sanfte« Abschied aus der Therapie wird also bereits zur Hälfte der Therapie eingeleitet.

Cave! Die Wahrnehmung der Endlichkeit der therapeutischen Sitzungen kann bei dem Patienten zu einer kurzfristigen Symptomverschlechterung führen. Hier ist es wichtig, Ruhe zu bewahren und die Veränderung zu normalisieren, mit dem Therapieende verbundene Ängste und Hilflosigkeitserleben anzusprechen, zu validieren und nach gemeinsamen Lösungen zu suchen.

Für die letzten sechs Sitzungen sollte weiterhin der Fokus der Therapie auf der akuten Symptomatik und funktionalen Bewältigungstechniken liegen. Tiefer liegende, ätiopathogenetische Faktoren sollten zwar benannt, aber nicht vertieft bearbeitet werden.

Merke! Der Therapeut erklärt dem Patienten in der Abschlussphase, dass er nun immer mehr die Regie der einzelnen Sitzungen und der zu bearbeitenden Inhalte eigenständig in die Hand nehmen wird. Dies unterstützt den Weg des Patienten zurück in die Autonomie, erhöht sein Selbstwirksamkeitserleben und hilft ihm, sich aus der emotionalen Abhängigkeit von seinem Therapeuten zu lösen.

Ein weiterer hilfreicher Umgang mit der Endlichkeit der Therapie ist das »Strecken« der Sitzungen. Das heißt, die verbleibenden Stunden finden im Zwei- oder Mehrwochentakt statt. Der Patient erhält dadurch mehr Zeit, an seinen verbleibenden Zielen zu arbeiten und sich an die Zeit ohne Begleitung durch seinen Therapeuten zu gewöhnen. Die Therapie wird also ausgeschlichen. Welche Zeitintervalle im Einzelfall geeignet sind, sollte gemeinsam mit dem Patienten besprochen werden.

Abschlussgespräch

Die letzte Sitzung einer Therapie dient der Rückschau auf den therapeutischen Prozess und das Erarbeitete. Dabei steht das Abschlussgespräch als solches nicht für sich allein, sondern wird bereits in den letzten Sitzungen vorbereitet. Der Patient sollte dabei im Vorfeld die Möglichkeit erhalten, die Sitzung nach eigenen Wünschen zu gestalten. Gleichzeitig kann der Therapeut dem Pateinten eine Hilfestellung in der Vorbereitung geben, indem er den Patienten darüber aufklärt, welche Themen und Fragen er mit ihm besprechen möchte. Mögliche Fragen zur Reflexion sind:

1. Was waren der Anlass der Therapie und die ursprünglichen Therapieziele?
2. Wie war die Symptomatik zu Beginn, zur Mitte und zum Ende der Therapie?
3. Was waren wichtige Ereignisse im Zeitraum der Therapie?
4. Was haben Sie durch die Therapie in Ihrem Umgang mit Problemen, Emotionen etc. gelernt?
5. Was wollen Sie aus der Therapie mitnehmen und weiter üben?
6. Gab es Fragen, die offen bleiben oder vermieden wurden?
7. Haben Sie das Gefühl, dass Therapie weiterhin indiziert ist – und welche Themen sollten dann bearbeitet werden? Welchen Therapieauftrag wollen Sie hierfür formulieren?
8. Was war hilfreich oder weniger hilfreich an der Person des Therapeuten?

Die Auseinandersetzung mit diesen Fragen kann dem Patienten als Hausaufgabe mitgegeben werden, die er idealerweise schriftlich vorbereitet. So hat er eine Erinnerungshilfe, an der er sich im Nachgang bei der Einbettung des Erlernten in den Alltag orientieren kann oder die er zu seinem Anschlusstherapeuten mitnehmen kann.

Im Folgenden soll vertieft auf die Fragen eingegangen werden:

Zu Frage 1: Durch gedankliches Zurückgehen zu dem ursprünglichen Therapieanlass versetzt sich der Patient emotional und kognitiv zurück in die Problematik, die ihn die Therapie aufsuchen ließ. Die wahrgenommene Diskrepanz zwischen dem damaligen und jetzigen Zustand dient für weitere Fragen zur Bilanzierung, inwiefern die ursprünglichen Ziele erreicht wurden. Hier zeigt sich die Wichtigkeit in der Arbeit mit der GAS in der PTAB: Durch ein Betrachten des Erreichten und der Fortschritte auf der GAS wird das Therapieende nicht (ausschließlich) durch das auslaufende Therapiekontingent definiert, sondern durch eigene Erfolge (Schnell, 2018).

Zu Frage 2: Die Beobachtung der veränderten Symptomatik schließt unmittelbar an die Auseinandersetzung mit Therapieanlass und Therapiezielen an. Hier sollten idealerweise auch alle verfügbaren Testungen in die Evaluation einbezogen werden. Vor allem in der Akuttherapie kann häufig trotz begrenzter Sitzungsanzahl eine deutliche Symptomreduktion beobachtet werden (→ Kap. 6.5).

Zu Frage 3: Der Blick auf wichtige Ereignisse im Zeitraum der Therapie verhilft dem Patienten dazu, externe Einflussfaktoren auf den Therapieprozess zu erkennen, einzusortieren und zu prüfen, inwiefern dieses sich auf die Symptomatik ausgewirkt haben.

Zu den Fragen 4 und 5: Nun werden die unternommenen Interventionen und ihre Erfolge betrachtet, gleichzeitig richtet sich der Fokus von dem in der Therapie Erarbeiteten hin in die Zukunft und die Umsetzbarkeit im Alltag. Aufgrund der zeitlichen Begrenztheit ist der Blick in die Zukunft nach der Therapie ein Kernelement der PTAB: Die weiteren Schritte, die der Patient jetzt allein gehen soll, werden definiert. Gemeinsam sollten Ziele für die Zeit nach der Therapie gesammelt und schriftlich festgehalten werden, an denen sich der Patient im Alltag orientieren kann. Mögliche Hürden werden benannt und Strategien gefunden, um mit diesen umzugehen. Der Patient wird dazu ermutigt, weiterhin regelmäßig in die Selbstreflexion zu gehen. Hier lohnt es sich, eine klare Struktur festzulegen: feste Zeitpunkte der Reflexion, Tagebucharbeit und ausformulierte Fragen, mit denen sich der Patient weiterhin beschäftigt. Dieser Aspekt spielt vor allem in der PTAB eine wesentliche Rolle, um die kurzfristige Symptomverbesserung auch langfristig aufrechtzuerhalten.

Zu den Fragen 6 und 7: Bei der Klärung, welche Fragen offenbleiben, können Themen gesammelt werden, die möglicherweise in der Therapie angerissen wurden, aber aufgrund der zeitlichen Begrenztheit und der Fokussierung auf die akute Symptomatik nicht tiefer bearbeitet wurden. Darauf basierend können Therapeut und Patient klären (idealerweise ist dies bereits früher im therapeutischen Prozess geschehen), ob eine weitere Bearbeitung der eigenen Themen in Eigenregie oder gestützt durch eine Richtlinientherapie Sinn macht.

Zu Frage 8: Die Reflexion des Interaktionsgeschehens kann ein wichtiger Faktor im Prozess der Abnabelung von dem Therapeuten sein und dem Patienten dabei helfen, diesen zu ent-idealisieren (Nemeskeri & Stumm, 2018). In der Regel ist die Abnabelung für den Patienten nach einer PTAB weniger schmerzhaft als nach einer Langzeittherapie, da der Therapeut innerhalb der 12 Sitzungen zwar eine wichtige Bezugsperson geworden sein mag, aber die Erinnerung an die Zeit ohne Therapie noch sehr präsent ist.

Vorbereitung der postterminalen Phase: Rückfallprävention und Krisenplan

Auch nach Beendigung der Therapie ist es wichtig, dass der Patient seinen therapeutischen Fortschritt eigenständig weiterführt, diesmal ohne direkte Begleitung des Therapeuten. Der Schwerpunkt liegt nun auf der eigenständigen Erforschung, dem Verständnis und der Bearbeitung seiner Themen.

Vor allem bei einer vorzeitigen Beendigung der Psychotherapie bei akuten psychischen Krisen ist das Risiko eines Rückfalls genau zu betrachten. So liegt beispielsweise bei der depressiven Episode trotz vollständiger Symptomreduktion ein hohes Risiko für ein Wiederaufflammen der Symptomatik innerhalb von 6 Monaten vor, entsprechend wird eine Erhaltungstherapie zur Reduktion des Rückfallrisikos empfohlen (Nationale Versorgungsleitlinien, 2022).

Leider zeigt die Praxis, dass eine Anbindung an eine Richtlinientherapie aufgrund von Therapieplatzmangel oft nicht unmittelbar möglich ist. In solchen Fällen können Erkenntnisse, die in der PTAB gewonnen wurden, gesammelt werden, was als Rückfallprävention dienen kann. Auf folgende Bereiche sollte dabei geachtet werden:

- Implementieren des Erlernten in den Alltag: Der Patient sollte sich nicht auf dem Erarbeiteten »ausruhen«, sondern regelmäßig das Erarbeitete weiterführen. Zur Überprüfung des Fortschritts können Reflexionseinheiten in den Alltag eingebaut werden (z. B. anhand von Tagebucharbeit), in denen der Patient seinen Fortschritt weiterhin überprüft.
- Selbstfürsorge: Hierzu zählen entspannende Tätigkeiten, Entspannungstechniken, Sport, gesunde Ernährung, ausreichend Schlaf.
- Medikation: Für Patienten, die parallel zur psychotherapeutischen Versorgung eine medikamentöse Therapie erhalten haben, ist auch nach Therapieende eine regelmäßige Medikamenteneinnahme in Absprache mit dem Arzt von großer Bedeutung.
- Erkennen und Reduzieren von Stressoren: Hierzu zählen Bereiche wie Arbeitsbelastung, Konflikte mit Mitmenschen, Schlafmangel. Diese sollten frühzeitig erkannt und Lösungen erarbeitet werden.
- Umgang mit Rückschlägen: Der Therapeut sollte seinen Patienten auf Rückschläge vorbereiten. Er sollte ihm mitteilen, dass Rückschläge normal sind und kein Grund, sich entmutigen zu lassen, und dass es wichtig ist, das Erarbeitete noch einmal durchzugehen und bewusster in den Alltag zu implementieren.

Sollten diese Techniken nicht ausreichen und sollte eine Abwärtsspirale entstehen, eignet sich ein detaillierter, schriftlich festgehaltener Krisenplan. Dieser sollte idealerweise bereits vor der letzten Sitzung mit dem Patienten erstellt worden sein, spätestens jedoch in dieser verfasst bzw. erneut durchgegangen und überarbeitet werden. Der Krisenplan sollte für den Patienten stets greifbar in seiner Nähe sein, z. B. eignen sich Nachttisch oder Portemonnaie als Aufbewahrungsort. Im folgenden Kasten sind Reflexionsfragen aufgelistet, die als Grundlage für einen Krisenplan dienen können.

KASTEN Krisen- und Notfallplan

- Auf folgende Frühwarnsymptome muss ich achten, um rechtzeitig handeln zu können: … (z. B. sozialer Rückzug, Schlafprobleme, …)
- Folgenden Angehörigen möchte ich über meine Frühwarnsymptome aufklären, damit dieser mich darauf ansprechen und mich unterstützen kann: … (Name, Adresse, Telefonnummer)
- Folgende Aktivitäten kann ich der Symptomatik entgegenhalten: …
- Folgende Gedanken kann ich der Symptomatik entgegenhalten: …
- Folgende Medikamente können mir helfen: …
- Folgende professionelle Hilfe möchte ich in Anspruch nehmen: … (Hausarzt, Psychiater, Psychotherapeut – jeweils mit Namen, Adresse, Telefonnummer)
- Bei Bedarf möchte ich in folgende Klinik gehen: … (Name, Adresse, Telefonnummer)
- Im Notfall kann ich jederzeit den ärztlichen Notdienst anrufen: Tel. 112

Diese Elemente ähneln im Wesentlichen denen einer Richtlinientherapie. Der entscheidende Unterschied allerdings liegt darin, dass der Abschied früher erfolgt und die Zeit für eine Krisenplanerstellung oder Rückfallprophylaxe knapp ist. Entsprechend lohnt es sich, bereits vor der letzten Phase der Therapie bereits ein Augenmerk auf diese Elemente zu legen.

5.8.4 Vorgehen bei Übergang zur Richtlinientherapie

Zeichnet sich im Laufe der PTAB ab, dass diese in einer Richtlinientherapie mündet, so kann die Therapie in einer anderen Praxis oder durch den aktuellen Therapeuten weitergeführt werden. Je nach Vorgehen ändert sich damit die therapeutische Beziehungsgestaltung. Darauf soll im Folgenden genauer eingegangen werden.

Praxiswechsel

Übernimmt der Therapeut den Patienten nicht für eine Richtlinientherapie, so wird der Patient die Praxis wechseln und hat damit die Möglichkeit, eine neue Therapie zu beginnen. Bei Praxiswechsel werden die bisher in der Akutbehandlung verwendeten Sitzungen nicht vom Therapiekontingent der Anschlusstherapie abgezogen (Stand Oktober 2024). Hier gibt es einige praktische Dinge, die dem Patienten dafür auf den Weg gegeben werden:

- Er sollte bei der Suche nach einer Anschlusstherapie unterstützt werden. Hilfreich ist dafür der Hinweis auf die Termin-Service-Stelle (Tel.: 116117), über die der Patient nach freien Sprechstunden bei Therapeuten suchen kann. Der Therapeut sollte bereits während der PTAB in regelmäßigen Abständen nachfragen, wie die Therapieplatzsuche verläuft, um dem Patienten bei Möglichkeit unterstützend zur Seite zu stehen.

- Bei der Suche nach der richtigen Anschlusstherapie ist die Therapierichtung entscheidend. Hier sollte sich der Therapeut ausreichend Zeit nehmen, um über die vier aktuell von der Krankenkasse bezahlten Therapieformen (Verhaltenstherapie, tiefenpsychologisch fundierte Psychotherapie, Psychoanalyse, Systemische Therapie) aufzuklären und mit dem Patienten gemeinsam zu erarbeiten, welcher Therapieansatz für ihn geeignet ist.
- Dem Patienten sollte ein Bericht mitgegeben werden, in dem der ursprüngliche Anlass der Therapie, Anamnese, Symptomatik (vorher, nachher), Therapieziele und umgesetzte Interventionen sowie deren Effekte beschrieben werden. Dieser Bericht hilft dem zukünftigen Therapeuten, sich ein umfangreicheres Bild über seinen Patienten zu machen.
- Schließlich sollte mit dem Patienten besprochen werden, welche Therapieziele für die künftige Therapie offenbleiben und welche vertiefend betrachtet werden können.

Viele Patienten sind dem neuen Therapeuten gegenüber zunächst unsicher. Sie haben sich dem aktuellen Therapeuten gegenüber geöffnet und eine Beziehung aufgebaut, nun haben sie die gleiche Aufgabe erneut vor sich. Dieses Gefühl der Unsicherheit sollte zunächst validiert werden, um dann gemeinsam zu prüfen, welche möglichen Vorteile im Neuanfang liegen können.

Übernahme des Patienten in der eigenen Praxis

Auch bei der Übernahme des Patienten in der eigenen Praxis in die Richtlinientherapie gibt es formale Aspekte zu beachten:

- Der Therapeut ist dazu angehalten, zwei bis vier probatorische Sitzungen durchzuführen. Diese dienen der vertieften Exploration.
- Im Gegensatz zur reinen Anzeigepflicht einer PTAB sind die Sitzungen der Richtlinientherapie antragspflichtig.

Übernimmt der Therapeut den Patienten in die Richtlinientherapie, so wird er die therapeutische Beziehungsgestaltung anpassen: War der Patient zu Beginn der PTAB stark belastet, überfordert und unstrukturiert, so reagierte der Therapeut auf den Grad der Immobilität mit einer direktiven, strukturierenden Haltung. Konnte der Patient im Laufe der PTAB ein höheres Maß an Strukturiertheit erlangen, so kann der Therapeut nun die konkret anleitenden Maßnahmen graduell zurückfahren. Vielmehr wird er immer mehr Verantwortung für den Therapieprozess an den Patienten übergeben, sobald dieser aus der Lageorientierung herausgekommen und sich in die Handlungsorientierung begeben hat.

Auch inhaltlich verändert sich der Fokus der Therapie. Wurde in der PTAB auf die kurzfristige Reduktion der Belastungssymptomatik fokussiert, so besteht in der Richtlinientherapie die Möglichkeit, mehr Elemente in den therapeutischen Prozess einfließen zu lassen und sich stärker den zugrunde liegenden ätiopathogenetischen Faktoren der psychischen Erkrankung zu widmen (Gemeinsamer Bundesausschuss, 2024).

Literatur

Anderssen-Reuster, U. (2011). Achtsamkeit in Psychotherapie und Psychosomatik. Haltung und Methode. (2. Aufl.). Schattauer Verlag.

Angenendt, J., Nyberg, E., & Stieglitz, R.-D. (2004). Kognitiv-behaviorale Ansätze in der Krisenintervention. In A. Riecher-Rössler, P. Berger, A. T. Yılmaz & R.-D. Stieglitz (Hrsg.), Psychiatrisch-psychotherapeutische Krisenintervention: Grundlagen, Techniken und Anwendungsgebiete (S. 175–188). Hogrefe.

Arbeitsgemeinschaft für Methodik und Dokumentation in der Psychiatrie (Hrsg.). (2023). Das AMDP-System: Manual zur Dokumentation des psychischen Befundes in Psychiatrie, Psychotherapie und Psychosomatik (11., vollständig überarbeitete Aufl.). Hogrefe.

Arolt, V., Behnken, A., & Jörgens, S. (2017). Notfallsituationen. In S. Herpertz, F. Caspar & K. Lieb (Hrsg.), Psychotherapie: Funktions- und störungsorientiertes Vorgehen (S. 577–592). Elsevier.

Beesdo-Baum, K. (2011). Ressourcenaktivierung. In H.-U. Wittchen & J. Hoyer (Hrsg.), Klinische Psychologie & Psychotherapie (S. 491–502). Springer Berlin Heidelberg. https://doi.org/10.1007/978-3-642-13018-2_21

Bengel, J. (2003). Notfallpsychologische Interventionen bei akuter Belastungsstörung. In A. Maercker (Hrsg.), Therapie der posttraumatischen Belastungsstörungen (S. 185–203). Springer. https://doi.org/10.1007/978-3-662-09391-7_10

Berger, P., & Riecher-Rössler, A. (2004a). Definition von Krise und Krisenassesment. In A. Riecher-Rössler, P. Berger, A. T. Yılmaz & R.-D. Stieglitz (Hrsg.), Psychiatrisch-psychotherapeutische Krisenintervention: Grundlagen, Techniken und Anwendungsgebiete (S. 19–31). Hogrefe.

Berger, P., & Riecher-Rössler, A. (2004b). Grundlagen der effektiven Krisenintervention in der Psychiatrie. In A. Riecher-Rössler, P. Berger, A. T. Yılmaz & R.-D. Stieglitz (Hrsg.), Psychiatrisch-psychotherapeutische Krisenintervention: Grundlagen, Techniken und Anwendungsgebiete (S. 31–47). Hogrefe.

Berking, M., & Kowalsky, J. (2012). Therapiemotivation. In M. Berking & W. Rief (Hrsg.), Klinische Psychologie und Psychotherapie für Bachelor: Band II: Therapieverfahren Lesen, Hören, Lernen im Web (S. 13–22). Springer. https://doi.org/10.1007/978-3-642-25523-6_2

Bischkopf, J. (2013). Emotionsfokussierte Therapie: Grundlagen, Praxis, Wirksamkeit. Hogrefe.

Bohus, M., & Wolf-Arehult, M. (2018). Interaktives Skillstraining für Borderline-Patienten: Das Therapeutenmanual – Inklusive Keycard zur Programmfreischaltung – Akkreditiert vom Deutschen Dachverband DBT (4. Nachdruck 2021 der 2. Aufl. 2017 Edition). Schattauer.

Borbély, A. (1988). Das Zwei-Prozeß-Modell der Schlafregulation. In H. Hippius, E. Rüther & M. Schmauss (Hrsg.), Schlaf-Wach-Funktionen (pp. 1–4). Springer. https://doi.org/10.1007/978-3-642-72923-2_1

Brakemeier, E.-L., & Guhn, A. (2021). Rückfallprophylaxe der Depression: Traditionelle und neue Ansätze der Psychotherapie. PSYCH up2date, 15(01), 55–65. https://doi.org/10.1055/a-1113-1424

Brandtstädter, J. (2001). Entwicklung – Intentionalität – Handeln. Kohlhammer.

Brandtstädter, J., & Greve, W. (1994). The aging self: Stabilizing and protective processes. Developmental Review, 14(1), 52–80. https://doi.org/10.1006/drev.1994.1003

Brandtstädter, J., & Rothermund, K. (2002). The life-course dynamics of goal pursuit and goal adjustment: A two-process framework. Developmental Review, 22(1), 117–150. https://doi.org/10.1006/drev.2001.0539

Broda, M. (2015). Wann ist Psychotherapie beendet? In M. Broda & M. Dinger-Broda (Hrsg.), Wegweiser Psychotherapie. Wie sie wirkt, wem sie hilft, wann sie schadet (p. 203 ff.). Thieme. https://doi.org/10.1055/b-0035-126898

Bruch, M. (2000). Fallformulierung in der Verhaltenstherapie. Springer Vienna. https://doi.org/10.1007/978-3-7091-6305-4

Brunstein, J. C., & Maier, G. W. (2002). Das Streben nach persönlichen Zielen: Emotionales Wohlbefinden und proaktive Entwicklung über die Lebensspanne. In G. Jüttemann & H. Thomae (Hrsg.), Persönlichkeit und Entwicklung. (pp. 157–190). Beltz.

Ciompi, L. (1993). Krisentheorie heute – Eine Übersicht. In U. Schnyder & J.-D. Sauvant (Hrsg.), Krisenintervention in der Psychiatrie. Verlag Hans Huber.

Clark, D. M., & Wells, A. (1995). A cognitive model of social phobia. In R. G. Heimberg, M. R. Liebowitz, D. A. Hope & F. R. Schneier (Eds.), Social phobia: Diagnosis, assessment, and treatment (pp. 69–93). The Guilford Press.

Diegelmann, C., & Isermann, M. (2011). Kraft in der Krise. Ressourcen gegen die Angst. Klett-Cotta.

Ding, Y., Fu, X., Liu, R., Hwang, J., Hong, W., & Wang, J. (2021). The impact of different coping styles on psychological distress during the COVID-19: The mediating role of perceived stress. International Journal of Environmental Research and Public Health, 18(20), 10947. https://doi.org/10.3390/ijerph182010947

Dorrmann, W. (2003). Verhaltenstherapeutische Vorgehensweisen bei akuten suizidalen Krisen. Psychotherapie im Dialog, 4(4), 330–339. https://doi.org/10.1055/s-2003-45291

Dross, M. (2001). Krisenintervention. Hogrefe. https://www.hogrefe.com/de/shop/krisenintervention-64805.html

Easterbrook, J. A. (1959). The effect of emotion on cue utilization and the organization of behavior. Psychological Review, 66(3), 183–201. https://doi.org/10.1037/h0047707

Eckert, J. (2007). Gesprächspsychotherapie. In C. Reimer, J. Eckert, M. Hautzinger & E. Wilke (Hrsg.), Psychotherapie (pp. 233–287). Springer. https://doi.org/10.1007/978-3-540-29988-2_11

Ehlers, A., & Clark, D. M. (2000). A cognitive model of posttraumatic stress disorder. Behaviour Research and Therapy, 38(4), 319–345. https://doi.org/10.1016/s0005-7967(99)00123-0

Endler, N. S. (1997). Stress, anxiety and coping: The multidimensional interaction model. Canadian Psychology / Psychologie Canadienne, 38(3), 136–153. https://doi.org/10.1037/0708-5591.38.3.136

Eremit, B., & Weber, K. F. (2016). Individuelle Persönlichkeitsentwicklung: Growing by Transformation: Quick Finder – Die wichtigsten Tools im Business Coaching. Springer Fachmedien Wiesbaden. https://doi.org/10.1007/978-3-658-09453-9

Ermann, M. (2007). Psychosomatische Medizin und Psychotherapie: Ein Lehrbuch auf psychoanalytischer Grundlage (5., überarb. Auflage). Kohlhammer.

Faßbinder, E., Klein, J. P., Sipos, V., & Schweiger, U. (2015). Therapie-Tools Depression. Beltz.

Flüchter, P. (2011). Abklärung von Suizidalität – So helfen Sie gefährdeten Patienten. Lege artis – Das Magazin zur ärztlichen Weiterbildung, 1(04), 258–263. https://doi.org/10.1055/s-0031-1286604

Flückiger, C. (2009). Ressourcenorientierung. PPmP – Psychotherapie · Psychosomatik · Medizinische Psychologie, 59(06), 234–243. https://doi.org/10.1055/s-0028-1090270

Foa, E. B., & Hearst-Ikeda, D. (1996). Emotional dissociation in response to trauma. In L. K. Michelson & W. J. Ray (Eds.), Handbook of dissociation: Theoretical, empirical, and clinical perspectives (pp. 207–224). Springer. https://doi.org/10.1007/978-1-4899-0310-5_10

France, K. (1985). Goal Attainment Scaling as a therapeutic aid in crisis intervention. Crisis Intervention, 14(1), 11–20.
Gekle, W., & Tschacher, W. (2004). Differenzielle Indikationsstellungen im Prozess der Krisenintervention. In A. Riecher-Rössler, P. Berger, A. T. Yılmaz & R.-D. Stieglitz (Hrsg.), Psychiatrisch- psychotherapeutische Krisenintervention (pp. 47–57). Hogrefe.
Gemeinsamer Bundesausschuss. (2024). Richtlinie des Gemeinsamen Bundesausschusses über die Durchführung der Psychotherapie (Psychotherapie-Richtlinie). https://www.g-ba.de/richtlinien/20/
Gordon, J., & Marlatt, A. (1985). Relapse prevention. Guilford.
Gould, M. S., Marrocco, F. A., Kleinman, M., Thomas, J. G., Mostkoff, K., Cote, J., & Davies, M. (2005). Evaluating iatrogenic risk of youth suicide screening programs: A randomized controlled trial. JAMA, 293(13), 1635–1643. https://doi.org/10.1001/jama.293.13.1635
Grawe, K. (1992). Komplementäre Beziehungsgestaltung als Mittel zur Herstellung einer guten Therapiebeziehung. In J. Margraf & J. C. Brengelmann (Hrsg.), Die Therapeut-Patient-Beziehung in der Verhaltenstherapie. Röttger.
Grawe, K. (1998). Psychologische Therapie. Hogrefe.
Grawe, K. (2004). Neuropsychologie. Hogrefe.
Grawe, K., & Grawe-Gerber, M. (1999). Ressourcenaktivierung. Psychotherapeut, 44(2), 63–73. https://doi.org/10.1007/s002780050149
Greenstone, J. L., & Leviton, S. C. (1993). Elements of crisis intervention: Crises & how to respond to them (pp. xv, 110). Thomson Brooks/Cole Publishing Co.
Greenstone, J. L., & Leviton, S. C. (2010). Elements of crisis Intervention: Crisis and how to respond to them (3rd. ed). Cengage Learning.
Groß, L., Stemmler, M., & De Zwaan, M. (2012). Ressourcenaktivierung in der klinischen Psychologie und Psychotherapie: Überblick über theoretische Hintergründe und aktuelle Forschungsansätze. Fortschritte der Neurologie · Psychiatrie, 80(08), 431–440. https://doi.org/10.1055/s-0031-1281810
Guhn, A., Köhler, S., & Brakemeier, E.-L. (2019). Kiesler-Kreis-Training. Beltz.
Günther, E., & Willi, J. (2004). Ökologische Psychotherapie in der Krisenintervention. In A. Riecher-Rössler, P. Berger, A. T. Yılmaz & R.-D. Stieglitz (Hrsg.), Psychiatrisch-psychotherapeutische Krisenintervention: Grundlagen, Techniken und Anwendungsgebiete. Hogrefe.
Hagena, S., & Gebauer, M. (2014). Therapie-Tools Angststörungen. Beltz.
Hebb, D. O. (1955). Drives and the C. N. S. (conceptual nervous system). Psychological Review, 62(4), 243–254. https://doi.org/10.1037/h0041823
Hedlund, S. (2011). Stuhlübungen. In S. Hedlund (Hrsg.), Mit Stift und Stuhl: Illustrationen und Stuhlübungen für Psychotherapie, Beratung und Coaching (S. 65–143). Springer. https://doi.org/10.1007/978-3-642-05064-0_4
Higgins, E. T. (1987). Self-discrepancy: A theory relating self and affect. Psychological Review, 94(3), 319–340. https://doi.org/10.1037/0033-295X.94.3.319
Hinsch, R., & Wittmann, S. (2010). Soziale Kompetenz kann man lernen (2. Aufl.). Beltz.
Hull, C. L. (1943). Principles of behavior: An introduction to behavior theory (pp. x, 422). Appleton-Century.
Humphreys, M. S., & Revelle, W. (1984). Personality, motivation, and performance: A theory of the relationship between individual differences and information processing. Psychological Review, 91(2), 153–184. https://doi.org/10.1037/0033-295X.91.2.153
James, R. K., & Gilliland, B. E. (2001). Crisis intervention strategies (4th ed., pp. xxi, 698). Thomson Brooks/Cole Publishing Co.
Kanfer, F. H., Reinecker, H., & Schmelzer, D. (2012). Selbstmanagement-Therapie. Springer. https://doi.org/10.1007/978-3-642-19366-8
Kappauf, A. (2007). Behandlungspfade und ihre subjektive Interpunktion. PiD – Psychotherapie im Dialog, 8(2), 128–133.

Kasper, S., & Volz, H.-P. (2014). Psychiatrie und Psychotherapie compact. Das gesamte Facharztwissen. In Psychiatrie und Psychotherapie compact (3., überarbeitete Auflage). Thieme Verlag. https://doi.org/10.1055/b-0034-93900

Kennedy-Moore, E., & Watson, J. C. (1999). Expressing emotion: Myths, realities, and therapeutic strategies (pp. xviii, 365). Guilford Press.

Kiresuk, T. J., & Sherman, R. E. (1968). Goal attainment scaling: A general method for evaluating comprehensive community mental health programs. Community Mental Health Journal, 4(6), 443–453. https://doi.org/10.1007/BF01530764

Klemenz, B. (2003). Ressourcenorientierte Diagnostik und Intervention bei Kindern und Jugendlichen. DGVT Verlag.

Klemenz, B. (2012). Klinische Ressourcendiagnostik. PiD – Psychotherapie im Dialog, 13(01), 22–26. https://doi.org/10.1055/s-0031-1298926

Kolip, D. P., & Schaefer, I. (2011). Zielerreichungsskalen – Goal Attainment Scaling. Universität Bielefeld, Fakultät für Gesundheitswissenschaften.

Kuhl, J. (1983). Integration und Ausblick: Motivation, Konflikt und Handlungskontrolle. In J. Kuhl (Hrsg.), Motivation, Konflikt und Handlungskontrolle (S. 302–327). Springer. https://doi.org/10.1007/978-3-642-69098-3_10

Kuhl, J. (2001). Motivation und Persönlichkeit: Interaktionen psychischer Systeme. Hogrefe Verlag für Psychologie.

Lammers, C.-H. (2015). Emotionsfokussierte Methoden: Techniken der Verhaltenstherapie. Beltz.

Lazarus, R. S. (1993). Coping theory and research: Past, present, and future. Psychosomatic Medicine, 55(3), 234.

Lazarus, R. S., & Folkman, S. (1984). Stress, appraisal, and coping. Springer.

Linehan, M. (2014). Trainingsmanual zur dialektisch-behavioralen Therapie der Borderline-Persönlichkeitsstörung (Nachdr). CIP-Medien.

Lupien, S. J., Maheu, F., Tu, M., Fiocco, A., & Schramek, T. E. (2007). The effects of stress and stress hormones on human cognition: Implications for the field of brain and cognition. Brain and Cognition, 65(3), 209–237. https://doi.org/10.1016/j.bandc.2007.02.007

Main, A., Zhou, Q., Ma, Y., Luecken, L. J., & Liu, X. (2011). Relations of SARS-related stressors and coping to Chinese college students' psychological adjustment during the 2003 Beijing SARS epidemic. Journal of Counseling Psychology, 58(3), 410–423. https://doi.org/10.1037/a0023632

Margraf, J., & Schneider, S. (1990). Panik. Springer. https://doi.org/10.1007/978-3-662-22280-5

Mattejat, F., & Quaschner, K. (2012). Fallkonzeptualisierung. In T. Kircher (Hrsg.), Kompendium der Psychotherapie: Für Ärzte und Psychologen (S. 25–44). Springer. https://doi.org/10.1007/978-3-642-23664-8_4

Michalak, J., Grosse Holtforth, M., & Berking, M. (2007). Patientenziele in der Psychotherapie. Psychotherapeut, 52(1), 6–15. https://doi.org/10.1007/s00278-006-0518-6

Mowrer, O. H. (1960). Two-Factor Learning Theory: Versions one and two. In O. H. Mowrer, (Eds.), Learning theory and behavior (pp. 63–91). John Wiley & Sons Inc. https://doi.org/10.1037/10802-003

Müller-Ebert, J. (2005). Vom Trennen: Herausforderungen beim Beenden von Therapien. PiD – Psychotherapie im Dialog, 6(2), 150–156. https://doi.org/10.1055/s-2005-866865

Myer, R. A., & Conte, C. (2006). Assessment for crisis intervention. Journal of Clinical Psychology, 62(8), 959–970. https://doi.org/10.1002/jclp.20282

Nationale Versorgungsleitlinien. (2022). Erhaltungstherapie und Rezidivprophylaxe. NVL Unipolare Depression, Version 3.2. https://www.leitlinien.de/themen/depression/version-3/kapitel-6

Nemeskeri, N., & Stumm, G. (2018). Erstgespräch, Vereinbarungen, Rahmenbedingungen und Therapieende. In G. Stumm & W. W. Keil (Hrsg.), Praxis der Personzentrierten Psychotherapie (S. 313–327). Springer. https://doi.org/10.1007/978-3-662-54670-3_27

Nestmann, F. (1996). Psychosoziale Beratung – ein ressourcentheoretischer Entwurf. Verhaltenstherapie und Psychosoziale Praxis, 28, 359–376.
Orlinsky, D. E., Grawe, K., & Parks, B. K. (1994). Process and outcome in psychotherapy: In A. E. Bergin & S. L. Garfield (Eds.), Handbook of psychotherapy and behavior change (4th ed.) (pp. 270–376). John Wiley & Sons.
Peichl, J. (2000). Verstrickungen in der Übertragung und GegenÜbertragung bei der Therapie von Traumapatienten. Psychotherapeut, 45(6), 366–376. https://doi.org/10.1007/s002780000108
Pfammatter, M., Junghan, U., & Tschacher, W. (2012). Allgemeine Wirkfaktoren der Psychotherapie: Konzepte, Widersprüche und eine Synthese. Psychotherapie in Psychiatrie, Psychotherapeutischer Medizin und Klinischer Psychologie, 17, 17–31.
Pitschel-Walz, G., Bäuml, J., & Kissling, W. (2017). Psychoedukation Depressionen Manual zur Leitung von Patienten- und Angehörigengruppen (2. Aufl.). Elsevier.
Pöldinger, W. (1968). Die Abschätzung der Suizidalität: Eine medizinisch-psychologische und medizinisch-soziologische Studie. Huber.
Pöldinger, W. (1982). Erkennung und Beurteilung der Suizidalität. In C. Reimer (Hrsg.), Suizid: Ergebnisse und Therapie (S. 13–23). Springer. https://doi.org/10.1007/978-3-642-68093-9_2
Popper, K. (1979). Objective knowledge: An evolutionary approach (Rev. ed.). Clarendon Press.
Prochaska, J. O., & Diclemente, C. C. (1986). Toward a comprehensive model of change. In W. R. Miller & N. Heather (Eds.), Treating addictive behaviors: Processes of change (pp. 3–27). Springer US. https://doi.org/10.1007/978-1-4613-2191-0_1
Rahm, D., Ruhe-Hollenbach, H., Bosse, S., & Otte, H. (1993). Einführung in die Integrative Therapie: Grundlagen und Praxis. (13. Aufl.). Junfermann.
Reimer, C., Eckert, J., Hautzinger, M., & Wilke, E. (2000). Psychotherapie. Springer. https://doi.org/10.1007/978-3-662-09598-0 –
Reinecker, H. (1998). Lehrbuch der klinischen Psychologie: Modelle psychischer Störungen. Hogrefe.
Rieber-Hunscha, I. (2005). Das Beenden der Psychotherapie: Trennung in der Abschlussphase. Schattauer.
Riecher-Rössler, A., Berger, P., Yılmaz, A. T., & Stieglitz, R.-D. (2004). Psychiatrisch-psychotherapeutische Krisenintervention: Grundlagen, Techniken und Anwendungsgebiete. Hogrefe.
Rief, W., & Hiller, W. (1998). Somatisierungsstörung und Hypochondrie. Hogrefe.
Riemann, D., Spiegelhalder, K., Feige, B., Voderholzer, U., Berger, M., Perlis, M., & Nissen, C. (2010). The hyperarousal model of insomnia: A review of the concept and its evidence. Sleep Medicine Reviews, 14(1), 19–31. https://doi.org/10.1016/j.smrv.2009.04.002
Rogers, C. R. (2009). Eine Theorie der Psychotherapie, der Persönlichkeit und der zwischenmenschlichen Beziehungen. Reinhardt.
Rosner, R., Pfoh, G., Rojas, R., Brandstätter, M., Rossi, R., Lumbeck, G., Kotoucova, M., Hagl, M., & Geissner, E. (2015). Anhaltende Trauerstörung. Manuale für die Einzel- und Gruppentherapie. Hogrefe.
Rudd, M. D. (2000). The suicidal mode: A cognitive-behavioral model of suicidality. Suicide & Life-Threatening Behavior, 30(1), 18–33.
Rupp, M. (1996). Notfall Seele: Methodik und Praxis der ambulanten psychiatrisch-psychotherapeutischen Notfall- und Krisenintervention. Thieme.
Rupp, M. (2004). Ambulante psychiatrische Notfall- und Krisenintervention. In A. Riecher-Rössler, P. Berger, A. T. Yılmaz & R.-D. Stieglitz (Hrsg.), Psychiatrisch-psychotherapeutische Krisenintervention: Grundlagen, Techniken und Anwendungsgebiete (S. 100–116). Hogrefe.
Sachse, R. (2000). Perspektiven der therapeutischen Beziehungsgestaltung. In M. Hermer (Hrsg.), Psychotherapeutische Perspektiven am Beginn des 21. Jahrhunderts (S. 157–176). DGVT-Verlag.

Salkovskis, P. M. (1985). Obsessional-compulsive problems: A cognitive-behavioural analysis. Behaviour Research and Therapy, 23(5), 571–583. https://doi.org/10.1016/0005-7967(85)90105-6
Schaer, M., Flückiger, C., & Grosse Holtforth, M. (2012). Stärkenorientierte Psychotherapie. In C. Steinebach, R. Zihlmann & D. Jungo (Hrsg.), Positive Psychologie in der Praxis (S. 129–136). Beltz.
Schaub, A., Roth, E., & Goldmann, U. (2013). Kognitiv-psychoedukative Therapie zur Bewältigung von Depressionen. Ein Therapiemanual (2. Aufl.). Hogrefe. https://www.hogrefe.com/de/shop/kognitiv-psychoedukative-therapie-zur-bewaeltigung-von-depressionen-66368.html
Schauenburg, H. (2004). Psychodynamische Aspekte der Krisenintervention. In A. Riecher-Rössler, P. Berger, A. T. Yılmaz & R.-D. Stieglitz (Hrsg.), Psychiatrisch-psychotherapeutische Krisenintervention: Grundlagen, Techniken und Anwendungsgebiete. Hogrefe.
Schnell, T. (2018). Das Ende in der Psychotherapie erfolgreich gestalten. Springer. https://doi.org/10.1007/978-3-662-54845-5
Schnyder, U. (1993). Ambulante Krisenintervention. In U. Schnyder & J.-D. Sauvant (Hrsg.), Krisenintervention in der Psychiatrie. Huber.
Schug, S. (2016). Therapie-Tools Achtsamkeit. Materialien für Gruppen- und Einzelsetting. Beltz.
Seligman, M. E. P. (1975). Helplessness: On depression, development, and death. W H Freeman/ Times Books/ Henry Holt & Co.
Simmich, T., & Reimer, C. (1998). Psychotherapeutische Aspekte von Krisenintervention. Psychotherapeut, 43(3), 143–156. https://doi.org/10.1007/s002780050110
Sonneck, G., Kapusta, N., Tomandl, G., Voracek, M., & Aichinger, E. M. (Hrsg.). (2016). Krisenintervention und Suizidverhütung (3., aktualisierte Aufl.). Facultas.
Stein, C. (2020). Spannungsfelder der Krisenintervention: Ein Handbuch für die psychosoziale Praxis (2., erweiterte und überarbeitete Aufl.). Kohlhammer.
Teigen, K. H. (1994). Yerkes-Dodson: A law for all seasons. Theory & Psychology, 4(4), 525–547. https://doi.org/10.1177/0959354394044004
Teismann, T., & Dorrmann, W. (2013). Suizidalität: Risikoabschätzung und Krisenintervention. Psychotherapeut, 58(3), 297–311. https://doi.org/10.1007/s00278-013-0984-6
Teismann, T., Hanning, S., Brachel, R. von, & Willutzki, U. (2012). Kognitive Verhaltenstherapie depressiven Grübelns. Springer.
Till, W. (2004). Krisenintervention in Österreich. In G. Mehta (Hrsg.), Die Praxis der Psychologie. (S. 215–224). Springer.
Trösken, A. K. (2003). Das Berner Ressourceninventar. Ressourcenpotentiale und Ressourcenrealisierung auskonsistenztheoretischer Sicht. Inauguraldissertation der Philosophisch-historischen Fakultät der Universität Bern zur Erlangung der Doktorwürde. Bern: Psychologisches Institut der Universität Bern. https://allgemeinepsychotherapie.de/Dissertation.pdf
Tschacher, W., & Jacobshagen, N. (2002). Analysis of crisis intervention processes. Crisis, 23(2), 59–67. https://doi.org/10.1027//0227-5910.23.2.59
Victor, P. P., Schürmann, J., Muermans, M. M., Teismann, T., & Willutzki, U. (2019). Wittener Ressourcenfragebogen (WIRF) – Ein mehrdimensionales Instrument zur subjektiven Ressourceneinschätzung. Zeitschrift Für Psychiatrie, Psychologie Und Psychotherapie, 67(3), 181–191. https://doi.org/10.1024/1661-4747/a000388
Wampold, B. E. (2015). How important are the common factors in psychotherapy? An update. World Psychiatry, 14(3), 270–277. https://doi.org/10.1002/wps.20238
Weigl, S. (2016). Der Einsatz mehrerer sozialer Atome zu verschiedenen Lebenszeitpunkten in den unterschiedlichen Phasen des Therapieprozesses. Zeitschrift für Psychodrama und Soziometrie, 15(2), 231–243. https://doi.org/10.1007/s11620-016-0337-x
Wells, A. (2004). A cognitive model of GAD: Metacognitions and pathological worry. In R. G. Heimberg, C. L. Turk & D. S. Mennin (Hrsg.). Generalized anxiety disorder: Advances in research and practice (pp. 164–186). The Guilford Press.

Werner, E. E., & Smith, R. S. (2001). Journeys from childhood to midlife: Risk, resilience, and recovery. Cornell University Press.

Willutzki, U. (2000). Ressourcenorientierung in der Psychotherapie: Eine »neue« Perspektive? In A. Hermer (Hrsg.), Psychotherapeutische Perspektiven am Beginn des 21. Jahrhunderts (S. 193–212). DGVT-Verlag.

Willutzki, U. (2008). Klinische Ressourcendiagnostik. In B. Röhrle, F. Caspar & P. F. Schlottke (Hrsg.), Lehrbuch der klinisch-psychologischen Diagnostik (S. 251–272). Kohlhammer.

Willutzki, U., & Teismann, T. (2013). Ressourcenaktivierung in der Psychotherapie. Hogrefe.

Wilms, B., & Broda, M. (2007). Der Anfang vom Ende ... PiD – Psychotherapie im Dialog, 8(2), 107.

Wilson, J. P., & Lindy, J. D. (Eds.). (1994). Countertransference in the treatment of PTSD (pp. xxv, 406). Guilford Press.

Wittchen, H.-U., & Hoyer, J. (Hrsg.). (2011). Klinische Psychologie & Psychotherapie (2., überarbeitete und erweiterte Aufl.). Springer.

Yalom, I. D. (2007). Theorie und Praxis der Gruppenpsychotherapie. Ein Lehrbuch. (9., völlig überarbeitete und erweiterte Aufl.). Klett-Cotta.

Yerkes, R. M., & Dodson, J. D. (1908). The relation of strength of stimulus to rapidity of habit formation. Journal of Comparative Neurology & Psychology, 18, 459–482. https://doi.org/10.1002/cne.920180503

Zimmer, D. (2000). Therapiebeendigung – Ideen aus einer kognitiv-behavioralen Perspektive. Verhaltenstherapie & Verhaltensmedizin, 22(4), 469–480.

Zubrägel, D., & Linden, M. (2008). Generalisierte Angststörung. In M. Linden & M. Hautzinger (Hrsg.), Verhaltenstherapiemanual (S. 511–516). Springer. https://doi.org/10.1007/978-3-540-75740-5_94

6 Interdisziplinäres Netzwerk in der Erstversorgung und gelebte Praxis

Inhalt

Eine erfolgreiche psychotherapeutische Erstversorgung, die Patienten eine schnelle, effektive Hilfestellung in Form einer zielgerichteten Anbindung oder Weitervermittlung ermöglicht, kann niemals nur für sich selbst genommen existieren. Vielmehr bedarf es eines multiprofessionellen Netzwerks, das es verschiedenen Behandlern ermöglicht, sich untereinander auszutauschen und zu informieren, damit alle notwendigen Persönlichkeits-, Umwelt- und Kontextfaktoren des Patienten berücksichtigt und wenn notwendig auch adäquat in die Behandlung mit eingebunden werden können.

Die wichtigsten Elemente eines solchen interdisziplinären Netzwerks sollen hier kurz in den Kapiteln 6.1 bis 6.3 vorgestellt und erörtert werden und anschließend in den Kapiteln 6.4 und 6.5 anhand eines praktischen Beispiels eines gemeinnützigen medizinischen Versorgungszentrums veranschaulicht werden: das Psychotherapeutische Gesundheitszentrum am Goetheplatz in München. Dieses Gesundheitszentrum legt einen besonderen Fokus auf das Angebot der PTAB und versucht parallel dazu, einen Teil ebenjenes interdisziplinären Netzwerks unter einem Dach zu vereinen und Patienten niederschwellig zugänglich zu machen.

SEVERIN PINILLA UND MICHAEL ZAUDIG

6.1 Psychopharmakologische Interventionen in der psychotherapeutischen Akutbehandlung

In diesem Unterkapitel erfahren Sie, ...
- was bei der Auswahl von Medikamenten beachtet werden sollte und
- welche Medikamente bei Anspannungs-, Erregungs- und Angstsyndromen sowie bei Schlafstörungen geeignet sind.

In der akutpsychotherapeutischen ambulanten Versorgung finden sich tendenziell andere psychische Krankheitsbilder als in einem notfallmedizinischen oder akutpsychiatrischen Kontext. Typischerweise stehen medikamentöse Behandlungsoptionen nicht im Vordergrund. Doch obwohl der Fokus klar auf der sprechenden Psychotherapie liegt, kann es in Einzelfällen sinnvoll sein, eine zusätzliche medikamentöse Kurzzeitbehandlung für Krisenzustände anzubieten. Insbesondere wenn eine entsprechende psychiatrische Grunderkrankung vorliegt, sollte bereits im Rahmen der PTS eine begleitende psychopharmakologische Behandlung angeboten werden, um die Krankheitsdauer und das Risiko einer Chronifizierung günstig zu beeinflussen. Bei vorliegender Indikation sollte daher kurzfristig ein psychiatrisches Konsil oder eine psychiatrische Sprechstunde ergänzend zur PTAB angeboten werden. In diesem Kapitel wird eine Übersicht zu medikamentösen Optionen angeboten. Für die diagnostische Einschätzung von psychosozialen Akutsituationen wird auf entsprechende Lehrbücher verwiesen.

6.1.1 Auswahl der Medikamente

In bestimmten Situationen kann eine rein ambulante Krisenintervention ohne psychopharmakologische Begleitbehandlung schwere psychische Beschwerden wie Schlafstörungen, Unruhe, depressive Verstimmungen und Angstzustände nicht ausreichend stabilisieren. Eine frühe medikamentöse Begleitbehandlung kann in diesen Fällen angebracht sein. Dies gilt auch, wenn signifikante Sprachbarrieren vorliegen. Die Medikamentengabe sollte jedoch vor allem als Ergänzung zu den psychotherapeutischen Gesprächen betrachtet werden und soll diese nicht ersetzen. Psychoedukativ sollte geklärt werden, dass Medikamente die Krise nicht lösen, aber den Umgang damit kurzfristig erleichtern können.

Zunächst ist zu beachten, dass die Medikamentenverabreichung symptomorientiert erfolgen sollte, insbesondere wenn keine Vorerkrankungen bekannt sind. Die Auswahl der Psychopharmaka sollte aufgrund ihres Wirkungseintritts, ihrer Steuerbarkeit und Sicherheit erfolgen, wobei besonderes Augenmerk auf kardiovaskuläre und respiratorische Sicherheit zu legen ist. Antipsychotika und Benzodiazepine sind primär geeignete Substanzgruppen für die Behandlung psychischer Notfälle, während Antidepressiva und andere Psychopharmaka aufgrund ihrer langsamen Wirkung und schlechten Steuerbarkeit in Notfallsituationen im Allgemeinen nicht empfohlen werden, sondern nur nach erfolgter Diagnostik (DGPPN, 2019). Ist die Symptomatik nicht zu stark ausgeprägt, kann es daher ratsam sein, die Medikamentengabe bis nach dem zweiten Gespräch zu verzögern, um zu beurteilen, ob die Psychotherapie bereits ausreichende Entlastung gebracht hat oder um ausreichende diagnostische Sicherheit zu haben.

Angesichts der spezifischen Anforderungen psychiatrischer und psychosozialer Notfälle sowie der begrenzten wissenschaftlichen Studienlage ist die Auswahl an verwendbaren Psychopharmaka eingeschränkt. Bei der Auswahl der Medikamente kann daher die individuelle klinische Erfahrung eine wesentliche Rolle spielen. Für die psychiatrische Notfallmedikation im Kontext akut psychotischer, deliranter, schwer agitierter, katatoner und akut suizidaler Syndrome verweisen wir auf entsprechende weiterführende Literatur. In diesem Kapitel werden die aus unserer klinischen Erfahrung häufigeren Syndromkonstellationen leicht- bis mittelgradige psychomotorische Erregung und Unruhe, Schlafstörungen und Angstzustände sowie möglicher Medikation dargestellt.

6.1.2 Übersicht zur medikamentösen Behandlung begleitend für die psychotherapeutische Sprechstunde

Die folgende Übersicht basiert auf der aktuellen notfallpsychiatrischen Leitlinie (Pajonk, 2019), auf notfallpsychiatrischen Lehrbuchstandards (Müller & Benkert, 2023) sowie aktuellen Fachgesellschafts-Empfehlungen (Mikoteit et al., 2023).

Indikation/Zulassung	Dosierung	Besonderheiten	Cave!
Anspannungssyndrome, Erregungssyndrome, Angstsyndrome			
Risperidon peroral			
Schizophrenie; manische Episoden; Kurzzeitbehandlung (bis 6 Wochen) von anhaltender Aggressivität bei Patien ten mit mäßiggradiger bis schwerer Alzheimer-Demenz, die auf nicht-pharmakologische Methoden nicht ansprechen und wenn ein Risiko für Eigen- und Fremdgefährdung besteht	▪ Initial 1–2 mg ▪ Höheres Lebensalter und Demenz: 0,25–1 mg ▪ Höchstdosis 12 mg pro Tag	▪ Antipsychotisch-beruhigende Eigenschaften, auch bei Jugendlichen und Älteren evaluiert ▪ Mittelgradige metabo lische Risiken, deutlicher Prolaktinanstieg, adrenolytische, jedoch keine anticholinergen Eigenschaften ▪ Mögliche Interaktionen mit CYP2D6-Inhibitoren	▪ Zum Teil extrapyramidale Störungen, orthostatische Hypotonie möglich, auch QTc-Verlängerung ▪ Schmelztablette verfügbar ▪ Keine Intramuskulär-Präparation für die Akutbehandlung
Amisulprid peroral			
Akute und chronische schizophrene Störungen; primär negative Zustände (Defektsyndrom) mit Affektverflachung und emotionalem und sozialem Rückzug	▪ Initial 50–400 mg ▪ Höchstdosis 800 mg pro Tag ▪ Max. 1200 mg pro Tag in Ausnahmefällen	▪ Nichtsedierendes Antipsychotikum, keine Kreislaufwirkung, daher rasche Aufdosierung möglich ▪ Mittelgradige metabolische Risiken, deutlicher Prolaktinanstieg, selektiver Dopaminantagonist ▪ Keine anticholinergen Eigenschaften ▪ Renale Elimination	▪ Zum Teil EPS, QTc-Verlängerung möglich ▪ Flüssige Darreichungsform verfügbar ▪ Keine Intramuskulär- Präparation für die Akutbehandlung

Indikation/Zulassung	Dosierung	Besonderheiten	Cave!
Melperon peroral			
Leicht- bis mittelgradige psychomotorische Erregung und Unruhe bei geriatrischen und multipel internistisch erkrankten Patienten	▪ Peroral: initial 50–100 mg ▪ Nicht mehr als 400 mg pro Tag	▪ Gute sedierende Eigenschaften bei mäßiger antipsychotischer Wirkung und fehlenden anticholinergen Eigenschaften ▪ Mögliche Interaktionen (CYP2D6-Inhibition) mit Substraten von CYP2D6	▪ Zum Teil ausgeprägte orthostatische Hypotonie möglich ▪ Keine intravenöse Applikation ▪ Intramuskulär-Präparation nicht mehr im Handel
Lorazepam peroral			
Psychomotorische Erregung leichteren Grades sowie Adjuvans bei stärkerer Agitation (vor allem Kombination mit Haloperidol); Angstzustände; akute Suizidalität	▪ Intravenös, intramuskulär: initial 0,5–1 mg ▪ Peroral: initial 1–2,5 mg ▪ Ggf. Wiederholung alle 60 min, nicht mehr als 7,5 mg pro Tag	▪ Relativ kurze HWZ (14 Stunden), keine aktiven Metaboliten ▪ Gut steuerbar	▪ Hypotonie und Atemdepression möglich, insbesondere in hohen Dosen und bei intravenöser Gabe ▪ Intravenöse Applikation sehr langsam! ▪ Ampullen kühl lagern!
Schlafstörungen			
Benzodiazepine			
Diazepam, Flurazepam, Nitrazepam, Oxazepam, Temazepam, Triazolam	Siehe Einzelpräparate für Dosierungsempfehlungen	Gute Evidenz	Nur kurzzeitig einsetzen (≤ 4 Wochen), hohes Abhängigkeitspotential
Benzodiazepin-Rezeptor-Agonisten			
Zolpidem, Zopiclon (sogenannte Z-Substanzen)	Siehe Einzelpräparate für Dosierungsempfehlungen	Gute Evidenz	Nur kurzzeitig einsetzen (≤ 4 Wochen), bei längerer Anwendung günstiger als Benzodiazepine

Indikation/Zulassung	Dosierung	Besonderheiten	Cave!
Sedierende Antidepressiva (off-label)			
Agomelatin, Amitriptylin, Doxepin, Mirtazapin, Trazodon, Trimipramin	Siehe Einzelpräparate für Dosierungsempfehlungen	Mittelgradige Evidenz bei primärer Insomnie	▪ Bei längerfristiger Notwendigkeit einer Pharmakotherapie einsetzen sowie bei Insomnie und depressiver Symptomatik ▪ Nebenwirkungsprofile abwägen
Duale Orexin-Rezeptor-Antagonisten			
Daridorexant	25–50 mg, ca. 30 min vor Einschlafzeit	Evidenz vorhanden; in Zulassungsstudien keine Toleranzentwicklung oder Absetzinsomnie	Bisher wenig klinische Erfahrungen in Deutschland
Dipiperon peroral			
Schlafstörungen, insbesondere bei geriatrischen Patienten; psychomotorische Erregungszustände	▪ 40–120 mg ▪ Nicht mehr als 360 mg pro Tag	▪ Gute sedierende Eigenschaften ▪ Geringe antipsychotische Wirkung ▪ Fehlende anticholinerge Nebenwirkungen ▪ Besonders für ältere Patienten geeignet	▪ Orthostatische Hypotonie möglich ▪ Keine parenterale Applikation
Chlorprothixen peroral			
Dämpfung psychomotorischer Unruhe- und Erregungszustände im Rahmen akuter psychotischer Syndrome; Behandlung von maniformen Syndromen	▪ 25–100 mg ▪ Höchstdosis 400 mg pro Tag	▪ Gute sedierende Eigenschaften ohne deutliche antipsychotische Wirkung ▪ Deutlich adrenolytisch ▪ Ausgeprägt anticholinerg	▪ QTc-Verlängerung möglich, sehr häufig Mundtrockenheit und weitere anticholinerge Wirkungen, Hypotonie ▪ Keine parenterale Applikationsform mehr im Handel

Indikation/Zulassung	Dosierung	Besonderheiten	Cave!
			▪ Vorsicht bei Intoxikationen mit Alkohol und anderen Psychopharmaka (vor allem Antidepressiva): kardiale Nebenwirkungen, Delir, Senkung der Krampfschwelle

Tab. 6-1: Medikamentöse Behandlungsoptionen. QTc-Verlängerung: Die QTc-Zeit ist eine herzfrequenzkorrigierte Messgröße bei der Auswertung des Elektrokardiogramms (EKG). Sie entspricht dem Zeitintervall vom Anfang des QRS-Komplexes bis zum Ende der T-Welle; CYP2D6: Cytochrom P450 2D6 ist ein Leberenzym aus der Cytochrom P450-Familie, das für den Metabolismus von Fremdsubstanzen (z. B. Arzneistoffen) relevant ist.

IRIS ORTH[1]

6.2 Sozialpsychiatrisches Versorgungsnetz in Deutschland

In diesem Unterkapitel ...

- erhalten Sie einen Überblick und eine Beschreibung einzelner sozialpsychiatrischer Versorgungsangebote Angebote im deutschsprachigen Raum,
- erfahren Sie über Möglichkeiten, im Rahmen einer (Akut-)therapie Einfluss auf störungsimminente Umweltfaktoren zu nehmen (Bereich: Wohn- und Arbeitssituation), und
- finden einen Blick über den Tellerrand: aktuelle Bewegungen zur Stärkung interdisziplinärer Zusammenarbeit – die Nidotherapie.

Die Veränderung von Umweltfaktoren als unterstützendes Hilfsangebot psychisch Erkrankter ist im sozialpsychiatrischen Versorgungsnetz in Deutschland integriert. Im Folgenden soll zunächst auf wichtige Anlaufstellen eingegangen werden, die in Begleitung einer akuttherapeutischen Behandlung sinnvoll sein können.

---

1 Dieses Kapitel enthält Abschnitte aus dem Buch »Praktische Sozialpsychotherapie« von Tyrer und Tyrer (2021), das durch Frau Orth aus dem Englischen übersetzt wurde.

6.2.1 Soziotherapie

Soziotherapie – ein recht neues therapeutisches Angebot – wurde im Jahr 2000 als offizielle Gesundheitsleistung im Sozialgesetzbuch V (§ 37a) verankert. Anspruch auf Soziotherapie hat man bei Volljährigkeit. Das Angebot richtet sich vor allem an psychisch schwer kranke Menschen, darunter Menschen mit einer affektiven Störung (z. B. einer schweren chronischen Depression und bipolarer Erkrankung), oder Menschen mit anhaltenden psychotischen Symptomen. Ziel der Therapie ist es zum einen, den Patienten in seiner Alltagsbewältigung zu unterstützen, zum anderen Motivation aufzubauen, das ambulante Versorgungsnetz, vor allem den Besuch beim Psychiater und Psychotherapeuten, in Anspruch zu nehmen. Durchgeführt wird die Therapie nach Genehmigung der Krankenkasse von einem diplomierten Sozialpädagogen oder einem Fachkrankenpfleger für Psychiatrie. Insgesamt können binnen drei Jahren 120 Stunden Soziotherapie mit der Option auf Verlängerung beantragt werden. Der Soziotherapeut arbeitet eng mit dem jeweiligen ambulanten Psychotherapeuten und/oder Psychiater zusammen (Kassenärztliche Bundesvereinigung, 2020).

6.2.2 Wichtige Anlaufstellen bei umweltbezogenen Herausforderungen

Erste Hilfe-Anlaufstellen: Sozialpsychiatrische Dienste (SPDIs)

Zeigt sich im Laufe der Therapie, dass der Patient umwelttechnische Hilfe braucht, die der Therapeut nicht leisten kann, bietet der Sozialpsychiatrische Dienst (SPDI) psychosoziale Hilfe. Der SPDI ist ein grundlegendes und strukturierendes Versorgungssystem in Deutschland und kann als Erste-Hilfe-Anlaufstelle bei Problemen der Lebenswelt verstanden werden. Der SPDI bietet je nach Bundesland unterschiedliche Angebote an und richtet sich vorrangig an Personen mit einer Suchterkrankung, Erkrankung aus dem schizophrenen Formenkreis, gerontopsychiatrischen Krankheit, affektiven Störung, Persönlichkeitsstörung und posttraumatischen Belastungsstörung. Sie bietet auch Beratung an Angehörige. Eine Kontaktaufnahme mit einem SPDI macht auch im Rahmen einer prophylaktischen Behandlung Sinn, wenn Verdacht auf eine der oben genannten Krankheiten besteht. Ebenso kann das Versorgungsnetz in einer akuten Krise und im Zuge einer Nachsorge (z. B. nach einem stationären Aufenthalt) kontaktiert werden.

Veränderung der beruflichen Situation

Sozialverbund VdK Deutschland. Der VdK Deutschland e. V. ist der größte Sozialverband Deutschlands. Er setzt sich für den Ausbau der sozialen Gerechtigkeit und Stärkung des Sozialstaates ein. Das sozialpolitische Interesse des Verbandes umfasst die Verbesserung von Pflege- und Rentenleistungen, sozialer Sicherung, Leben im Alter und der Teilhabe. Damit unterstützt der VdK die Bürger in den Lebensfeldern Wohnen, Arbeit, Rente und Pflege, indem er beispielsweise eine Rechtsberatung anbietet und bei Widerspruchsverfahren hilft. Unterstützung erhält man als Einzelperson nach erfolgreicher Beantragung einer Mitgliedschaft, deren Kosten sich monatlich auf 6 Euro belaufen. Der VdK ist also eine nützliche Anlaufstelle bei diversen umwelttechnischen Problemen. Durch seine Rechtsberatung kann er insbesondere im Falle eines Rechtsstreits äußerst hilfreich sein. So erhalten Betroffene Beratung zu den Themen Rehabilitation und Schwerbehindertenrecht (SGB IX), Arbeitsförderungsrecht (SGB III), Grundsicherung für Arbeitsuchende (SGB II), Sozialhilferecht und Grundsicherung im Alter und bei Erwerbsminderung (SGB XII). Bestehen beispielsweise Zweifel bezüglich des ermittelten Schwerbehindertengrades, kann der VdK bei etwaigen rechtlichen Schritten helfen. Eine faire und angemessene Beurteilung der Schwerbehinderung ist insbesondere bei der Wahl eines geeigneten Arbeitsplatzes von größter Relevanz.

Integrationsfachdienst (IFD). Der IFD bietet ein individuelles Beratungsangebot für Menschen mit psychischer, geistiger oder physischer Behinderung zur Teilhabe am Arbeitsleben. Dabei richtet sich der IFD insbesondere an Menschen mit Schwerbehinderung. Ziel ist eine Arbeitsstellenvermittlung auf dem allgemeinen Arbeitsmarkt; Beratung gibt es aber auch für Stellenangebote auf dem zweiten Arbeitsmarkt. Der IFD berät gleichfalls in Sachen Weiter- und Ausbildung. Gerade Schüler mit Schwerbehinderung tun sich oft schwer, einen geeigneten Ausbildungsplatz zu finden. Hier kann der IFD helfen. Auch Arbeitgeber können sich an den IFD wenden, um geeignete Arbeitskonzepte bei der Zusammenarbeit mit Menschen mit Handicap zu entwickeln. Eine Kooperation mit dem IFD schließt aber nicht nur eine Arbeitsstellenvermittlung ein, sondern auch eine Begleitung am neuen Arbeitsplatz für die Anfangszeit. So können Mitarbeiter des IFD dem Betroffenen beispielsweise helfen, die Kollegen und Vorgesetzten über die Symptome und Folgen der jeweiligen Erkrankung zu informieren. Ferner kann der IFD in Zusammenarbeit mit Arbeitnehmer und -geber bestimmte Modifikationen am Arbeitsplatz selbst vornehmen, so dass dieser besser zu den Einschränkungen des Betroffenen passt. Der IFD arbeitet für die Bundeagentur für Arbeit, für Rehabilitationsträger und das Integrationsamt.

Veränderung der Wohnsituation

Betreutes Wohnen in spezieller Einrichtung. Einige Menschen haben aufgrund von Krankheit eingeschränkte Alltagskompetenzen (z. B. allein kochen, sich waschen). Das eigenständige Wohnen wird dadurch erheblich erschwert. Betreute Wohneinrichtungen können bei derartigen Defiziten hilfreich sein, nicht zuletzt um wiederkehrende stationär-psychiatrische Aufenthalte zu vermeiden. In Langzeit-Wohngemeinschaften erhalten Betroffene Unterstützung bei der Durchführung von Alltagsaufgaben, bei psychologisch-medizinischer Pflege und dem Aufbau von Sozialkontakten. Ziel solch betreuter Wohneinrichtungen ist die Förderung der Autonomie des Betroffenen. Bei der Wahl einer geeigneten Einrichtung spielen verschiedene Faktoren eine wichtige

Rolle: So muss geklärt werden, inwiefern der Betroffene eine 24-Stunden-Betreuung benötigt und welche psychologisch-medizinischen Leistungen mindestens Teil des Angebots der betreuten Wohneinrichtung sein sollen. Muss die Einrichtung barrierefrei sein? Soll in jedem Fall ein Psychologe für supportive Gespräche zur Verfügung stehen? Wie sieht es mit Mitbewohnern in Wohngemeinschaften aus? Zur Klärung dieser Fragen bedarf es einer detaillierten Diagnostik des Funktionsniveaus sowie der Bedürfnisse des Betroffenen. (Bayerische Gesellschaft für Sozialpsychiatrie, 2020; Aktion Mensch, o. J.).

Ambulant Betreutes Wohnen im eigenen Haushalt. Beim Ambulant Betreuten Wohnen (ABW) im eigenen Haushalt wird der Betroffene von einer Pflegekraft oder einer Assistenz in den eigenen vier Wänden unterstützt. So kann je nach Bedürftigkeit die helfende Person beispielsweise Unterstützung bei Haushaltsaufgaben, Behördengängen, finanziellen Angelegenheiten oder Begleitung zu Arztbesuchen anbieten. Ambulante Betreuer sind oft bei inklusiven Wohnprojekten angestellt. Für den Betroffenen ist dieser Umstand äußerst vorteilhaft, da er bei den Ausflügen und Gemeinschaftsaktivitäten der inklusiven Wohnform mitmachen kann, obwohl er im eigenen Haushalt wohnt. Weitere Informationen zur Wohn-Assistenz findet man auf den Websites der Caritas, der Lebenshilfe, des Paritätischen Wohlfahrtsverbandes und der Diakonie (Aktion Mensch, o. J.). Wer eigenständig eine Assistenz suchen möchte, dem empfehlen wir die Internetseiten der »Ergänzenden unabhängigen Teilhabeberatung« (EUTB; www.teilhabeberatung.de/beratung/ beratungsangebotedereutb) oder des »Verbundes behinderter Arbeitgeber VbA – Selbstbestimmt Leben e. V.« (https://ava.services/ava-assist).

Betreutes Wohnen in Familien. Für psychisch Kranke besteht auch die Möglichkeit, längerfristig bei einer Familie oder einer Privatperson einzuziehen. Betreut werden Patient und Privatperson von einer erfahrenen pädagogischen Fachkraft. Dieses noch wenig genutzte Konzept wird als Betreutes Wohnen in Familien (BWF) bezeichnet. Die Gastfamilie wird mit einem monatlichen Entgelt für ihre Leistungen entlohnt. Das Wohnkonzept soll nach einer anfänglichen Probezeit im Idealfall dauerhaft bestehen bleiben. Der Aufenthalt kann jederzeit von beiden Seiten gekündigt werden. BWF ist nicht synonym zu gebrauchen mit einer Wohngemeinschaft. Es geht darum, den Betroffenen in das familiäre Netz zu integrieren. Das bringt viele Vorteile mit sich: So wird die Teilhabe am gesellschaftlichen Leben enorm erleichtert. Der Erkrankte hat viel bessere Startbedingungen, sich ein soziales Netz aufzubauen (über die Familie selbst, Freunde der Familie, Nachbarn). Außerdem machen Betroffene die wertvolle Erfahrung, dass Konflikte nicht zum Ausschluss aus einem sozialen Netz führen müssen. Eine Familie bleibt im Idealfall trotz Streit eine Einheit. Die Privatperson oder die Familie hat keine professionellen Erfahrungen bei der Behandlung psychischer oder geistiger Behinderung. Es geht also weniger um die Symptome des Patienten, sondern um die Steigerung der allgemeinen Funktionsfähigkeit. Der Betroffene wird aktiv in das Familiengeschehen integriert und ist damit ab einem gewissen Punkt – ganz im

Gegensatz zu anderen Wohnformen – nicht einfach austauschbar. Je besser die Passung zwischen Mikrosystem und Betroffenem, desto qualitativ wertvoller erleben beide Parteien das Miteinander (Bezirk Oberbayern, 2024; Psychiatrienetz, 2024).

Nidotherapeutische Interventionen während einer PTAB

Um den Einbezug von Umweltfaktoren auch direkt in der PTAB zu gewährleisten, insbesondere aber auch bei der psychotherapeutischen (Akut-)behandlung chronisch Erkrankter, die therapieresistente Symptome zeigen, können nidotherapeutische Interventionen eine sinnvolle und notwenige Ergänzung der Therapiebausteine sein.

Bei der Nidotherapie (aus dem lat. nidus = Nest) wird die Umwelt in all ihren Facetten in die Therapie miteinbezogen und systematisch in eine gesundheitsfördernde Richtung verändert, so dass sich die Funktionsfähigkeit der Patienten verbessert sowie Symptome gemildert werden. Umweltfaktoren werden bei der Nidotherapie also eine bedeutsame Rolle zugemessen, insbesondere was den Aufrechterhalt psychischer Erkrankungen angeht. Die Methode ist vorrangig bei Patienten indiziert, die auf leitliniengerechte Behandlung nicht oder nicht ausreichend respondiert haben. Nidotherapeuten arbeiten also mit einem gewissen Patientenklientel, das trotz ausreichender therapeutischer Bemühungen nicht selbstwirksam die eigene Umwelt bedürfnisgerecht gestalten kann. Anstatt also in einem wiederholten Therapieversuch den Menschen zu verändern, so dass er besser zur Gesellschaft passt, soll die Umwelt verändert werden, so dass diese besser zum Menschen passt. Ziel der Therapie ist, gemeinsam mit dem Patienten die richtige Nische zu finden, in der Symptome weniger stark ins Gewicht fallen und die Funktionsfähigkeit des Patienten gesteigert wird. Den interessierten Leser verweisen wir auf das Buch »Praktische Sozialpsychotherapie« von Tyrer und Tyrer (2021).

Die vollumfängliche Umsetzung der nidotherapeutischen Haltung und den nidotherapeutischen Interventionen in einer Akuttherapie wie sie von Tyrer und Tyrer beschrieben sind, gestaltet sich eher schwierig. Allein die zeitliche Begrenzung der Akuttherapie kann dazu führen, dass Nidotherapie – wie in der Ursprungsfassung definiert – nicht in Gänze umgesetzt werden kann. Dennoch erachten wir insbesondere bei chronisch Erkrankten eine nidotherapeutische Haltung im Rahmen einer Akuttherapie als vorteilhaft.

Ein Beispiel: Wie in vorangegangenen Kapiteln beschrieben, werden bei einer Akuttherapie unter anderem Auslöser für psychische Syndrome über den Aufbau funktionaler Anspannungs- und Emotionsregulationsstrategien bewältigt. Das Modell setzt auf der Seite der Patienten die Fähigkeit voraus, Verhalten, Gedanken und Umweltbereiche aktiv beeinflussen zu können. In vielen Fällen erleben Patienten über diese therapeutische Herangehensweise eine rasche Steigerung des Selbstwirksamkeitserlebens und Symptomentlastung.

FALLBEISPIEL FRAU B.

Die 29-jährige Frau B. stellt sich in der Praxis zur psychotherapeutischen Sprechstunde vor. Sie leidet unter einer Bulimia nervosa. Über den Aufbau funktionaler Anspannungsstrategien (z. B. Achtsamkeitstraining zur Schulung der Stresswahrnehmung, Anwendung funktionaler Entspannungsstrategien) gelingt es ihr, Auslöser für die Ess-Brech-Anfälle (z. B. negatives Feedback von der Vorgesetzten) zu erkennen und alternativ zu bewältigen.

Nicht alle Auslöser für psychische Syndrome lassen sich jedoch über den Aufbau funktionaler Gedanken und gesundheitsförderndem Verhalten bewältigen. Auf Dauer wird aus dem Auslöser ein aufrechterhaltender Faktor. Die Selbstwirksamkeitserwartung der Betroffenen nimmt mit jedem weiteren gescheiterten Bewältigungsversuch kontinuierlich ab.

FALLBEISPIEL FRAU B., FORTSETZUNG

In der Akuttherapie benennt die Patientin, dass ihre Wohnsituation (wohnhaft bei den Eltern) sehr belastend für sie sei. Sie erkenne zwar, dass die Wohnsituation Stress verursache und Essanfälle provoziere, könne sich aber aus verschiedenen Gründen nicht vom Elternhaus lösen. So befürchte sie, dass ihre Mutter abermals mit Suizid droht. Dies sei in der Vergangenheit immer wieder bei Abgrenzungsversuchen der Patientin passiert. Ihre »Motivation«, diese Situation erneut anzugehen, sei »auf dem Tiefpunkt«.

Zu Beginn einer (akuttherapeutischen) Behandlung kann es daher ratsam sein, ein Störungsmodell zu erarbeiten, das insbesondere die Auslöser für das psychische Syndrom unter die Lupe nimmt. Dabei gilt es auch, die Umwelt des Patienten genau zu analysieren. Kommt der Akuttherapeut nach umfassender Umweltanalyse zu dem Schluss, dass der Patient gewisse Umweltbereiche in Eigeninitiative nicht in eine gesundheitsfördernde Richtung lenken kann, empfehlen wir die Integration sozialpsychiatrischer Ansätze, wie Nidotherapie, in die Behandlung.

FALLBEISPIEL FRAU B., FORTSETZUNG

So entschließt sich die Therapeutin von Frau B. – nach umfassender prognostischer Einschätzung – aktiv an der Umgestaltung der Wohnsituation der Patientin mitzuwirken. In einem gemeinsamen Angehörigengespräch unterbreitet die Therapeutin der Mutter der Patientin, dass diese ausziehen werde, und leistet im Anschluss Unterstützungsarbeit bei der Bewerbung für therapeutische Wohneinrichtungen (z. B. Korrektur des Lebenslaufs der Patientin). Die Patientin zieht bald darauf in eine therapeutische Wohneinrichtung um und äußerst sich dankbar darüber, dass die Therapeutin im Angehörigengespräch aktiv eingegriffen hat und den Wunsch der Patientin verbalisiert hat.

Die im Fallbeispiel beschriebenen Interventionen greifen aktiv in die Umwelt der Patientin ein. Aufrechterhaltende umweltbezogene Faktoren können etwaig durch eine aktivere therapeutische Haltung aufgelöst werden. Anzumerken ist, dass die aktivere therapeutische Rolle im Rahmen einer Nidotherapie bisher nicht umfassend in Form von randomisiert-kontrollierten Studien oder Metaanalysen untersucht worden ist. Wirkungen und Nebenwirkungen der Therapie sind bislang in Form zahlreicher Fallberichte, Einzelfallstudien und zweier randomisiert-kontrollierter Studien (Ranger et al., 2009; P. Tyrer et al., 2014) untersucht worden. Trotzdem ist sie für sich wohl am ehesten als Off-Label-Behandlung zu kennzeichnen, deren Wirksamkeit und Nebenwirkungen weiterhin untersucht werden muss. Zum anderen stellt sich berechtigterweise die Frage, mit welchen EBM-Ziffern nidotherapeutische Interventionen zur Zeit abrechenbar sind (EBM: einheitlicher Bewertungsmaßstab), ob und wenn ja, für welche nidotherapeutischen Leistungen das Kassensystem aufkommen kann, oder ob es sich bei der Nidotherapie um eine individuelle Gesundheitsleistung (IGeL) handelt.

JULIA ZAUDIG

6.3 Nutzen von Datenbanken zur schnellen Vermittlung an Hilfestellen am Beispiel von wobehandeln.de

In diesem Unterkapitel erfahren Sie, ...

- welchen Nutzen digitale Datenbanken bei der Recherche nach dem richtigen therapeutischen Angebot haben und
- wie das Angebot der Datenbank wobehandeln.de entstanden ist.

In Deutschland suchen viele Menschen psychotherapeutische Hilfe aufgrund eines akuten Leidensdrucks und dringenden Bedarfs an Unterstützung. Jedoch berichten viele Einrichtungen und Patienten von langen Wartelisten für einen Therapieplatz. Der Bedarf an rascher und niederschwelliger Hilfe ist hoch, da diese nicht nur kurzfristig Entlastung bietet, sondern auch eine präventive Maßnahme gegen eine Chronifizierung der Symptomatik darstellen kann.

Die Suche nach geeigneten Therapiemaßnahmen gestaltet sich für Patienten als schwierig. Denn sie haben häufig keine Kenntnisse darüber, welche Angebote es gibt, welche davon wissenschaftlich fundiert und auf Effizienz geprüft wurden. So besteht für sie die Gefahr, Zeit, Geld aber auch Nerven und Hoffnung zu verlieren, wenn sie an ungeeignete Anbieter oder unpassende Angebote geraten. Auch Therapeuten werden auf der Suche nach ergänzenden Therapieangeboten für ihre Patienten überflutet von Angeboten. Hier können Datenbanken eine wichtige Unterstützung bieten, die zum einen durch geschulte Fachkräfte gepflegt werden und zum anderen keine veralteten, sondern aktuell verfügbare Hilfsangebote zur Verfügung stellen.

6.3.1 Bedeutung von zeitnahen, zeitlich begrenzten Interventionen

Niederschwellige, zeitnahe und zeitlich begrenzte Interventionen können in vielen Fällen genau das richtige Angebot für Betroffene sein und haben bei geeigneter Hilfestellung in ihren unterschiedlichen Lebenssituationen und -krisen auch das Potential, eine längere Psychotherapie überflüssig zu machen und somit das Gesundheitssystem zu entlasten. Sie können als Einstieg dienen, um die Motivation für eine weiterführende Therapie zu wecken, oder als Überbrückungsangebot während der Wartezeit für einen Therapieplatz fungieren. Diese raschen Hilfen ermöglichen es den Betroffenen, ihre Ressourcen schneller wieder für Schule, Arbeit, Familie und Freizeitaktivitäten zu nutzen. Gleichzeitig tragen sie zur Entlastung der Wartelisten und spezialisierten Angebote bei.

Verschiedene Bedürfnisse erfordern methodische Vielfalt und ein breites Spektrum an Angeboten:

- Psychotherapie bei Psychotherapeuten
- Psychosoziale Beratung
- Selbsthilfegruppen
- Telefonische Beratungsdienste/Hotlines
- Treffs für Betroffene und/oder deren Angehörige
- Tagesstrukturierende Angebote
- Sozialpsychiatrische Dienste

Die Leistungen dieser niederschwelligen Anlaufstellen unterschiedlichster Kostenträger sind vielfältig. Sie sorgen für Entlastung durch Gespräche, bieten Information und Psychoedukation, unterstützen bei der Suche nach Lösungen für aktuelle Herausforderungen oder fördern das Selbstwirksamkeitserleben durch beispielsweise Entspannungsübungen, körperliche Bewegung und Tagesstrukturierung. Zudem bieten sie Antworten auf erste Fragen, geben Informationen und Tipps und vermitteln gezielt weiterführende Angebote. Die Hilfe sollte darauf ausgerichtet sein, Menschen wieder handlungsfähig zu machen und ihre soziale Teilhabe zu verbessern.

Die Vielzahl an Anlaufstellen, die Unterstützung bieten, macht es den Hilfesuchenden und Experten oft schwer, die passende Anlaufstelle schnell zu finden. Hier kann eine Datenbank, wie »wobehandeln.de«, eine wertvolle Hilfe sein. Diese Datenbank wird im Folgenden als ein Beispiel für digital gestützte Recherche nach Hilfsangeboten im Großraum München vorgestellt.

wobehandeln.de ermöglicht die gezielte Suche in einer umfassenden Datenbank mit fast 900 Adressen psychosozialer Unterstützungsangebote. Damit erleichtert wobehandeln.de den Zugang zu den benötigten Ressourcen und trägt dazu bei, dass Menschen schneller die passende Hilfe finden und nutzen können.

6.3.2 Entstehung von wobehandeln.de

Vor dem Hintergrund des großen Handlungsbedarfs in der psychotherapeutisch-ambulanten Versorgungslandschaft gründete sich Ende 2017 unter der Leitung von Professor Michael Zaudig eine Arbeitsgemeinschaft im Verein zur Förderung der klinischen Verhaltenstherapie (vfkv e.V.) in München. Ziel war es, politisch geforderte neue Versorgungsstrukturen zu schaffen und Betroffenen in einem akuten psychischen Ausnahme- oder Krisenzustand einen niederschwelligen Zugang zur psychotherapeutischen Erst- und Akutversorgung zu bieten. Daraus entstand wobehandeln.de, eine Plattform, die zur Unterstützung von Betroffenen und Behandlern einer umfassenden Krisen- und Akutversorgung Adressen von niedrigschwelligen Unterstützungsangeboten in München und Umgebung bietet.

Die Website wurde gemeinsam mit Psychotherapeuten und Psychiatern konzipiert, sämtliche aufgeführte Adressen von geschultem Personal ausgewählt und eingepflegt. Die Inhalte werden durch das vfkv-Ausbildungsinstitut sowie das Psychotherapeutische Gesundheitszentrum (MVZ am Goetheplatz, kurz ptgz) laufend evaluiert und aktualisiert. Derzeit wird wobehandeln.de von den Therapeuten des ptgz und des vfkv-Ausbildungsinstituts begutachtet, um die Plattform auf ihre Effektivität und Nutzerfreundlichkeit hin zu optimieren.

6.3.3 Mehrwert von wobehandeln.de

wobehandeln.de hat sich zum Ziel gesetzt, die psychische Gesundheit zu fördern, indem psychosoziale Unterstützungsangebote in München und Umgebung sichtbar gemacht werden. Dadurch fördert die Plattform die Vernetzung bestehender Angebote, um gezielte Weitervermittlungen zu ermöglichen. Diese Vernetzung ist notwendig, um Betroffenen eine lückenlose und nachhaltige Behandlung und Betreuung zur Verfügung zu stellen. Das Projekt begrenzt sich weder auf eine bestimmte Diagnose (z.B. nur Depression), noch auf ein bestimmtes Angebot. So können derzeit folgende Einrichtungen durch die Website erfasst werden:

- Kliniken
- Tagkliniken
- Ambulanzen
- Medizinische Versorgungszentren
- Einrichtungen der Neuropsychologie
- Beratungsstellen
- Selbsthilfegruppen
- Krisendienste
- Hilfseinrichtungen (Notschlafstellen, Frauenhäuser etc.)
- ambulante Gruppen
- Reha-Einrichtungen

- Telefon-Angebote (telefonische Beratungsangebote, Seelsorge etc.)
- Online-Angebote (Foren, Chatrooms etc.)
- Projekte, Vereine

wobehandeln.de bietet dem Nutzer zwei Möglichkeiten, nach Angeboten zu suchen: durch Kategoriensuche und Schlagwortsuche. Mit der Kategoriensuche kann aus bereits vorgegebenen Kategorien (über 70 Stück) gewählt werden, und es besteht die Möglichkeit, das ausgewählte Angebot einzugrenzen. In der Schlagwortsuche hingegen können beliebige Stichworte recherchiert werden.

Psychotherapeuten haben oft nicht die zeitlichen Kapazitäten, sich umfassend über alle verfügbaren Angebote für ihre Patienten zu informieren. wobehandeln.de kann ihnen eine zentrale Anlaufstelle bieten, die Adressen und Informationen zu den Unterstützungsangeboten bereitstellt. Diese Anlaufstelle kann im Befundbericht (Formular PTV-11, →Abb. 2-2 in Kap. 2.1) empfohlen werden, und zwar zur Überbrückung der Wartezeit, als Alternative zur Psychotherapie oder als Unterstützung während einer laufenden Therapie.

Auch für Betroffene und ihre Angehörigen dient wobehandeln.de als Orientierungshilfe in der vielfältigen Landschaft der psychosozialen Unterstützungsangebote. Dies fördert die Selbstwirksamkeit und erweitert ihren Handlungsspielraum bei der Suche nach einer geeigneten Anlaufstelle.

Neben den Vorteilen von wobehandeln.de gibt es auch Herausforderungen in ihrer praktischen Umsetzung und Nutzung. Ein bedeutendes Hindernis ist die Stigmatisierung psychischer Erkrankungen. Viele Betroffene zögern, Hilfe in Anspruch zu nehmen, aus Angst vor gesellschaftlicher Ablehnung oder Scham. Öffentlichkeitsarbeit und Aufklärung sind entscheidend, um diese Barrieren abzubauen und das Bewusstsein für die Verfügbarkeit und Nützlichkeit psychosozialer Angebote zu schärfen.

Ein weiterer Aspekt ist die fortlaufende Aktualisierung und Erweiterung der Datenbank von wobehandeln.de. Nur durch kontinuierliche Pflege und Erweiterung der Einträge kann sichergestellt werden, dass die Plattform stets aktuelle und umfassende Informationen bietet. Hierzu sind regelmäßige Kooperationen mit lokalen und regionalen Anbietern notwendig.

Die Implementierung von wobehandeln.de in den Alltag von Psychotherapeuten und anderen Fachkräften ist ebenso essentiell. Regelmäßige Fortbildungen und Informationsveranstaltungen können dazu beitragen, das Wissen über die Plattform zu verbreiten und deren Nutzung zu fördern.

6.3.4 Fazit

Die langen Wartezeiten für eine psychotherapeutische Behandlung in Deutschland machen die Notwendigkeit von niederschwelligen Hilfsangeboten und raschen Interventionen deutlich. Plattformen wie wobehandeln.de können einen wichtigen Beitrag zur Verbesserung der psychischen Gesundheit leisten, indem sie rasche, niederschwellige Informationen bieten und zur besseren Koordination der betroffenen Person hinsichtlich bestehender Versorgungsangebote beitragen. So kann den Betroffenen schnell und effektiv geholfen werden, was langfristig zu einer Entlastung des Gesundheitssystems führen kann. Durch die Bündelung und Sichtbarmachung psychosozialer Angebote schaffen Plattformen wie wobehandeln.de eine wertvolle Ressource für Betroffene, Angehörige und Fachkräfte.

Das sozialpsychiatrische Versorgungsnetz kann und soll in der PTAB aktiv in die Behandlung miteinbezogen werden. Dies wird nicht zuletzt von den das Gesundheitssystem strukturierenden Institutionen erwünscht. So verabschiedete der Gemeinsamer Bundesausschuss (2021) die sogenannte Komplexrichtlinie, die insbesondere die Versorgung schwer und chronisch Erkrankter verbessern soll und Psychotherapeuten mehr Verantwortungsbereiche zuspricht (beispielsweise Beauftragung von Sozio- oder Ergotherapie, Erlaubnis zur Organisation von Krankentransporten).

FABIAN DRASDO

6.4 Versorgungszentrum mit Fokus auf psychotherapeutischer Akutbehandlung

In diesem Unterkapitel erfahren Sie, ...

- warum die PTAB die Versorgung besonders gut ergänzt, wenn sie im Fokus eines Zentrums steht;
- wie es dazu kam, dass im Jahr 2019 das erste Zentrum für die PTAB eröffnet wurde;
- welche Chancen und Herausforderungen die Gründung eines MVZ für die PTAB birgt;
- was sich für den Aufbau und die Organisation eines solchen Zentrums bewährt hat und
- warum echte Interdisziplinarität in einem spezialisierten Zentrum für die PTAB wertvoll ist.

6.4.1 Kann die psychotherapeutische Aktubehandlung die Versorgungslage verbessern?

Kann es überhaupt gelingen, dass die PTAB zeitnah auf eine PTS folgt, wie es die Psychotherapie-Richtlinie vorsieht? (→ Kap. 2.1)

Die Antwort kann nur dann »Ja« sein, wenn Praxen und Medizinische Versorgungszentren klar identifizieren können, in welchen Fällen eine PTAB statt oder vor einer Richtlinientherapie angezeigt ist, und wenn sie gleichzeitig

- Fälle, in denen eine PTAB indiziert ist, grundsätzlich mit höherer Priorität behandeln, also andere Fälle hintenanstellen, oder
- einen Teil der Ressourcen (z. B. ein wöchentliches Zeitfenster) ausschließlich für die PTAB reservieren.

Im ersten Fall – also in Fällen, in denen eine PTAB indiziert ist und in denen die Person auf der Warteliste übersprungen wird (also andere vorgezogen werden), ist wahrscheinlich, dass die Wartezeit auf eine Richtlinientherapie weiter steigt. Bei einem Ausgangsniveau von durchschnittlich 19,9 Wochen (Bundespsychotherapeutenkammer, 2018) ist das sicherlich nicht erstrebenswert.

Im zweiten Fall, wenn es spezielle, geschützte Zeitfenster für eine PTAB gibt, ist es ebenso wahrscheinlich, dass aufgrund der knapperen Ressourcen für Richtlinientherapie die Wartezeit hierfür steigt.

Überhaupt kann die PTAB die Versorgungssituation nur dann verbessern und die durchschnittlichen Wartezeiten für einen Therapieplatz können nur dann im gesamten Gesundheitssystem sinken, wenn die PTAB nicht als bequemerer Ersatz (keine Antragspflicht) für eine Kurzzeittherapie 1 gesehen wird. Wird in der PTAB einfach der Beginn einer Therapie gesehen und findet regelmäßig anschließend eine Richtlinientherapie statt, dann kann sie kein geeignetes Mittel sein, um die Versorgungslage zu verbessern.

> **Cave!** Die PTAB muss als ein eigenständiges, abgeschlossenes, wert- und sinnvolles Angebot betrachtet werden, damit sie als Instrument zur Verbesserung der Versorgunglage wirken kann. Es muss für Patient und Behandler von Beginn an klar sein und im Behandlungsverlauf auch klar bleiben, dass nach den PTS nur 12 Sitzungen zur Verfügung stehen.

Eine berechtigte Frage ist, wie es wahrscheinlich wird, dass das Kontingent einer PTAB für geeignete Fälle nicht überschritten wird. Wenn man unterstellt, dass Patienten in der Regel eine länger andauernde Therapie anstreben, bei der sie so lange angebunden bleiben können, bis ihr Leidensdruck auf ein erträgliches Maß gesunken ist, wäre eine Schlussfolgerung: Es wird anspruchsvoll für die Behandler, zu vermitteln, dass sie eine Richtlinientherapie nicht für indiziert halten.

6.4.2 Entstehung des ersten Zentrums mit Fokus auf psychotherapeutischer Aktubehandlung

Das vfkv-Ausbildungsinstitut München, eine Tochter des Vereins zur Förderung der klinischen Verhaltenstherapie (vfkv), hat das erste Medizinische Versorgungszentrum (MVZ) in Deutschland gegründet, das sich auf die PTAB spezialisiert hat: das Psychotherapeutische Gesundheitszentrum, kurz ptgz.

Nach der Einführung der PTS im Jahr 2017 wurde, unter der Leitung von Michael Zaudig, ein »Sprechstundenprojekt« ins Leben gerufen. In dessen Rahmen wurde eine große Anzahl von Sprechstunden durchgeführt. Das Projekt wurde wissenschaftlich begleitet und die Erkenntnisse veröffentlicht.

Das Projektteam bekam die Möglichkeit, ihre Arbeit zu verstetigen und auszuweiten, als mit Hilfe einer großzügigen Spende das Psychotherapeutische Gesundheitszentrum als gemeinnütziges Medizinisches Versorgungszentrum gegründet werden konnte. Dem Spenderehepaar war wichtig, mit ihrer finanziellen Unterstützung einen niederschwelligen und vor allem kurzfristigeren Zugang zu psychotherapeutischer Versorgung zu ermöglichen.

Unterstützt durch den Hauptgesellschafter, das vfkv-Ausbildungsinstitut München, formte das Projektteam das Psychotherapeutische Gesundheitszentrum. Räumlichkeiten, Möbel, Versorgungsaufträge, EDV, Homepage, Personal und Prozesse mussten gefunden, gestaltet und etabliert werden. Eine echte Mammutaufgabe.

Insbesondere der Erwerb von Kassensitzen ist beim Aufbau eines MVZ eine höchst anspruchsvolle Aufgabe. Der Zulassungsausschuss der Kassenärztlichen Vereinigung vergibt ausgeschriebene Kassensitze grundsätzlich nachrangig an ein Medizinisches Versorgungszentrum. Das heißt, wenn es auch nur einen anderen Bewerber für den Kassensitz gibt, der sich damit selbst in einer Praxis niederlassen möchte, dann ziehen die Medizinischen Gesundheitszentren den Kürzeren. Dieser Umstand führte dazu, dass das Wachstum des ptgz auf die angestrebte Größe erheblich erschwert wurde.

Erst einige Jahre später, im Jahr 2023, konnte erstmals die schwarze Null erreicht werden, also ein Jahresabschluss ohne Verlust.

6.4.3 Good Practice: Was sich für ein MVZ mit Fokus auf psychotherapeutischer Aktubehandlung bewährt hat

Heute ist das Psychotherapeutische Gesundheitszentrum etabliert und genießt einen guten Ruf in der Versorgungslandschaft im Großraum München. Mit einem stabilen Behandler- und Unterstützungsteam und insgesamt fünf Kassensitzen können jährlich über 2000 Patienten psychiatrisch, sozialpädagogisch und vor allem psychotherapeutisch versorgt werden. Der Schwerpunkt liegt auf der Versorgung erwachsener Patienten, aber auch Kinder und Jugendliche werden im ptgz behandelt.

Was hat sich bei der Gestaltung eines gemeinnützigen MVZ mit PTS und PTAB als Schwerpunkt bewährt?

Interdisziplinarität: Psychotherapie, Psychiatrie und Sozialpädagogik unter einem Dach

Ziel ist, Patienten nicht nur zeitnah und niederschwellig, sondern auch bedarfsgerecht zu versorgen. Die Bedarfe der Menschen sind sehr unterschiedlich: Während einige vor allem psychotherapeutische Unterstützung benötigen, brauchen andere Medikation oder Arbeitsunfähigkeitsbescheinigungen. Manche auch beides. Für manche Situationen, mit denen sich Patienten in der PTS vorstellen, ist ein psychosoziales Beratungsangebot die geeignetere Anlaufstelle. In anderen Fällen brauchen Patienten die Anbindung an eine Beratungsstelle ergänzend zu einer therapeutischen oder ärztlichen Behandlung.

Um den unterschiedlichen Bedarfen gerecht werden zu können, hat sich im ptgz bewährt, verschiedene Berufsgruppen als ein Team unter einem Dach zu vereinen. Dadurch können auf kurzem Wege Patienten vermittelt werden. Rücksprachen zwischen Ärzten und Therapeuten, die gemeinsam einen Patienten behandeln, sind unkompliziert möglich und finden daher, wenn nötig, auch wirklich statt.

In wöchentlichen Intervisionsgruppen und regelmäßigen Qualitätszirkeln lernen die Experten berufsübergreifend voneinander und arbeiten dabei kontinuierlich an einem laufend besser werdenden Versorgungsstandard.

Wenn psychosoziale Beratung indiziert ist, kümmert sich eine Sozialpädagogin, die ebenfalls Teil des Teams ist, um die Anbindung bei einer passenden Beratungsstelle.

Kurzum: Unterschiedliche Berufsgruppen und Behandler mit ihren individuellen Schwerpunkten unter einem Dach zusammenzubringen, bringt große Vorteile, vor allem für die Patienten. Niederschwelligkeit bezieht sich also im Idealfall nicht nur auf den Zugang zu Psychotherapie, sondern auch auf ergänzende und alternative Angebote.

Arbeitsteilung

Wenn Behandler sich neben der Patientenversorgung um den gesamten Praxisbetrieb kümmern, dann bleibt ihnen weniger Zeit und Energie dafür, die Patienten bestmöglich zu unterstützen.

Telefonate entgegennehmen, Anmeldebögen ausfüllen lassen, psychometrische Testungen anlegen und auswerten, an Termine erinnern, die laufend aufkommenden Probleme mit der EDV und dem Praxismanagement-System lösen, Fragen mit der Kassenärztlichen Vereinigung klären, Buchhaltung, Arbeitssicherheit, Brandschutz, Gespräche mit der Bank, ... Die Liste an Aufgaben ist schier endlos.

Es hat sich daher im ptgz bewährt, ein Empfangsteam zu beschäftigen, das die telefonische Erreichbarkeit sichert, Patienten empfängt und den Anmeldeprozess freundlich gestaltet, Rezepte vorbereitet, Karten einliest und vieles mehr.

Zudem hat sich bewährt, ein Praxismanagement und eine Geschäftsführung zu installieren, die die Verantwortung für alle nicht-fachlichen Prozesse übernehmen. Personal, EDV, Homepage, Liquiditäts- und Budgetplanung, Gesellschaftersitzungen:

All diese Themen würden sonst Gedanken, Energie und Zeit der Behandler und insbesondere der fachlichen Leitung binden.

Lage, Lage, Lage: Niederschwelligkeit durch gute Lage

Die räumliche Lage eines Zentrums, das anstrebt, einen niederschwelligen Zugang zu bieten, ist enorm wichtig. Eine kurze Anreise, am besten mit öffentlichen Verkehrsmitteln, zu Fuß oder mit dem Fahrrad, senkt die Schwelle, Versorgung in Anspruch zu nehmen, enorm. Wenn weniger Wegezeiten eingeplant werden müssen, können Patienten einen Behandlungstermin einfacher und mit weniger zeitlichem Vorlauf in ihren Alltag integrieren.

Zudem ist eine attraktive Lage ein wesentlicher Vorteil dabei, hochqualifizierte Behandler zu akquirieren und somit die engagiertesten und qualifiziertesten Menschen für das Team zu gewinnen.

Es hat sich also bewährt und ist erstrebenswert, Räume zu nutzen, die für möglichst viele Menschen mit einem kurzen Anreiseweg zugänglich sind.

Gemeinnützigkeit

Gemeinnützigkeit ist für die inhaltliche Gestaltung eines auf die PTAB spezialisierten Versorgungszentrums sehr erstrebenswert, aber nicht ohne weiteres möglich.

Vorteile der Gemeinnützigkeit, also des Umstands, dass das Medizinische Versorgungszentrum keine Gewinne ausschütten darf und alle eventuell entstehenden Überschüsse reinvestieren soll und muss, sind vielseitig:

- Wenn nicht die Profitabilität im Vordergrund ist, kann die Behandlungsqualität mehr Bedeutung bekommen.
- Die Gemeinnützigkeit ermöglicht, Spenden zu akquirieren. Spender, die die wertvolle Arbeit unterstützen möchten, können ihre Spende von der Steuer absetzen.
- Für Mitarbeitende ist es sinnstiftender und attraktiver, in einer gemeinnützigen Einrichtung zu wirken. Die Gemeinnützigkeit ist also auch für die Arbeitgeberattraktivität zuträglich.

Die Voraussetzung dafür, ein Medizinisches Versorgungszentrum gemeinnützig zu gestalten, ist, dass über die reine Patientenversorgung hinaus Zielsetzungen in der Satzung verankert und gelebt werden. Sinnvolle Zielsetzungen und Aufgaben, die Finanzämter als gemeinnützig anerkennen können und der Niederschwelligkeit zuträglich sind, können beispielsweise, wie im ptgz gelebt, folgende sein:

- Sozialpädagogische Betreuung
- Angebot von Fahrdiensten bzw. Fahrtkostenübernahme für Patienten, die diese zur Wahrnehmung der Behandlungstermine benötigen
- Aufsuchende Therapie
- Wissenschaftliche Begleitung der Therapie

Vernetzung und Kooperationen

Für eine moderne Versorgung ist die Vernetzung mit anderen Einrichtungen ein erheblicher Vorteil. Lebendige Kooperationen erleichtern die Vermittlung von Patienten in stationäre Versorgung, an eine Beratungsstelle oder eine andere Einrichtung.

Im ptgz hat sich bewährt, regelmäßig und anlassbezogen Treffen mit Vertretern anderer Einrichtungen abzuhalten, um sich gegenseitig die Versorgungsangebote vorzustellen. Zum Netzwerk des ptgz gehören Beratungsstellen, Ausbildungsinstitute, vor allem natürlich das vfkv-Ausbildungsinstitut München, Kliniken, Einzelpraxen und wissenschaftliche Partner, insbesondere die Universität der Bundeswehr.

Auch die Vernetzung mit anderen Medizinischen Versorgungszentren im Bundesverband der Medizinischen Versorgungszentren hat sich als wert- und sinnvoll gezeigt.

Ein Hilfsmittel, um Patienten schnell passende Versorgungsangebote zu suchen, ist die Plattform www.wobehandeln.de (→Kap. 6.3), die seit einiger Zeit mit großem Aufwand vom Verein zur Förderung der klinischen Verhaltenstherapie (vfkv) aufgebaut und gepflegt wird. Mit der Plattform können unter anderem die Leistungsangebote und die Zielgruppe von knapp 1000 eingetragenen Versorgungseinrichtungen in und um München durchsucht werden, so dass für Patienten schnell und einfach eine Liste passender Einrichtungen erstellt werden kann.

PATRICK MARKEY

6.5 Einblick in die Datenlage zur psychotherapeutischen Akutbehandlung am ptgz

In diesem Unterkapitel ...

- erfahren Sie, wie viele Patienten mit welchen Diagnosen in den ersten vier Jahren zum ptgz kamen;
- erfahren Sie, wie sich die anhand von zwei Screeningfragebögen erfasste Symptomatik und Belastung der Patienten nach Durchführung einer PTAB verändert;
- erhalten Sie einen kurzen Einblick in den Ablauf der PTAB und das Zusatzangebot der GPTG am ptgz.

Im Jahr 2019 öffnete das Psychotherapeutische Gesundheitszentrum, ptgz, am Goetheplatz im Herzen Münchens erstmalig seine Pforten. Zwei Jahre nach Inkrafttreten der Strukturreform der ambulanten Psychotherapie in Deutschland hatte es sich das ptgz als gemeinnütziges Medizinisches Versorgungszentrum zum Ziel gesetzt, durch Fokus auf die neu eingeführten Leistungen, der PTS und der PTAB, einen schnellen, niederschwelligen und bürokratisch unkomplizierten Zugang zur psychotherapeutischen Erstversorgung für jeden zu ermöglichen.

Ein knappes halbes Jahrzehnt später lässt sich nicht nur eine Momentaufnahme mit dem aktuellen Status quo machen, sondern auch ganz gut zurückblicken und eine erste Bilanz in Zahlen ziehen.

Zum aktuellen Zeitpunkt (2024) sind in unserem medizinischen Versorgungszentrum etwa 18 Psychologische Psychotherapeuten in Teil- und Vollzeit beschäftigt sowie 4 Fachärzte für Psychiatrie bzw. Psychosomatische Medizin und Psychotherapie, hinzu kommt eine Sozialpädagogin. Ergänzend dazu ist an das Medizinische Versorgungszentrum eine Lehrpraxis für Psychologische Psychotherapeuten in Ausbildung angegliedert, in der laufend in etwa 10 bis 15 angehende Verhaltenstherapeuten unter fachlicher Supervision Patienten im Rahmen einer PTAB betreuen.

Durch das breit aufgestellte, multiprofessionelle und gut vernetzte Team können möglichst viele Patienten zeitnah beraten, behandelt oder weitervermittelt werden. So betrug die Wartezeit für eine PTS nach einem meist telefonisch erfolgten Erstkontakt für Patienten in den letzten Jahren durchschnittlich wenige Tage bis maximal zwei bis drei Wochen.

Bis Ende 2023 fanden dadurch insgesamt 5070 Patienten den Weg in das ptgz, die mindestens einen psychotherapeutischen oder psychiatrischen Sprechstundentermin in Anspruch nahmen. Ein gutes Drittel davon, 1824 Personen, waren männlich, und knapp zwei Drittel, 3243 Personen, weiblich, während drei Personen angaben, sich als divers zu identifizieren. Das durchschnittliche Alter aller Patienten lag bei 38,2 Jahren, mit einer Standardabweichung von 13,8 Jahren. In Abbildung 6-1 ist die Alters- und Geschlechtsverteilung der Patienten von 2019 bis 2023 abgebildet.

Neben dem Überhang an weiblichen Patienten zeigte sich hier eine leicht rechtsschiefe Verteilung mit dem größten Anteil an Patienten, die sich in ihren 20ern und 30ern befanden. Woher diese Ungleichverteilung hinsichtlich Alter und Geschlecht kommt, lässt sich letzten Endes nur mutmaßen, jedoch steht zumindest die Geschlechtsverteilung hierbei in Einklang mit jüngeren Studienergebnissen zu Psycho-

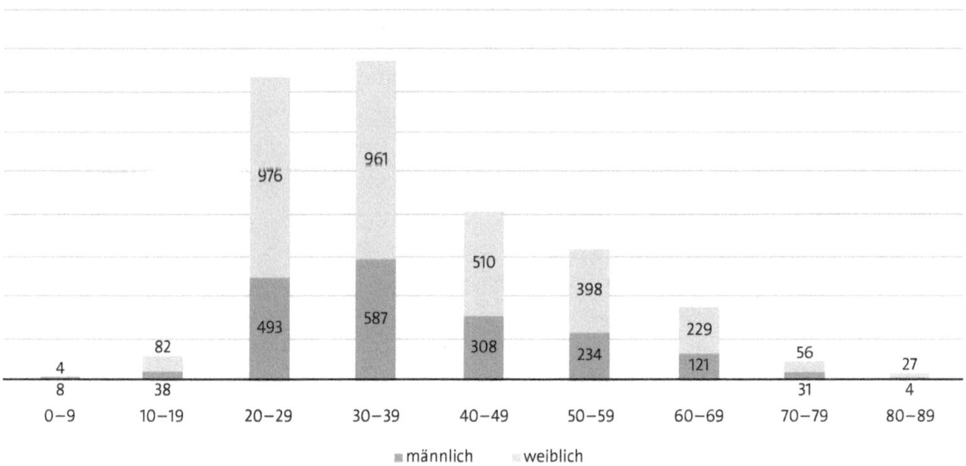

Abb. 6-1: Alters- und Geschlechtsverteilung der Patienten im Psychotherapeutischen Gesundheitszentrum (ptgz) in München (n = 5067; Zeitraum 2019 – 2023).

therapie-Patienten im deutschsprachigen Raum, wo konsistent auch von einer 2:1-Verteilung von Frauen zu Männern berichtet wird (Riffer, Knopp, Burghardt & Sprung, 2021). Vermutlich spielen hier gesellschaftliche Erwartungshaltungen und Rollenbilder eine Rolle, wodurch es für Frauen gesellschaftlich akzeptierter ist, zur Psychotherapie zu gehen. Ähnliches lässt sich auch für die 20- bis 40-Jährigen postulieren: In den vergleichsweise jüngeren, »progressiveren« Generationen ist es vermutlich akzeptierter und mit weniger Stigma belastet, zur Psychotherapie zu gehen. Andererseits gibt es aber – zumindest im angloamerikanischen Bereich – auch Studien, die Hinweise für eine stärkere Belastung jüngerer Generationen durch psychische Probleme finden, insbesondere zur Zeit der Corona-Pandemie (Grelle et al., 2023), die von den vorliegenden ptgz-Daten zur Gänze abgedeckt ist.

Bezüglich der Störungsbilder zeichnete sich bei den Patienten ein recht eindeutiges Bild ab. Abbildung 6-2 zeigt eine Aufschlüsselung aller im ptgz aufgezeichneten Diagnosen des Kapitels V der ICD-10, in dem »Psychische und Verhaltensstörungen« verzeichnet sind (z. B. Bundesinstitut für Arzneimittel und Medizinprodukte, 2023). Die mit Abstand am häufigsten vergebenen Diagnosen liegen hier einerseits bei den affektiven Störungen, andererseits bei den neurotischen, Belastungs- und somatoformen Störungen, mit jeweils über 2000 Fällen je Kategorie. Bei den affektiven Störungen wurde mit knapp unter 2000 Fällen am häufigsten eine Variante der Depression festgestellt (F32 oder F33), bei den neurotischen, Belastungs- und somatoformen Störungen fällt auf, dass vor allem die Anpassungsstörung (F43.2) mit 1159 Fällen maßgeblich ist. Eine genauere Aufzählung der einzelnen vergebenen Diagnoseunterkategorien in diesen beiden Bereichen lässt sich in Abbildung 6-3 und 6-4 nachvollziehen. Die Diagnose, die in Punkto Häufigkeit den Depressionen und der Anpassungsstörung folgt, war die ADHS, die deutlich seltener vergeben wurde und bei 220 Fällen liegt.

Zu beachten ist, dass bei den angeführten Diagnosehäufigkeiten einerseits vorhandene Komorbiditäten nicht direkt unterschieden werden, das heißt, es wird hier nicht berücksichtigt, wie viele Diagnosen ein Patient hat. Andererseits sind hier Patienten, die keine Diagnose oder keine Diagnose der F-Kategorie erhalten haben, auch nicht berücksichtigt, weswegen die Gesamthäufigkeit von der gesamten Anzahl an Patienten abweicht. Die hier beobachteten Zahlen decken sich allerdings auch in etwa mit aktuellen Berichten zu psychischen Erkrankungen und deren Häufigkeit in Deutschland, nach denen depressive Erkrankungen und Angststörungen mit ca. 10 bis 20 % die höchste Prävalenz in der bundesdeutschen Bevölkerung darstellen (DGPPN, 2024). Auch die beobachtbare Häufung von erwachsenen Patienten, die sich wegen eines ADHS-Verdachts in die ärztliche bzw. therapeutische Praxis begeben und dementsprechend diagnostiziert und behandelt werden, spiegelt sich in der wissenschaftlichen Forschung der letzten Jahre dazu wider (Bachmann, Philipsen & Hoffmann, 2017; Grimmsmann & Himmel, 2021; McKechnie, O'Nions, Dunsmuir & Petersen, 2023).

Unabhängig von der jeweiligen Diagnose werden Patienten, die zum ptgz kommen, gebeten, sich bei ihrem ersten Termin eine knappe Stunde früher vor Ort einzufinden. Dies dient vor allem dem Zweck, dass sie sich ohne Hektik, angeleitet durch ein Empfangsteam, mit den Rahmenbedingungen vertraut machen und alle notwendigen

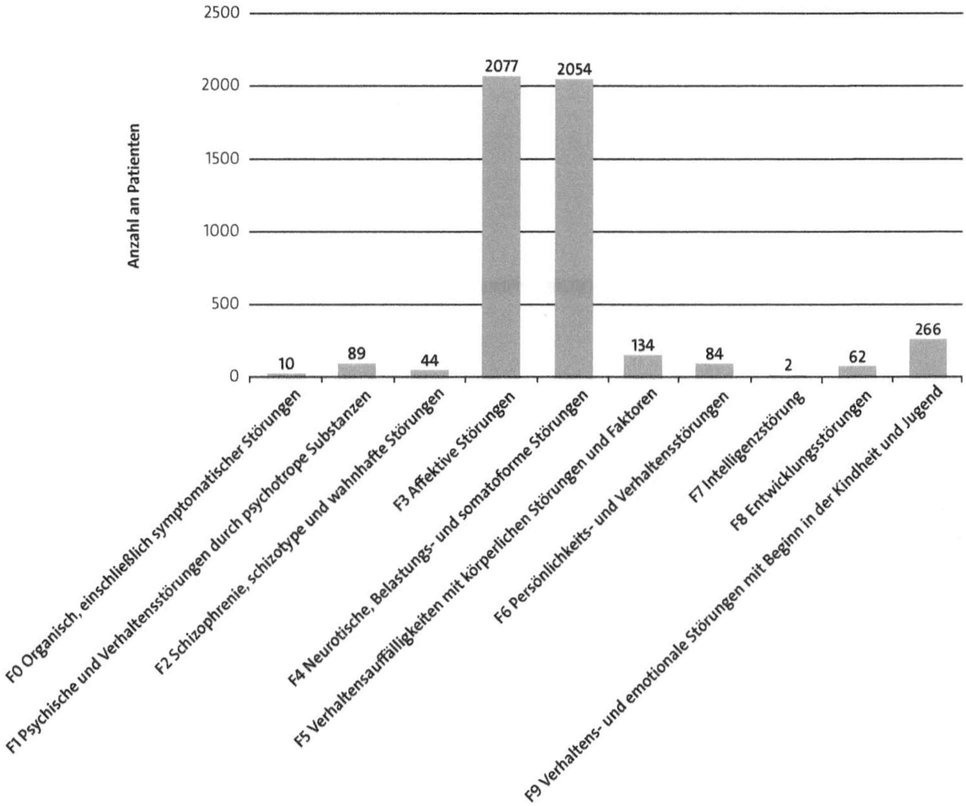

Abb. 6-2: Vergebene Diagnosekategorien nach ICD-10, Kapitel V: »Psychische und Verhaltensstörungen«, im Psychotherapeutischen Gesundheitszentrum (ptgz) in München (n = 5070; Zeitraum 2019–2023). Da es nicht selten zu Komorbiditäten kommt, haben viele Patienten mehr als nur eine Diagnose, andererseits bekommen auch nicht alle Patienten überhaupt eine Diagnose bzw. bekommen keine F-Diagnose, weshalb die Gesamtzahl an Diagnosen nicht der Gesamtzahl an Patienten entspricht, sondern hier etwas geringer ausfällt.

Anmeldeformulare ausfüllen können. Zudem füllen die Patienten, bevor sie sich in die PTS bei ihrem Therapeuten begeben, zwei Screeningfragebögen zur vorliegenden klinischen Symptomatik aus. Bei einem dieser beiden Fragebögen handelt es sich um den HEALTH-49, einem Instrument zur Erfassung übergreifender Dimensionen der psychischen Gesundheit unter Berücksichtigung von Aspekten sozialer Eingebundenheit (Rabung et al., 2009). Der HEALTH-49 besteht aus 49 Items und ist ein Selbstbeurteilungsfragebogen. Bei dem zweiten Fragebogen, der vorgegeben wird, handelt es sich um das ICD-10-Symptom-Rating, kurz ISR (Tritt et al., 2008). Bei der ISR handelt es sich ebenfalls um ein Instrument, das in Form einer Selbstbeurteilung ausgefüllt wird und das aus insgesamt 29 Fragen besteht. Diese Fragen können sechs verschiedenen Skalen zugeordnet werden, die sich an den offiziellen ICD-10-Symptomen und Diagnosen im Bereich der psychischen Störungen orientieren.

F30 bis F39: Affektive Störungen

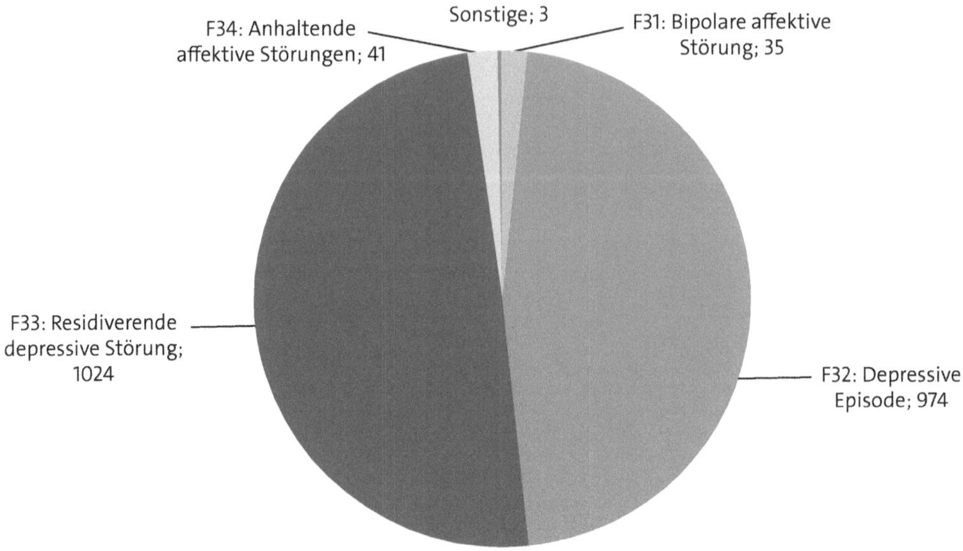

Abb. 6-3: Aufschlüsselung der einzelnen Diagnosekategorien aus dem Bereich affektive Störungen (F30–F39) im Psychotherapeutischen Gesundheitszentrum (ptgz) in München (n = 5070; Zeitraum 2019–2023).

F40 bis F48: Neurotische, Belastungs- und somatoforme Störungen

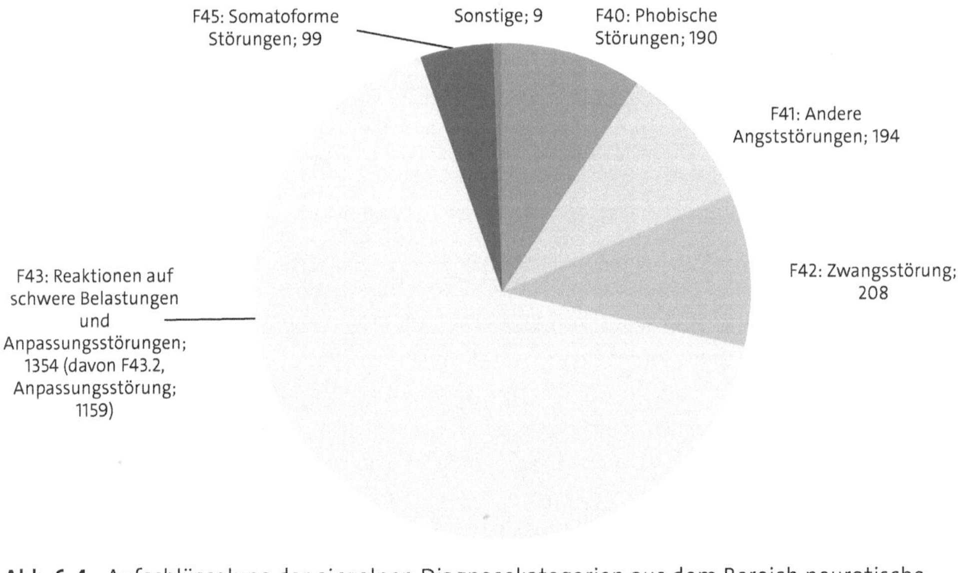

Abb. 6-4: Aufschlüsselung der einzelnen Diagnosekategorien aus dem Bereich neurotische, Belastungs- und somatoforme Störungen (F40–F49) im Psychotherapeutischen Gesundheitszentrum (ptgz) in München (n = 5070; Zeitraum 2019–2023).

Die ausgefüllten Screeningfragebögen ermöglichen es dem Therapeuten in weiterer Folge, sich schon unmittelbar vor dem ersten persönlichen Patientenkontakt einen groben Überblick sowie eine erste Einordnung der vorliegenden Symptomatik zu erschaffen und hier in der PTS zielgerichtet darauf eingehen und nachfragen zu können. In den PTS erfolgt mittels des Formulars PTV 11 (→Abb. 2-2 in Kap. 2-1) in aller Regel dann auch die Diagnose- und Indikationsstellung und somit die Entscheidung, ob der Patient am ptgz mit einer PTAB beginnt. Wird eine PTAB durchgeführt, so gibt es zwei weitere Zeitpunkte, zu denen die beiden erwähnten Fragebögen erneut vorgegeben werden. Einmal nachdem die Hälfte der zur Verfügung stehenden Behandlungsstunden absolviert wurde, also in etwa nach der sechsten 50-minütigen Therapieeinheit der PTAB (bzw. nachdem 300 Minuten Akutbehandlung absolviert wurden), und einmal zum Abschluss der Behandlung. Dies ermöglicht sowohl dem Patienten als auch dem Therapeuten, den Behandlungsverlauf zu beobachten, darüber zu reflektieren und ihn gemeinsam zu besprechen bzw. gegebenenfalls anzupassen oder weitere Maßnahmen einzuleiten.

Eine solche Verlaufsbeobachtung und -evaluation lässt sich natürlich nicht nur individuell mit einem einzelnen Patienten machen, sondern auch aggregiert, mit den Daten aller Patienten, durchführen.

Da ein nicht unerheblicher Anteil an Patienten keine PTAB beginnt, sondern nach den PTS bereits genügend Orientierung bekommen hat oder weitervermittelt wird, füllt nicht jede Person, die sich in das ptgz begibt, HEALTH-49 und IRS mehrmals aus. Hinzu kommen andere Gründe wie Therapieabbruch, technisches Versagen, Vergesslichkeit etc., und schließlich basiert das Ausfüllen der Fragebögen und Zustimmen zur anonymen Auswertung immer auf Freiwilligkeit. All dies führt letzten Endes dazu, dass von insgesamt 379 Personen auswertbare Verlaufsdaten vorliegen, bei denen sowohl zur Eingangs- als auch Abschlusstestung verlässlich zuordenbare Fragebogendaten vorhanden sind. Berücksichtigt man alle drei Testzeitpunkte, also Eingangs-, Zwischen- und Abschlusstestung gleichzeitig, so sind bei dem Health-49 noch 176 Patienten und bei der ISR 167 Patienten mit vollständigem Datensatz vorhanden. Betrachtet man hier die Gesamtwerte der beiden Fragebögen im Verlauf zu den drei verschiedenen Zeitpunkten, zeichnet sich ein eindeutiges Bild:

HEALTH-49. Der HEALTH-49 besteht aus insgesamt 49 Items, deren Antwortmöglichkeiten mit Werten von 0 bis 4 kodiert werden. 0 steht hier meist für Aussagen wie »nie« bzw. »stimmt nicht« und 4 für »immer« oder »stimmt sehr«; je höher der Score, desto höher die Symptomatik bzw. der Leidensdruck. Der insgesamt im HEALTH-49 erreichte Wert kann sich also von 0 bis maximal 196 Punkten erstrecken. In der Eingangstestung wird hier noch durchschnittlich ein Gesamtwert von 83,8 Punkten erreicht, bei der Zwischentestung liegt der Wert noch bei 68,2, und in der Abschlusstestung beträgt er nur noch knapp 58 Punkte. Eine Varianzanalyse mit Messwiederholung zeigt einen signifikanten Haupteffekt des Testungszeitpunkts, $F(2, 350) = 130{,}207$; $p < .001$. Dies stellt eine hochsignifikante Verbesserung zu jedem Zeitpunkt dar, mit mittleren bis hohen Effektstärken. Die genauen Werte mitsamt statistischer Signifi-

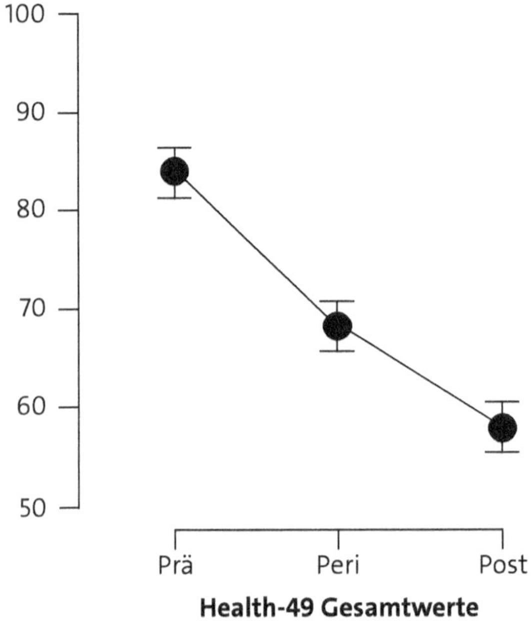

Abb. 6-5: HEALTH-49 Gesamtwerte (inklusive Standardfehler) zu den drei Verlaufszeitpunkten. Prä = Eingangstestung; Peri = Zwischentestung; Post = Abschlusstestung (Patienten im Psychotherapeutischen Gesundheitszentrum, ptgz, in München; n = 176; Zeitraum 2019–2023).

kanzberechnung und grafischer Repräsentation finden sich in Abbildung 6-5 und Tabelle 6-2 und 6-3.

ISR. Auch die ISR besteht aus 29 Items mit Antwortmöglichkeiten, die von 0 bis 4 kodiert werden können, von 0 = »trifft nicht zu« bis 4 = »trifft extrem zu«. Hier steht ein höherer Wert ebenfalls für eine stärkere Symptomausprägung, die Berechnung des Gesamtwerts erfolgte hier jedoch über eine Mittelwertsbildung über alle Items. Bei Betrachtung der Verlaufsdaten der ISR zeichnet sich ein sehr ähnliches Bild ab wie bei dem Health-49: Bei der Eingangstestung liegt der durchschnittlich erfasste Wert noch bei ca. 1,17, in der Zwischentestung ist selbiger bereits auf 0,87 gesunken und in der

HEALTH-49 Gesamtwerte	N	MW	SD	SE	VarK
Eingangstestung	176	83.750	22.215	1.675	0.265
Zwischentestung	176	68.216	24.814	1.870	0.364
Abschlusstestung	176	57.960	25.793	1.944	0.445

Tab. 6-2: Health-49 Gesamtwerte (Patienten im Psychotherapeutischen Gesundheitszentrum, ptgz, in München; Zeitraum 2019–2023).

		MW-Differenz	SE	t	Cohen's d	p bonf.	p holm
Eingangs-testung	Zwischen-testung	15.534	1.609	9.653	0.639	< .001	< .001
Eingangs-testung	Abschluss-testung	25.790	1.609	16.026	1.060	< .001	< .001
Zwischen-testung	Abschluss-testung	10.256	1.609	6.373	0.422	< .001	< .001
Beachte: p-Wert angepasst für eine Serie von drei Vergleichen							

Tab. 6-3: Post-hoc-Vergleiche – HEALTH-49 Gesamtwerte (Patienten im Psychotherapeutischen Gesundheitszentrum, ptgz, in München; Zeitraum 2019–2023).

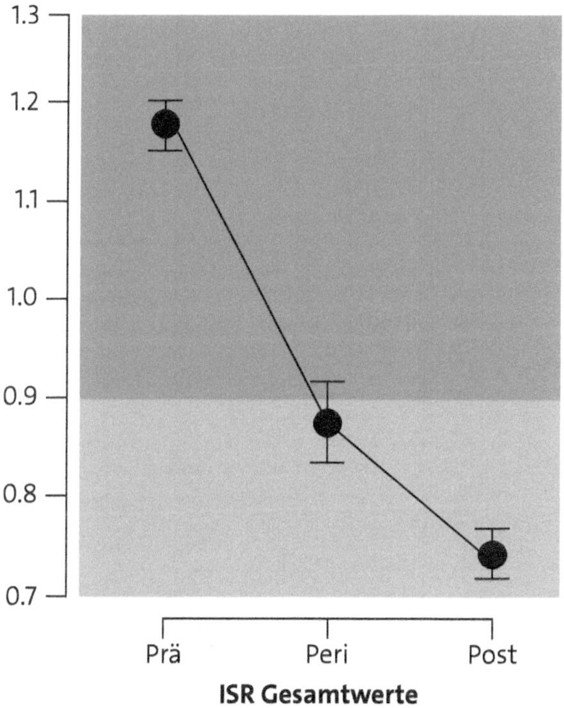

Abb. 6-6: ISR Gesamtwerte (inklusive Standardfehler) zu den drei Verlaufszeitpunkten. Prä = Eingangstestung; Peri = Zwischentestung; Post = Abschlusstestung (Patienten im Psychotherapeutischen Gesundheitszentrum, ptgz, in München; n = 167; Zeitraum 2019–2023). Dunkelgrauer Diagrammbereich: mittlere Symptomausprägung, hellgrauer Diagrammbereich: geringe Symptomausprägung.

Abschlusstestung wird nur noch ein Wert von ca. 0,75 erreicht. Somit haben Patienten bei Vorstellung im ptgz durchschnittlich eine mittlere Symptombelastung – die durch Werte von 0,9 bis 1,7 im ISR-Gesamtwert gekennzeichnet ist. Dies sinkt auf eine durchschnittlich geringe Symptombelastung – gekennzeichnet durch ISR-Gesamtwerte zwischen 0,6 und 0,9 – bei Zwischen- und Abschlusstestung. Eine Varianzanalyse mit Messwiederholung zeigt einen signifikanten Haupteffekt des Testungszeitpunkts, $F(2, 232) = 48{,}399$; $p < .001$. Auch wenn der größte Unterschied hier zwischen der Eingangs- und der Zwischentestung zu verzeichnen ist, sind die Unterschiede zwischen allen drei Testzeitpunkten signifikant, jedoch mit unterschiedlichen Effektstärken. Genauere Werte mitsamt statistischen Kennwerten und einem Diagramm finden sich in Abbildung 6-6 und Tabelle 6-4 und 6-5.

Bei den vorliegenden Daten handelt es sich natürlich um deskriptive Verlaufsdaten, die eine Hypothesengenerierung bezüglich der Effektivität der PTAB ermöglichen und die zur Hypothesenüberprüfung nun in einem weiteren Schritt randomisierte kontrollierte Studiendesigns bedürfen.

In diesem Sinne geben die präsentierten Daten in dieser behandelten Stichprobe ein eindeutiges Indiz darauf, dass die PTAB eine Symptomlinderung erwirkt. Patienten, die sich mit einer psychischen Symptomatik in das ptgz begeben, geben nach einer PTAB im Durchschnitt an, eine geringere Belastung als davor zu haben. Eine Möglich-

ISR Gesamtwerte	N	MW	SD	SE	VarK
Eingangstestung	167	1.171	0.513	0.040	0.438
Zwischentestung	167	0.872	0.467	0.036	0.536
Abschlusstestung	167	0.754	0.477	0.037	0.633

Tab. 6-4: ISR Gesamtwerte (Patienten im Psychotherapeutischen Gesundheitszentrum, ptgz, in München; Zeitraum 2019–2023).

		MW-Differenz	SE	t	Cohen's d	p bonf.	p holm
Eingangs-testung	Zwischen-testung	0.299	1.609	0.044	0.615	< .001	< .001
Eingangs-testung	Abschluss-testung	0.417	1.609	0.044	0.859	< .001	< .001
Zwischen-testung	Abschluss-testung	0.118	1.609	0.044	0.243	0.021	0.007
Beachte: p-Wert angepasst für eine Serie von drei Vergleichen							

Tab. 6-5: Post-hoc-Vergleiche – ISR Gesamtwerte (Patienten im Psychotherapeutischen Gesundheitszentrum, ptgz, in München; Zeitraum 2019–2023).

keit, sich dies besonders anschaulich zu vergegenwärtigen, ergibt sich, wenn man sich das Referenzdiagramm des Health-49 ansieht – inklusive Normen für psychisch erkrankte Patienten und gesunde Kontrollpersonen (für nähere Informationen hierzu siehe Rabung et al., 2007) – und die Werte der ptgz-Patienten direkt damit vergleicht (→Abb 6-7). Die gestrichelten und gepunkteten Linien stellen Patienten vor und nach einer PTAB dar. Hierbei ist deutlich zu sehen, dass die angegebenen Werte zu Beginn der Behandlung sehr nah – oft fast deckungsgleich mit – denen von stationären Psychotherapiepatienten sind. Im Anschluss an die PTAB sind die Werte zwar noch immer weniger als eine Standardabweichung von den stationären Referenzpatienten entfernt, aber deutlich näher bei den Werten der gesunden Kontrollpersonen, was sich als eine deutliche Stabilisierung interpretieren lässt.

Nicht alle Patienten, die eine PTAB absolviert haben, haben alle 12 Sitzungen in Anspruch genommen. Zwar wird das ohnehin schon knappe Kontingent oft ausge-

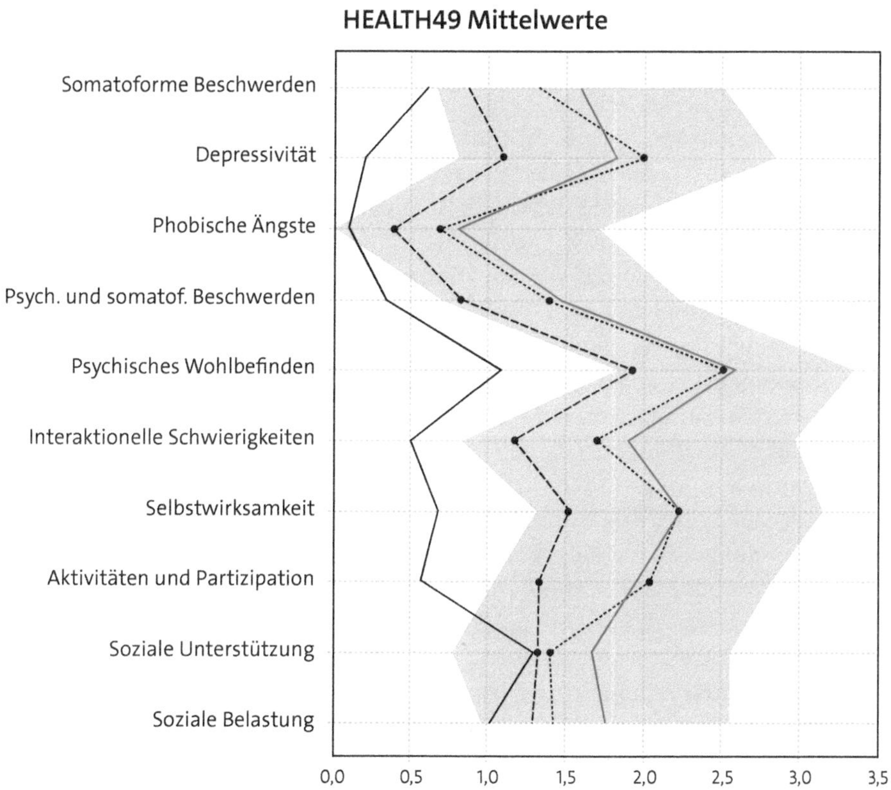

Abb. 6-7: HEALTH-49 Referenzwerte (durchgezogene schwarze Linie: gesunde Kontrollprobanden; durchgezogene graue Linie: stationäre Psychotherapiepatienten bei Aufnahme, inklusive Standardabweichung) sowie Werte von Patienten im Psychotherapeutischen Gesundheitszentrum, ptgz, in München von 2019 bis 2023 (gestrichelte Linie: ptgz-Patienten vor einer PTAB; gepunktete Linie: ptgz-Patienten nach einer PTAB).

reizt, allerdings kann es auch vorkommen, dass die Therapie schon früher beendet wird, da eine zufriedenstellende Stabilisierung bzw. Entlastung bereits erreicht ist. Eine Abschlusstestung wurde im vorliegenden Kontext immer dann registriert, wenn sie von dem Therapeuten als solche deklariert wurde und/oder die Therapie innerhalb von maximal zwei Sitzungen danach einvernehmlich beendet, aber nicht abgebrochen wurde. Nicht nur aus der unterschiedlichen Therapiedauer ergibt sich so eine Vielfältigkeit der psychotherapeutischen Anbindung im Rahmen der Erstversorgung am ptgz.

Ergänzend zur PTAB wird auch die GPTG am ptgz genutzt, um eine möglichst umfassende Versorgungsmöglichkeit zu bieten. Neun verschiedene psychoedukative gruppentherapeutische Angebote mit störungsspezifischen und funktionsbezogenen Schwerpunkten stehen aktuell zur Verfügung, die allermeisten davon werden im Rahmen der GPGV angeboten. In Kombination mit den PTS ist so eine erste grundlegende Anbindung auch für viele Patienten möglich, die aus diversen Gründen keine oder noch keine PTAB absolvieren können. In der ersten PTS kann so eine Indikation für eine Gruppe gestellt werden. Sei es beispielsweise, um die allgemeine Resilienzfähigkeit des Patienten zu stärken oder um ihm wichtige Informationen zu typischer ADHS-Symptomatik zu liefern und so zu einer ersten selbständigen Einordnung zu befähigen. Die Gruppen sind thematisch vielfältig und haben einen hohen psychoedukativen Teil, der eben bei der selbständigen Einordnung unterstützen, aber auch Hemmschwellen minimieren und gegebenenfalls durch das Setting Kontakte zu anderen betroffenen fördern kann. Nach der erfolgreichen Teilnahme an der Gruppe stehen dann oft noch ein bis zwei weitere PTS zur Verfügung, die zur Nachbereitung und Vorbereitung einer weiteren Anbindung genutzt werden können. Aber auch für Patienten, die sich bereits in einer PTAB im Einzelsetting befinden, kann eine Teilnahme an der GPGV eine sinnvolle Ergänzung sein, da hier wichtige grundlegende und therapeutisch hilfreiche Konzepte einerseits anschaulich erarbeitet und andererseits aus der Therapie ausgegliedert werden können, um wertvolle Zeit für andere wichtige, nur im Einzelsetting durchführbare Inhalte zu bekommen.

Die therapeutischen Angebote im Rahmen der GPGV werden seit einiger Zeit am ptgz regelmäßig angeboten und durch Fragebögen und Feedback evaluiert. Von den allermeisten Patienten wird das Angebot sehr positiv aufgenommen, ganz egal, ob es darum geht, einem (erneuten) Burnout vorzubeugen oder sich endlich dem »Schlaflosigkeitsmonster« stellen zu können, um keine Angst mehr davor haben zu müssen (Erle & Hendry, 2020). Auch wenn die formale Auswertung der Daten aus den Fragebögen zur Evaluation des Gruppenangebots noch nicht vorliegt und deswegen in dieser Auflage dieses Buches noch nicht erörtert werden kann, so hoffen wir, ein wenig Überzeugungsarbeit geleistet zu haben, dass die PTAB im Dienste einer Stabilisierung und potentiellen Vermeidung von Fixierung und Chronifizierung wirkt und die Leistungen der psychotherapeutischen Erstversorgung auch mit einem vergleichsweise geringen zur Verfügung stehenden Stundenkontingent sehr vielfältig und hilfreich eingesetzt werden können.

Literatur

Aktion Mensch (o. J.). Familienratgeber: Betreutes Wohnen und Wohn-Assistenz. https://www.familienratgeber.de/lebensbereiche/selbstbestimmt-leben/betreutes-wohnen-wohn-assistenz-und-wohnheim

Bachmann, C. J., Philipsen, A., & Hoffmann, F. (2017). ADHS in Deutschland: Trends in Diagnose und medikamentöser Therapie. Deutsches Ärzteblatt International, 114(9), 141–148.

Bayerische Gesellschaft für Sozialpsychiatrie. (2020). Was ist Sozialpsychiatrie. http://www.baygsp.de/download/was_ist_Sozialpychiatrie.pdf

Bezirk Oberbayern. (2024). Betreutes Wohnen in Familien (BWF). https://www.bezirk-oberbayern.de/Soziales/Erwachsene-mit-Behinderungen/Leben-und-Wohnen/Ambulant-betreutes-Wohnen/Betreutes-Wohnen-in-Familien-BWF-/?La=1&NavID=3432.156

Bundesinstitut für Arzneimittel und Medizinprodukte. (2023). ICD-10-GM Version 2024. https://klassifikationen.bfarm.de/icd-10-gm/kode-suche/htmlgm2024/chapter-v.htm

DGPPN, Deutsche Gesellschaft für Psychiatrie und Psychotherapie, Psychosomatik und Nervenheilkunde e. V. (2019). S2k-Leitlinie Notfallpsychiatrie. https://register.awmf.org/de/leitlinien/detail/038-023

DGPPN, Deutsche Gesellschaft für Psychiatrie und Psychotherapie, Psychosomatik und Nervenheilkunde e. V. (2024). Basisdaten Psychische Erkrankungen. https://www.dgppn.de/_Resources/Persistent/3067cbcf50e837c89e2e9307cecea8cc901f6da8/DGPPN_Factsheet_Kennzahlen.pdf

Erle, S., & Hendry, H. (2020). Monsters: Interdisciplinary explorations in monstrosity. Palgrave Communications, 6(1), 1–7. https://doi.org/10.1057/s41599-020-0428-1

Grelle, K., Shrestha, N., Ximenes, M., Perrotte, J., Cordaro, M., Deason, R. G., & Howard, K. (2023). The generation gap revisited: Generational differences in mental health, maladaptive coping behaviors, and pandemic-related concerns during the initial COVID-19 Pandemic. Journal of Adult Development, 30(4), 381–392. https://doi.org/10.1007/s10804-023-09442-x

Grimmsmann, T., & Himmel, W. (2021). The 10-year trend in drug prescriptions for attention-deficit/hyperactivity disorder (ADHD) in Germany. European Journal of Clinical Pharmacology, 77(1), 107–115. https://doi.org/10.1007/s00228-020-02948-3

Kassenärztliche Bundesvereinigung & Spitzenverband Bund der Krankenkassen (2025). Vereinbarung über die Anwendung von Psychotherapie in der Vertragsärztlichen Versorgung (Psychotherapie-Vereinbarung) vom 1. Januar 2025. https://www.kbv.de/media/sp/01_Psychotherapie_Aerzte.pdf

McKechnie, D. G. J., O'Nions, E., Dunsmuir, S., & Petersen, I. (2023). Attention-deficit hyperactivity disorder diagnoses and prescriptions in UK primary care, 2000–2018: Population-based cohort study. British Journal of Psychiatry Open, 9(4), e121. https://doi.org/10.1192/bjo.2023.512

Mikoteit, T., Acker, J. G., Castelnovo, A., Garbazza, C., Gerstenberg, M., Imboden, C., Nissen, C., Perogamvros, L., Pöpel, A., Raffray, T., Schmid, D., Slawik, H., Weidt, S., Zunzunegui, C., & Hatzinger, M. (2023). Behandlungsempfehlungen Insomnie der Gruppe »Schlaf & Psychiatrie« der SGSSC. Swiss Medical Forum – Schweizerisches Medizin-Forum. https://doi.org/10.4414/smf.2023.1316824571

Müller, M. J., & Benkert, O. (2023). Pharmakotherapie psychiatrischer Notfallsituationen. In O. Benkert & H. Hippius (Hrsg.), Kompendium der Psychiatrischen Pharmakotherapie (S. 885–930). Springer. https://doi.org/10.1007/978-3-662-67685-1_12

Pajonk, F.-G. B. (2019). S2k-Leitlinie »Notfallpsychiatrie«. https://register.awmf.org/assets/guidelines/038-023l_S2k_Notfallpsychiatrie_2019-05_1-abgelaufen.pdf

Psychiatrienetz. (2024). Betreutes Wohnen in Familien. https://www.psychiatrie.de/gemeindepsychiatrie/alltagshilfen/betreutes-wohnen-in-familien.html

Rabung, S., Harfst, T., Kawski, S., Koch, U., Wittchen, H. U., & Schulz, H. (2007). Hamburger Module zur Erfassung allgemeiner Aspekte psychosozialer Gesundheit für die therapeutische Praxis (HEALTH) – Ein neues Selbstbeurteilungsinstrument zur multidimensionalen Erfassung psychosozialer Gesundheit. PPmP – Psychotherapie · Psychosomatik · Medizinische Psychologie, 57, A077. https://doi.org/10.1055/s-2007-970696

Rabung, S., Harfst, T., Kawski, S., Koch, U., Wittchen, H.-U., & Schulz, H. (2009). Psychometrische Überprüfung einer verkürzten Version der »Hamburger Module zur Erfassung allgemeiner Aspekte psychosozialer Gesundheit für die therapeutische Praxis« (HEALTH-49). Zeitschrift für Psychosomatische Medizin und Psychotherapie, 55(2), 162–179. https://doi.org/10.13109/zptm.2009.55.2.162

Ranger, M., Tyrer, P., Miloseska, K., Fourie, H., Khaleel, I., North, B., & Barrett, B. (2009). Cost-effectiveness of nidotherapy for comorbid personality disorder and severe mental illness: Randomized controlled trial. Epidemiology and Psychiatric Sciences, 18(2), 128–136. https://doi.org/10.1017/S1121189X00001019

Riffer, F., Knopp, M., Burghardt, J., & Sprung, M. (2021). Geschlechtsspezifische Unterschiede in der psychotherapeutischen Versorgung. Psychotherapeut, 66(6), 511–517. https://doi.org/10.1007/s00278-021-00523-4

Tritt, K., von Heymann, F., Zaudig, M., Zacharias, I., Söllner, W., & Loew, T. (2008). Entwicklung des Fragebogens »ICD-10-Symptom-Rating« (ISR). Zeitschrift für Psychosomatische Medizin und Psychotherapie, 54(4), 409–418. https://doi.org/10.13109/zptm.2008.54.4.409

Tyrer, P., Oliver, P., & Tarabi, S. A. (2014). Prevalence of aggressive challenging behaviours in intellectual disability and its relationship to personality status: Jamaican study. Journal of Intellectual Disability Research: JIDR, 58(11), 1083–1089. https://doi.org/10.1111/jir.12095

Tyrer, H., & Tyrer, P. (2021). Praktische Sozialpsychotherapie: Die Lebenswelt von Patientinnen und Patienten positiv beeinflussen. Klett-Cotta.

Immer informiert sein!

Melden Sie sich zu unserem Newsletter an und verpassen Sie keine Neuerscheinung.

Außerdem erhalten Sie von uns frühzeitig Informationen über Kongresse und andere aktuelle Ereignisse sowie ausgewählte Empfehlungen.

Hier geht es zum Newsletter:

www.klett-cotta.de/newsletter

Folgen Sie uns auf Social Media:

psychologiebuch

SchattauerVerlag

klettcotta_psych_schattauer

Hier geht es zu unserem Shop:
www.klett-cotta.de/fachbuch

Besuchen Sie unsere eLibrary!

Über 13.000 Artikel
aus 7 psychotherapeutischen
Fachzeitschriften

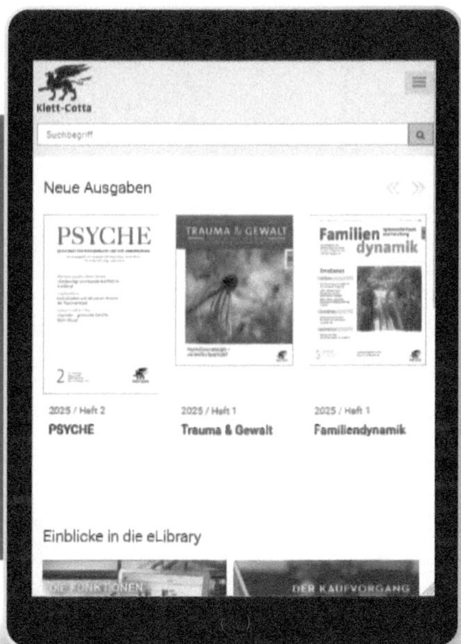

Schattauer

elibrary.klett-cotta.de

Klett-Cotta